SCORPIO

Annelie Keil

Wenn die Organe ihr Schweigen brechen und die Seele streikt

Krankheit und Gesundheit neu denken

SCORPIO

Ich danke meinem Leben und den Menschen,
die mich begleitet haben und tragen.

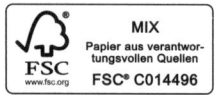

2. Auflage 2015
© 2014 Scorpio Verlag GmbH & Co. KG, München
Umschlaggestaltung: David Hauptmann,
Hauptmann & Kompanie Werbeagentur
Grafiken: Wolfgang Pfau, Baldham
Satz: BuchHaus Robert Gigler, München
Druck und Bindung: GGP Media GmbH, Pößneck
ISBN 978-3-943416-82-4

www.scorpio-verlag.de

Inhalt

Einleitung

Vor viertausend Jahren...

Wer hat die beiden Fersen des Menschen geformt? Wer hält sein Fleisch zusammen? Wer hat seine beiden Fußknöchel gemacht? Seine wohlgeformten Finger? Die Öffnungen? Wer hat ihm seinen stabilen Bau gegeben? Womit sind denn die beiden Fußknöchel und die beiden Knie gemacht? Wo sind denn eigentlich die Kniegelenke festgemacht, dass wir sie beugen können? Wer hat sie so festgemacht? Wer versteht das wirklich? Das Gerüst ist an vier Stellen aneinandergefügt, die Gliedmaßen zusammengewachsen, oberhalb der Knie, und doch kann sich der Rumpf biegen dank Gesäß und Oberschenkeln. Wer hat denn das geschaffen, was dem Rumpf Halt gibt? Wie viele und welche Götter haben die Knochen von Brust und Hals zusammengefügt, die Brüste einzeln angemacht? Wie viele haben die Anordnung der Schulterknochen gemacht? Der Rippen? Wer hat die beiden Arme so gefügt, dass sie Heldenhaftes vollbringen können? Welcher Gott hat dann die beiden Schultern auf den Rumpf gesetzt? Wer hat die sieben Öffnungen des Kopfes gemacht, Ohren, Nasenlöcher, Augen, Mund, die den zwei- und vierbeinigen Lebewesen erlauben, sich überall zurechtzufin-

den? Zwischen beide Kiefer hat er die vielseitige Zunge gelegt, auf die er nachher das mächtige Wort legte. Er wälzt sich zwischen den Welten, in Wasser gehüllt. Wer versteht das wirklich? Wer war der Gott, der als erster sein Hirn und seine Stirne, seinen Nacken und seinen Schädel schuf? Er stieg in den Himmel, nachdem er die Kieferknochen des Menschen zusammengefügt hatte. Wer ist dieser Gott? Es gibt viele geliebte und viele ungeliebte Dinge, den Schlaf, die Beklemmung und die Niedergeschlagenheit, die Wonnen und die Freuden – wer erlaubt dem Menschen, dem gefürchteten, das alles zu ertragen? Wer gab ihm die vielen verschiedenen und verschieden verlaufenden Launen, die wie mächtige Fluten strömen, rot, kupferrot, rauchfarben im Leibe hochsteigen und ihn durchdringen? Wer hat ihm die Gestalt gegeben, wer die Masse, wer den Namen? Wer hat ihm seine Gangart, sein besonderes Kennzeichen, sein Verhalten gegeben? Wer wob diesen Rhythmus des Ein- und Ausatmens in ihn, wer gab ihm diesen langen Atem? Welcher Gott hauchte so viel in diesen Menschen?

(Aus dem Atharvaveda, *2200–1800 v. Chr.)*

Dieser uralte Text aus einer der heiligen Textsammlungen des Hinduismus stellt die ewig aktuellen Grundfragen des Menschseins: »Wie bin ich entstanden? Wer bin ich? Wie funktioniere ich?«

Seit Menschen die Erde bewohnen, singen sie etwas Ähnliches wie das Lied aus der Sesamstraße: »Der, die, das! Wer, wie, was! Wieso, weshalb, warum! Wer nicht fragt, bleibt dumm!« Sie suchen nach Erklärungen, wie das Leben in ihnen und um sie herum und auch ganz nebenbei lebt.

»Wer war das?« ist die Überraschungsfrage schlechthin, wenn man für einen Tatbestand einen Täter braucht oder nach einem Schuldigen sucht. Das Leben hat immer etwas parat, das man nicht erklären, einordnen oder gerade gebrauchen kann! Es kommt zu früh, zu spät oder gar nicht, geplant oder ungeplant, wie es eben will. Im Fluss des Lebens gibt es keine letzte Antwort. Die Suche geht weiter, weil Leben lebt.

Der alte Text fragt: »Wer hat die sieben Öffnungen des Kopfes gemacht, die den zwei- und vierbeinigen Lebewesen erlauben, sich überall zurechtzufinden?« Für zwei mögliche Antworten wurden 2014 die Nobelpreise für Medizin und Chemie vergeben. Der eine für die Entdeckung der Hirnzellen, die ein Navigationssystem im Kopf bilden, der andere für die Entwicklung eines Supermikroskops, mit dem man beobachten kann, wie Zellen miteinander kommunizieren und wie die Wechselwirkung zwischen Viren und Zellen aussieht, was immer dies für die Entstehung und Behandlung einer Krankheit dann bedeuten mag. Jahrtausende hat es gedauert, um wissenschaftlich eines der innersten Geheimnisse des Lebens abbilden oder dem Navigator des Gehirns zuschauen zu können.

Das umfassende Geheimnis des Lebens liegt immer wieder vor uns und in den Lebewesen selbst und zwingt uns, wie Albert Schweitzer es formulierte, zu einer »Ehrfurcht vor dem Leben«. Die Ethik der Ehrfurcht vor dem Leben bedeutet im allgemeinen Sinne eine stetige rationale Auseinandersetzung mit der Wirklichkeit und dem Leben um einen selbst herum. »Um Lebendes zu erforschen, muss man sich am Leben beteiligen«, heißt es bei dem Arzt und Psychosomatiker Viktor von Weizsäcker. »Leben finden wir als Lebende vor; es entsteht nicht, sondern es ist schon da, es fängt nicht an, denn es hat schon angefangen … Die Wissenschaft hat mit dem Erwachen des Fragens mitten im Leben angefangen.«[1]

Die Zellen, das Gehirn und der Organismus fragen nicht, ob wir ihre Ordnung, Arbeitsweise und Absichten durchschaut haben, sondern tun ihre Arbeit, kommunizieren miteinander, kommen zu Ergebnissen, manchmal – wie bei der Entstehung einer Krankheit – auch gegen unseren Willen. Wenn die Organe schweigen oder die Stille mit starken Schmerzen durchbrechen, wissen wir zunächst nicht, was los ist, und müssen herausfinden, worum es geht.

Der Mensch muss sein Leben im aufrechten Gang mit allem, was er seit Geburt im Gepäck hat, gestalten, ausprobieren, Bedürfnisse und Lebensfreude entdecken und zielgerichtet mit Lust auf Zukunft seine Entwicklung vorantreiben. Kinder zeigen uns, wie das geht. Vom Moment der Geburt an sind sie existenziell vom Leben berührt und von Kopf bis Fuß auf Liebe und Leben eingestellt. Ohne Berührung könnten sie nicht überleben, und nur dadurch zieht das Leben mit all seinen Bedeutungen leibhaftig in sie ein, tränkt ihre Seele und bringt ihr Gehirn in unendliche Bewegungen und Vernetzungen. Sie »wissen« als Lebewesen intuitiv, dass sie essen, laufen oder sprechen lernen wollen, bevor sie es auch tun und nachahmend üben! »Alles, was von dieser Welt ist, sehnt sich nach weiteren Berührungen, um stärker und inniger bezogen und damit tiefer gehend selbst zu sein.«[2]

Der Drang kleiner Kinder, die Welt zu erleben und anzufassen, ist unbändig! Als »soziale Frühgeburt« braucht der Mensch vom ersten bis zum letzten Atemzug neben vielfältigem Wissen soziale, emotionale und die Persönlichkeit stärkende Kompetenzen, vor allem aber Lebensbedingungen und Erfahrungen, die kreativen Austausch, Beziehungen, Gemeinschaft und Entwicklung möglich machen.

Dass wir so wenig über das Wunder, die Natur und die Entwicklung unserer leiblichen Existenz, ihre Funktionszusammenhänge, über die Arbeitsweise unseres Denkens und Fühlens oder über unsere Organe, die Wunderwerke der Schöpfung, fühlen und wissen, führt zu einem Wirklichkeitsverlust. Dieser hindert uns daran, die schöpferische Liebe und Berührungskraft des Lebens zwischen Ordnung und Chaos, Kontrolliertem und Spontanem sinnlich zu erfahren, zu greifen und als unsere eigene Lebendigkeit zu begreifen.

Menschen brauchen lebenslang – unabhängig von ihrem Geschlecht, ihrem sozialen Hintergrund, ihrer Kultur, Religion oder ihrem Alter – vor allem eine liebende, lebendige, sich selbst übende Praxis der Verbindung zu ihrem und dem Leben der anderen Lebewesen, ob Mensch, Tier oder Pflanze. Nur indem wir leben, uns beteiligen, in Beziehung treten und uns berühren lassen, verstehen wir uns, das Leben und seine Qualität. Die Sehnsucht nach Zukunft ist die Triebkraft, die bis ins Sterben auf Selbst- und Mitgestaltung drängt und alles für möglich hält. Dasein ist Mitsein. Wir wachsen in die Erfüllung hinein, denn Leben lebt über Austausch, Aushandlung, Geben und Nehmen vom Teilen. Die Bestätigung, dass wir als Menschen einander und jeden Einzelnen brauchen, ist die Grundlage jener Hoffnung, dass die Würde des Menschen unantastbar sei. In Bezug darauf aber müssen wir Mensch für Mensch, Kultur für Kultur, Gesellschaft für Gesellschaft im Gespräch bleiben. Wir müssen Bezüge schaffen und Beziehungen gerade dann aufbauen, wenn wir über Gesundheit, Krankheit, Lebenssinn und Lebensqualität sprechen. »Jede Beziehung im Lebensnetz bringt Sinn hervor, weil es für die beteiligten Wesen immer um ihr ganzes Leben geht.«[3] Die Notwendigkeit dieser Lebensvernetzung sitzt uns bereits in jungen Jahren im Nacken. Wir wollen dabei sein, brauchen Freundschaften, sind von der Hoffnung auf Leben angespornt, alles scheint möglich. Die Lebensflamme braucht Zündstoff, Ausbrennen ist eine Gefahr für Leib und Leben. »Das große Geheimnis ist, als unverbrauchter Mensch durchs Leben zu gehen. Wenn die Menschen das würden, was sie mit vierzehn Jahren sind, wie ganz anders wäre die Welt … Was wir gewöhnlich als Reife an einem Menschen zu sehen bekommen, ist eine resignierte Vernünftigkeit«, formulierte Albert Schweitzer in einer seiner vielen Ansprachen.[4]

Die Kunst, vom Augenblick der Geburt an bis zum letzten Atemzug im konkreten Leben und über alle Zumutungen hinweg relativ wohlbehalten und gesund älter zu werden, ist uns nicht in die Wiege gelegt. Gesundheit und Krankheit sind nicht »angeboren« und einfach da, sondern kontinuierliche Herausforderung, Aufgabe, Übungsfeld und auf der Suche nach Klarheit und Lebenssinn eine Art Meditation. Insbesondere dann, wenn das Leben mit Wendepunkten, dem Streik von Körper und Seele und anderen unerbetenen Vorschlägen für Überraschungen, Unruhe, Chaos und Krisen sorgt, bedarf es der besonderen Kompetenz, dies zu ertragen, sich selbst an die Hand zu nehmen, die unvorhersehbaren Konstellationen und Bedingungen zu integrieren und das Leben im Kontext eigener Fähigkeiten und Schwächen, Wünsche, Bedürfnisse und Enttäuschungen zärtlich, diszipliniert und so gut es geht authentisch weiter zu gestalten. Bei guter Gesundheit möglichst lange ungestört unterwegs zu bleiben ist der Lebenswunsch der meisten Menschen, sozusagen die Präambel ihres Grundgesetzes. Fast niemandem gelingt das ohne Hürdenläufe, Zickzackkurse oder die lebensüblichen Abstürze, für die es keinen Rollator zu kaufen gibt.

Was befähigt einzelne Menschen, sich mit eigenen Wurzeln im Erdreich des Lebens zu verankern und die richtigen Nährstoffe zu finden? Wo finden wir durch alle Lebensphasen hindurch konkrete Anregungen und Hilfen für den Erwerb von Kommunikations- und Kooperationsfähigkeit, von Problemlösungsbereitschaft, Selbstständigkeit, Kreativität, Vertrauen, Partizipations- und Bindungsbereitschaft? Was befähigt ein Kind oder einen alten Menschen tatsächlich, sich in einer globalen schnell wandelnden Gesellschaft zu orientieren? Wie lernt ein Mensch, sich mit anderen auseinanderzusetzen, ohne Gewalt anzuwenden, und wie, sich zu trennen, ohne in die Isolation, die Sucht oder eine andere Krankheit zu geraten? Wie verbinden sich Weltwissen, Erfahrungswissen, Selbstbildung und Lernen in eigener Regie zu einer praktischen Lebenskunst, die sich aus der Liebe und der Verbundenheit mit allem, was lebt, nährt und Sterben und Tod aus der Gemeinschaft mit dem Leben nicht ausschließt?

Will man Krankheit und Gesundheit »neu«, »anders« oder »umdenken«, muss man sich durch allerlei Verlachtes, Verkanntes und Gedachtes durcharbeiten. »Anstrengungen machen gesund und stark«, meinte Martin Luther in seinen Tischreden, aber welche Anstrengungen er gemeint hat, bleibt offen. Arthur Schopenhauers Satz »Gesundheit ist zwar nicht alles, aber ohne Gesundheit ist alles nichts« macht auch nicht unbedingt schlauer, denn es bleibt unklar, was denn dieses »Alles oder Nichts« bezogen auf die Qualität einer Gesundheit aussagt, die sich eindeutig von einer Krankheit abgrenzen will. Der Philosoph fragt, wie viele andere auch, ob denn ein gesunder Bettler nicht glücklicher sei als ein kranker König, weil Gesundheit alle äußeren Güter überwiege, und gibt die Beantwortung wie üblich an uns weiter. »Wer weder raucht noch trinkt, der wird als gesunder Mensch sterben«, sagt man in Georgien, aber was man davon hat, bleibt ungewiss. Der Hinweis »Auch wer gesund stirbt, ist definitiv tot« eignet sich als Slogan für die Rückseite einer Zigarettenpackung, die auf der Vorderseite davor warnt, dass Rauchen tödlich sein kann. »Dass der Gesunde nicht weiß, wie reich er ist, mag stimmen«; dass »kein kranker Mensch die Welt genießt«, wie Goethe meinte, gehört zu den wirksamen, aber trotzdem fragwürdigen Stimmungsbildern über Gesundheit und Krankheit.

Jenseits der Aphorismen, Sprüche und Gedichte als dem Panorama der Alltagsklugheiten zu Gesundheit und Krankheit, die für die persönlichen Wege und Irrwege als Trostpflaster nützlich sein mögen, bleibt für die wissenschaftliche Reflexion zu fragen, warum in der Ideengeschichte und Geschichte der Medizin manche bedeutende Ansicht zum Zusammenhang von

Körper, Geist und Seele nicht nur unterging, sondern bewusst ausgeschlossen wurde. Seit René Descartes hat sich die Ansicht vom »Körper als einer seelenlosen Maschine«, also einem aus reparierbaren Teilen zusammengesetzten Körper, als medizinisches Leitmodell einer ganzen Epoche durchgesetzt. Sie bestimmt weitgehend bis heute das professionelle und öffentliche Verständnis von Gesundheit und Krankheit. Die Tatsache des menschlichen Leibseins als einer integrierten Einheit von Körper, Geist und Seele wurde immer mehr verdeckt, und so ging der Leib als empfindender und empfindlicher »Resonanzkörper«, wie der Psychiater und Philosoph Thomas Fuchs ihn bezeichnet, und durch den wir fühlend und mitdenkend an der Welt teilnehmen, dem Diskurs über Gesundheit und Krankheit verloren.

Um die Folgen dieser Entwicklung soll es in diesem Buch gehen. Statt den erkrankten Menschen als Subjekt des Geschehens in den Mittelpunkt der »Humanmedizin« zu stellen, eroberte die Pathologie der Krankheit die Führungsposition, und der Patient wurde zum »Magen von Zimmer drei«. Das Gehirn übernimmt in den Neurowissenschaften zunehmend die Monopolstellung als Ort des Geistes und soll uns losgelöst vom Körper und von der sinnlich erlebten und gefühlten Welt abstraktes Vertrauen und Selbstbewusstsein vermitteln. Gehirnjoggen statt Denken und Fühlen. Die Zeit für ein Umdenken ist längst gekommen, und Thomas Fuchs schreibt auf Einsicht vertrauend in der Einleitung seiner phänomenologischen Anthropologie: »Wir sind keine Engelwesen, sondern wir leben in einem irdischen, verletzlichen und auch sterblichen Leib. Dass wir diesen Leib nicht etwa bedienen wie ein Autofahrer seinen Wagen, und seine Verletzung nicht wie eine Warnanzeige am Armaturenbrett bemerken, dass wir vielmehr ›eng mit ihm verbunden und gleichsam vermischt‹ sind, ja ›mit ihm eine Einheit‹ bilden – dies war auch Descartes durchaus bewusst, wie in seinen Meditationen nachzulesen ist.«[5]

16

Der große Beurteilungsstreit, der sich durch die Geschichte der Medizin und Heilkunde zieht, ringt mit der Frage, wie Körper, Geist und Seele miteinander kommunizieren, sich mit der Umwelt und ihren Einflüssen auseinandersetzen, was als gesund oder krank gilt, und auf welche Weise die »Selbstheilungskräfte« des Menschen ins Geschehen von Gesundheit und Krankheit eingreifen.

So wie Ebbe und Flut am Meeresufer eine Linie zeichnen, in der sich interessante Dinge ansammeln, so gibt es auch eine Gezeitenlinie zu Gesundheit und Krankheit, in der man den Gedanken, Theorien und Erfahrungen nachspüren kann, die zu ihrem heutigen Bild geführt haben. Diese Linie berichtet durch Jahrhunderte hindurch von Übergängen, Gradunterschieden und Arten des Daseins, die jeweils gestaltend oder gefährdend den menschlichen Lebenslauf durchziehen. Als Ausdruck von individuellen und kollektiven Lebensbewegungen beschreiben Gesundheit und Krankheit Zustände des Lebens und darin ihre historischen und aktuell relevanten Ausdrucksformen wie Umgangsweisen mit ihnen. Krankheiten wie Pest, Tuberkulose, Geschlechtskrankheiten, verschiedene Formen der Sucht, Allergien, AIDS, eine Infektion wie Ebola oder die Zunahme einer Erkrankungsform wie Demenz ordnen sich immer auch als Zeichen der Zeit in die Zeitgeschichte ein, indem sie als soziale Bilder eingefärbt, in Kultur und Gesellschaft öffentlich reflektiert, beurteilt und in Wissenschaft, Literatur, Autobiografien und Kunst verarbeitet werden.

»Zeige deine Wunde« war der Titel einer Installation des Künstlers Joseph Beuys, die als Aktion in einem virtuellen Krankenzimmer Therapie und Heilung thematisierte und danach fragte, wie Gesellschaft und Kultur mit dem Memento mori, mit Krankheit, Schwäche, Alter und Sterblichkeit umgeht. Nur die Wunde oder Krankheit, die man zeigt, kann man heilen, und nur wenn man genau hinhört, kann man einen Ausweg finden. Der Titel des Kunstwerks sollte den Betrachtern ihren verwundbaren Punkt, die Endlichkeit ihrer Existenz, vor Augen führen und thematisierte die individuelle Erfahrung der Verdrängung von Leiden als »Todesstarre des Verschweigens« und als Krankheit der Gesellschaft.

Als leibhaftige Erfahrung und eingebunden in die Berührung mit der Welt, sperren sich Gesundheit und Krankheit in ihrer sinnlich-sinnstiftenden Komplexität gegen ein Denken in eindeutigen Definitionen und kausalen Zuschreibungen. Mit dem Titel dieses Buches – »Wenn die Organe ihr Schweigen brechen und die Seele streikt« – geht es um mehr als eine im engen Sinn medizinische Diagnose. Vielmehr geht es um die »Geburt« der Gesundheit aus der »Schwangerschaft« mit dem Leben und, anhand von seelischen und körperlichen Erkrankungen, zusammen mit dem erkrankten Menschen um eine nachdenkliche, biografische Spurensicherung, die uns zu den Innenwelten und Außenbeziehungen von Gesundheit und Krankheit und ihrer subjektiven Gestaltung leitet. Auf diese Weise können gesunde oder erkrankte Menschen wie auch ihre professionellen Begleiter besser verstehen lernen, wie sich die leibliche Existenz und die Erfahrung des Krankseins anfühlen, und was ein Mensch über sich zu berichten weiß, wenn er sagt: »Ich bin erschöpft«, »Ich bin krank«, »Ich habe Angst« oder »Ich kann die Schmerzen nicht mehr aushalten«.

Unsere Leiberfahrung in Gesundheit und Krankheit geht der Erkenntnis des Organismus voraus. Wir spüren, hören, tasten, riechen und sehen, dass etwas nicht stimmt. Erst dann kommt die Spurensicherung der Untersuchung. Frische oder Erschöpfung, Behagen oder Unruhe, Anspannung oder Gelöstheit spüren wir. Schmerzen pochen, wandern, strahlen aus. Gesundsein und Kranksein ist leibliches Erleben, zu dem der Kranke wie der behandelnde Arzt jenseits von Diagnose und Behandlung immer wieder zurückkehren muss. Die Frage, wie es uns geht, ist nur von daher zu beantworten.

Dieses Buch soll kein Klagelied und keine Werbetrommel für Gesundheit und gegen Krankheit sein, sondern eher ein »Reisebericht« über das Reden und Schweigen der Organe, über zufriedene und streikende Seelen, über Leid und Leidenschaft, über Not und Beglückung, über Behinderung und Bestärkung, über Pathos und Pathologie. Es will zu Berichten und Reisenotizen in eigener Sache anregen.

Dass das Buch mit den Spuren, die ich entlang der vielen Fragen des viertausend Jahre alten Sanskrit-Textes gefunden habe, einen Beitrag zur gemeinsamen Besinnung leisten möge, wünsche ich mir, aber auch das Folgende, in den Worten von Rainer Maria Rilke:

Und ich möchte Sie, so gut ich es kann, bitten, Geduld zu haben gegen alles Ungelöste in Ihrem Herzen und zu versuchen, die Fragen selbst lieb zu haben wie verschlossene Stuben und wie Bücher, die in einer fremden Sprache geschrieben sind. Forschen Sie jetzt nicht nach den Antworten, die Ihnen nicht gegeben werden können, weil Sie sie nicht leben könnten. Und es handelt sich darum, alles zu leben. Leben Sie jetzt die Fragen. Vielleicht leben Sie dann allmählich, ohne es zu merken, eines fernen Tages in die Antwort hinein.[6]

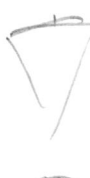

I. Hauptsache gesund und ohne Befund?

Worum es nicht geht

Wer niest, macht auf sich aufmerksam. Ohne dass eine Frage gestellt wurde, ruft irgendjemand prompt die aufmunternde Antwort: »Gesundheit!« Im Werte-Ranking ist »Gesundheit« auch für die junge Generation die Spitzenreiterin, gefolgt von »Freiheit« und »Erfolg«. Der Beipackzettel für Gesundheit ist kein leichtes Gepäck, aber jeder kennt und hat ihn als innere Stimme im Kopf. Und dann geht es los: Guten Tag! Wie geht's? Die Familie okay? Alles im grünen Bereich? Was sagen die Werte? Was macht das Gewicht? Nicht rauchen, keinen Alkohol, dafür literweise Wasser trinken, weniger und gesund essen, Nahrungsergänzungsmittel nicht vergessen, dreimal die Woche ein Spaziergang, keine unnötige Erregung, cool bleiben und nicht so viel grübeln, Laborwerte und Prognosen im Auge behalten, die richtigen sozialen Kontakte aufbauen und pflegen, verheiratet ist besser als gar nicht, nicht sündigen, Lächeln trainiert bestimmte Muskeln und kann nicht schaden, loslassen üben. Meditation und Gebet sollen gut für die Gesundheit sein und »Organe« beruhigen, wenn diese anfangen zu meckern. Fit und gesund bis hundert, nicht einknicken, mit Rolle vorwärts in den Sarg, Testament und Patientenverfügung unter dem Arm! Auf geht's! Ob dies alles Lebenslust fördert, wer es überhaupt will und ob man auf diese Weise eher alt aussieht als alt wird, sei dahingestellt.

Gesundheit ist die »Abwesenheit« von Krankheit, so stand es lange in den Lehrbüchern. Die interessierte Sorge galt der Krankheit. Gesundheit wurde zur Leertaste, und die Kurzformel beruhigte mit dem Gefühl, unauffällig, symptomfrei, normal und deshalb auch gesund zu sein. Überprüfbar am Katalog von Normalwerten, erschien Gesundheit mehr oder weniger messbar, und der Mensch war danach medizinisch gesehen »ohne Befund«! Ein leeres Blatt.

Ganz nebenbei war Gesundheit auf ihre somatische Dimension verkürzt worden, die seelische, geistige und soziale Dimension geriet ins Abseits. Sie waren weniger messbar und galten in der Fachsprache als »weiche Daten«, die den harten körperlichen Befunden nicht das Wasser reichen konnten. Das »Schweigen der Organe« nannte der französische Philosoph Paul Valéry (1871–1945) diesen friedlichen Zustand zwischen Innen und Außen.

Umso mehr wurde Krankheit zu einer unberechenbaren Gemeinheit, die man verhindern, schnell in den Griff bekommen und als Fremdkörper mit allen Mitteln bekämpfen sollte. Über sie wird auf vielen Krankenblättern in diagnostischer Geheimsprache über jeden kranken Menschen genau Buch geführt. Eindeutige Klarheit ist verlangt. Entweder man ist gesund, oder man ist krank! Ob der, der krank ist, nicht auch noch gesund ist, oder ob derjenige wirklich gesund ist, bei dem kein »objektiver Befund« vorliegt, steht auf einem anderen Blatt. Ordnung muss sein. Hauptsache gesund! Nur keinen objektiven Befund!

Gesundheit und Krankheit treten vor diesem Hintergrund des Entweder/Oder in ein Überwachungsverhältnis ein, das sie aneinanderkettet. Dem Wunsch, vor allem körperlich gesund zu bleiben, und der daraus folgenden Angst vor Krankheit wird der »Glaube« gegenübergestellt, dass Krankheit vermeidbar und Gesundheit machbar sei, wenn der Mensch sich beraten lässt, Maßnahmen ergreift und die Regeln einhält, die vor allem die Experten der Medizin aufstellen. Wesentliche Aufgabe der Gesundheitsförderung ist die Abwehr von Risiken, die als Krankheitsgefahren erkannt wurden, durch Verhaltensänderung und die Einhaltung von Regeln.

Um subjektive Befunde, das »Befinden«, um den Sinn der Gesundheit oder den Zusammenhang zwischen Befund und Befinden geht es zunächst nicht. Um die unberechenbaren Eskapaden des Lebens, die Körper, Geist und Seele selten getrennt, sondern immer zusammen behelligen, auch nicht. Sie würden das klare Bild nur stören, das besagt: Wer krank wird, hat die medizinische Vorsorge nicht ernst genommen, sich offensichtlich falsch verhalten, etwas übersehen oder den medizinischen Experten nicht zugehört. Es liegt eine Störung vor, die behoben werden muss, damit der normale Lebensbetrieb ungestört weiterlaufen kann. Die Medizin hat dafür Strategien entwickelt und gute Schalthebel in der Hand. Der beste sei Prävention, sagen die Fachleute. Schließlich wisse man, wo die Ursachen für das eine oder andere Problem liegen. Die Erforschung des Organismus und seiner Funktionen gehört zweifellos zu den Siegeszügen der Medizin. Observieren, testen, kontrollieren kann deshalb nicht früh genug beginnen. Wehret den Anfängen!

Leben gefährdet Gesundheit, und deshalb wird diese nicht nur zur Hüterin der Krankheits- und Todesangst, sondern zum Pflegekind, das beschützt, beobachtet und vor allem erzogen werden muss. Im Kontext zunehmender Medizingläubigkeit und wachsender Sicherheitsbedürfnisse wurde der ganze Mensch zum Risikofaktor erklärt und muss nun vor sich selbst und seinen riskanten Verhaltensweisen geschützt werden. Der Mensch als Fehlkonstruktion des Universums, der aufrechte Gang als orthopädisches Desaster! Auf Zigarettenschachteln klärt man uns über die Endlichkeit auf. »Keine Experimente«, lautete jener politische Slogan, der als vertrauensbildende Maßnahme die kritische Selbstbesinnung zum Risikofaktor der sozialen Gesundheit machte.

Nicht nur rauchen kann tödlich sein! Leben ist es auf jeden Fall, aber das kommt später. Vorher brauchen die Gesundheitskampagnen klare Feindbilder, gegen die sie kämpfen können: Fette, Zigaretten, faule Beine! Das Gesundheitsvolk jubelt über diese Klarstellungen.

Bei allen Miseren, die das Leben umlagern und erschweren, gibt es wenigstens einen erlösenden Glauben: Gesundheit ist machbar, überall zu haben, macht fit, schön, schlank und hält jung, wenn man die richtigen Frischhaltekuren und Salben kauft. »Jeder ist seines Glückes Schmied«, lautet die Devise – vor allem Schmied und Schmiedin seines Körpers, wenn der sich genug einreden lässt. Zur eigenen Verantwortung für ihr Glück durch Gesundheit aufgerufen, inhalieren die Menschen Köper- und andere Bilder über Problemzonen, die wie eine Art Doping wirken und entgegen der individuellen Hoffnung auf maßgeschneiderte Gesundheit schwere Nebenwirkungen wie Essstörungen, missglückte Körpermodifikationen, riskante Schönheitsoperationen und Medikamentensucht nach sich ziehen.

Der neue Verkaufsschlager: Gesundheit als Religionsersatz

Gesundheit wird als neue »Religion« gefeiert, die dem Diesseits nutzt, das Paradies auf die lange Bank schiebt, sich »positiv denkend« mit geschlossenen Augen im Hier und Jetzt den Realitäten des Lebens entgegenstellt und diejenigen ins Abseits stellt oder wegsperrt, die es mit ihren Lebenskrisen und ihrer Fragilität vielleicht nicht so gut geschafft haben. Auffälligkeit, Armut, Gebrechlichkeit und Krankheit stellen das gesellschaftlich hofierte Selbstbild offensichtlich infrage. »Lasst uns froh und munter sein, und uns recht von Herzen freu'n!« ist eben nicht nur ein Weihnachtslied und bleibt auch den Gesündesten als Trallerallala zunehmend im Hals stecken.

Gesundheit ist das höchste Gut, zeigen alle einschlägigen Meinungsumfragen, und kaum eine Gratulation lässt den Wunsch nach Gesundheit aus, auch wenn die Beglückwünschten zufällig sehr krank sind, im Sterben liegen oder andere Sorgen haben. Gesundheit wird zur Allzweckwaffe einer kriselnden Moderne und kommt mit vielen Rezepten als Allheilmittel auf den Markt der Möglichkeiten. Symptome, die auf Behandlung warten, gibt es genug. Traditionelle Glaubens- und Wertesysteme wandeln sich, mit dem demografischen Wandel und der Ökonomisierung aller Lebensbereiche, der Zunahme prekärer Lebenslagen gehen neue Herausforderungen einher. An die Kommunikationsbereitschaft und Flexibilität der Persönlichkeit werden bis ins Alter hohe Anforderungen gestellt.

Woran soll eine Gesellschaft noch glauben, die in allen Bereichen auf Leistung, Wachstum und Machbarkeit setzt, den Anpassungsdruck ständig erhöht und die Menschen mit dem dazu erforderlichen Tempo fast in den Wahnsinn treibt? Die Angst vor der demografischen Welle, fehlende Altersbilder, spärliche Generationsdialoge springen der Sorge um die Gesundheit bei, denn die Beeinträchtigung des Wohlbefindens kommt für viele Menschen näher und dauert länger. Je größer der Druck, umso besser muss der Mensch funktionieren. Zwischen Familienpflichten, Singledasein, Berufsanforderungen, Fortbildungen, Internetrecherche und Freizeitstress – häufig am Rande der psychischen und physischen Kräfte – soll sich jeder, der »in« sein will, auf irgendeinen Marathon vorbereiten, auf dem Heimweg vom Job oder als Aktivposten im Altenheim eine Gesundheitsmaßnahme abhaken und seine Lebenserwartung in Kalorien ausrechnen. Um Irritationen im eigenen Inneren oder im zwischenmenschlichen Bereich von Familie,

Nachbarschaft oder Beruf kümmert man sich frühestens dann, wenn sie da sind.

Im Angesicht der großen Sorgen ist die präventive Sorge um individuelle Gesundheit und körperliche Fitness, die man messen, wiegen, verordnen, wie eine Ware herstellen und kaufen kann, zum Verkaufsschlager geworden und mausert sich als »Wahnsinn der Normalität«, wie Arno Gruen die Sucht nach messbarem Durchschnitt nennt, zu einer neuen Gesundheitsgefährdung. Keine der Anregungen ist unnütz, viele Vorschläge können Menschen von der Reservebank ihres Lebens locken. Aber als Gesundheitswahn gegen die Angst vor Krankheit und vor dem Altern, als Ersatz für Lebenssinn, als Ablenkung von den Seelennöten der Zeit und ungeeignete Hilfe zur Selbsthilfe geht die Sinnorientierung verloren. Die Trimmpfade werden zu Sackgassen und käuflichen Stolperfallen.

Jeder soll teilhaben, mitmachen, alle sollen kaufen und glücklich werden. Schnäppchenjagden mit Hürdenlauf zu den Supermärkten für »gesunde Gesundheit« sind das Beiprogramm zu »Deutschland bewegt sich«. Alle Altersgruppen geraten unter Druck, und viele Menschen fühlen sich kränker, ärmer und ausgeschlossener, als sie es ohnehin schon sind. Die Deutschen sind »dick und depressiv« – so in etwa fassen die wissenschaftlichen Muntermacher die neueste Forschung zusammen.

Obwohl die meisten Menschen gerne länger leben wollen, fürchten sie sich davor, wie es im Alter weitergeht. Sie haben mehr Angst vor dem Sterben als vor dem Tod und fürchten den Prozess des Älterwerdens als ständige »Insolvenzveranstaltung«, in der ein Defizit den nächsten Verlust jagt: Gebrechlichkeit, Armut, Krankheit, Verlust an Autonomie und Selbstständigkeit, Kontrollverlust. Zwischendrin verliert man die Lebensabschnittsgefährten, die Erwerbsarbeit, die Kinder und vielleicht auch noch das eigene Gedächtnis, wenn es schlimm kommt. Dass Menschen all dies nicht nur durchstehen, sondern auch leben und erleben, Erfahrungen sammeln, zu überraschenden Konfliktlösungen kommen und trotz allem weiterleben, sich berühren lassen und das Leben genießen wollen, darüber wird auch unter denen, die das tun und ihre subjektive Gesundheit als erfahrungsbezogene Lebenskompetenz entwickelt haben, zu wenig gesprochen.

Eine Armee von Ratgebern samt Gesundheitsindustrie ist stattdessen angetreten, um den Glauben an eine machbare, käufliche und vor allem körperliche Gesundheit zu festigen. Dass Alter selbst keine Krankheit ist, haben wir geahnt, und Feiglinge wollten wir schon als Kinder nicht sein. Ob und wie aber Leben, vor allem langes Leben, zum »Traumland« oder zur letzten Gelegenheit für Gesundheit wird, müssen wir nach Ansicht der Gesundheitsstrategen offensichtlich erst noch lernen, trainieren und vor allem käuflich erwerben. Dass Medikamente, Therapien, Operationen und Pflegeangebote zum Standardprogramm im Gesundheitssystem gehören, erstaunt nicht, und niemand bezweifelt, dass sie grundsätzlich gebraucht werden. Für einen Verkaufsschlager und eine »sinnstiftende religiöse Erneuerung« reicht dieses Standardangebot des Gesundheitssystems allerdings nicht, und so lag die Anwerbung neuer Käuferschichten nahe. Ältere Menschen, vor allem die begüterte Rentnergeneration, sind für den Wundertütenreigen in Sachen Gesundheit ein gefundenes Fressen. Neben jungen Menschen und Frauen mittleren Alters entpuppten sich die Angehörigen der älteren Generation als eifrige Anhänger der neuen Gesundheitsreligion. Für ihre Gesundheit möchten sie im Alter alles tun, was sie vorher nicht wussten, bewusst versäumten oder sich zeitlich und wirtschaftlich nicht leisten konnten.

»Niemand muss alt sein« und »Sag ja zum Alter« propagieren Seniorentage und führen die grauen Panther und Silberlocken aus den bildungsnahen und weniger prekären Schichten durch die Messehallen, um zu zeigen, wie Bejahung des Alters geht. Wer Ja zum Alter sagt, ist per se gesünder als der, der am Glück des Alters zweifelt, vermitteln die Plakate und Werbeprospekte zu Seniorenmessen als Botschaft, und die strahlenden Fotos von »jungen Alten« in flotter Kleidung und mit entsprechender Ausrüstung dienen als Beweis. Altersheime werden zu »Residenzen«, ohne Seniorenabteilungen kommen Sportvereine nicht mehr über die Runden. Navigatoren durch die Supermärkte garantieren, dass Senioren den Weg in die Bioabteilung finden, ihren laktosefreien Aufstrich und das »Pflaumenmus nach alten Rezepten« kaufen können. Die Zutaten zu einem »gesünderen, besseren, glücklicheren, sinnvolleren Leben auch im Alter« sprühen Funken. Altengerechte Bildschirme und Telefone, Nahrungsergänzungsmittel, Yogamatten, Matratzen, Wärmedecken, sprechende Haushaltsgeräte, Rollatoren, Kopfhörer, Spannkraft erzeugende Hautkosmetik, Viagra, begehbare Badewannen, Rad-, Bahn- und Schiffsreisen für Ältere, Berge von Gesundheitsjournalen und Ratgebern für Körper, Geist und Seele beglücken Herz und Verstand, das ist keine Frage. Mit fünfundsiebzig probiere auch ich längst einiges von dem aus, was sich die Märkte für Menschen wie mich ausgedacht haben.

Dass neue Ideen und Produkte alte Menschen nicht nur erfreuen, sondern ihnen darüber hinaus hilfreich und nützlich sind, macht das individuelle wie gemeinsame Leben in vielerlei Hinsicht leichter. Die meisten dieser »Gesundheitsaktionen« aber tragen einen Anti-Aging-Stempel, pathologisieren das Älterwerden schon in frühen Jahren, machen quer durch alle Lebensalter Angst vor Veränderungen, die das Leben immer verlangt. Die »Ersatzreligion Gesundheit« orientiert sich wie in anderen Lebensbereichen am »Haben und Besitzen« und nicht an einer Kultur des »Seins«, das sich vom Leben berühren lässt und seine Spuren nicht löscht, wie der Sozialpsychologe Erich Fromm den Zwiespalt der modernen Gesellschaften und ihrer Ökonomie beschrieb. Weil ich habe, bin ich wer! Die Vermarktung und Medikalisierung von Leben und Gesundheit grenzt nicht nur viele Menschen von der Teilhabe aus, sondern nimmt ihnen Sinnbezug, Orientierung und Selbstwertgefühl. Der Stolz, eine Krise gemeistert, einer schweren Krankheit die Stirn geboten zu haben oder mit einer Behinderung fertiggeworden zu sein, kommt als persönliche Gesundheits- und Lebensleistung nicht mehr zur Geltung. Gesundheit wird zu einer abstrakten Größe und verhindert andere, vor allem subjektive Blickwinkel auf den Wert der Jahre, die spezifischen Lebensleistungen, auf die Stärken und Schwächen der eigenen Gesundheit, die als biografische Lebenskompetenz den Grad der Zufriedenheit und Erfülltheit im eigenen Leben anzeigen und einem Wohlbefinden dienen, das die körperlichen, seelischen, geistigen und sozialen Belange umfasst.

Viele Menschen beschleicht schon früh im Leben das Gefühl, nicht genug zu wissen, nicht schnell genug, nützlich, liebenswert oder zu kompliziert und gestört zu sein. Aus Überforderung, Ohnmacht und Hilflosigkeit begeben sie sich früher als nötig und ganz in die Hände von Experten und öffnen damit dem systematischen Prozess der »Enteignung von Gesundheit« durch Gesundheits- und Medizinexperten Tür und Tor, wie der Theologe, Philosoph und bekannte Medizinkritiker Iwan Illich argumentiert. Von der Geburtsstation bis ins Sterbezimmer halten uns Fachleute und selbst ernannte Gesundheitsflüsterer auf Trab. Bloß keine Zeit mit sich selbst verplempern, keine Umwege gehen, effektiv gegen sich selbst, aber dafür erfolgreich im Leben sein. Weicheier, Schwächlinge und Müßiggänger stehen unter Krankheitsverdacht. Um die gesellschaftlichen Rationalitäts- und Rentabilitätskriterien durchzusetzen, haben militante Herrschaftsansprüche ökonomischer, politischer, wissenschaftlicher, kultureller und weltanschaulicher Art zugenommen. Sie ringen in allen Lebensbereichen, so auch im Gesundheitsbereich, um die Führung und versuchen erfolgreich, die Lebensinteressen der Menschen unter die Macht ihrer Verwaltung zu bringen, die sich zwischen Überwachung, Krankheitsvermeidung und Beruhigung bewegt.

»Melissengeist«, »Doppelherz« und »4711« waren die Mittel unserer Mütter und Großmütter, wenn sie sich ein wenig Unterstützung holen und im Krankenhaus mit mehr als dem Alltagsduft der Medizin umgeben wollten. Natürlich darf es heute gerne etwas mehr sein. Aber entgegen allen Versprechungen und Hoffnungen: Gesundheit kann man nicht kaufen! Sie lebt bis ins hohe Alter vom Wechsel zwischen Genuss und Bescheidenheit, Selbstsorge und Fremdsorge und vor allem von der Sehnsucht und dem Willen, zu leben. Leere und teure Versprechungen enttäuschen die Kaufwilligen, erzeugen Resignation und beeinträchtigen das Wohlbefinden. Statt um Glücksräder, Kauflust und schnelle Befriedigung geht es im lebenslangen Älterwerden von frühester Kindheit bis ins hohe Alter darum, das Band zum Leben zu entwickeln und nicht zu kappen, das Risiko des eigenen Irrtums auf sich zu nehmen, die eigenen Bedürfnisse zu fühlen, sich von den Bedürfnissen der anderen berühren zu lassen und ohne Erlaubnis von der »oberen Gesundheitsbehörde« die subjektive Gesundheit zu wagen. Ihre Kaufkraft und ihr Vergnügen bezieht eine solche Gesundheit unter anderem aus einer Weisheit, die den Boden der Tatsachen berührt hat, aus einer Lebenserfahrung, die Beständigkeit, Geduld und Freiheit geübt hat, und aus der Liebe und Hingabe an ein Leben, das man selbst und in Beziehungen leben will.

Statt also die biografische Lebensleistung zu Gesundheit und Krankheit nicht nur älterer, sondern auch chronisch kranker oder behinderter Menschen würdigend wahrzunehmen, mit den Erkenntnissen aus Wissenschaft und Therapie zu verbinden und daraus zu lernen, dass »Gesundheit« weder eine medizinische Einbahnstraße, Einkaufsmeile oder Leertaste noch »Krankheit« eine Strafe für falsches Verhalten oder eine sinnlose Gemeinheit ist, sucht man weiter nur nach »pathologischen Substraten« oder dem »statistischen Mustermenschen«

in allen Altersklassen. Erkennungsmerkmal: Hauptsache normal, gesund und ohne Befund!

Hauptsache unseres Lebens ist *das Leben selbst*! Natürlich ist es uns in gesundem Zustand lieber, als wenn wir es mit Irritationen, Schmerzen, Befindlichkeitsstörungen und Krankheiten der unterschiedlichsten Art zu tun haben. Um Gesundheit und Krankheit verstehen zu lernen, brauchen wir ein umfassenderes Bild von Gesundheit als das eines funktionierenden Körpers, der wie eine Maschine auf seine Wartung oder Reparatur wartet. Ein Bild, das Sonnen- und Schattenseiten der leibhaftigen Existenz des Menschen aufscheinen lässt und Körper, Geist und Seele ins Verhältnis zueinander setzt. Der Wahn vom perfekt reparierbaren, einsatzfähigen Körper, von gesunden Seelen, die nie streiken und dunkel werden, von Gehirnen, die normal, rational und jenseits der Gefühle als gesunder Menschenverstand vor sich hindenken, sowie die nachhaltige Tabuisierung der Endlichkeit des Menschen gehören zu den größten Gesundheitsgefährdungen. Die Angst vor Krankheit und Tod ist letztlich eine Angst vor dem Leben, das uns die Auseinandersetzung mit unserer Verletzlichkeit und Endlichkeit auferlegt, aber auch möglich gemacht hat.

Die Frage, warum sich manche Menschen im Lauf ihres Lebens mehr mit Krankheit, Schmerz und Tod auseinandersetzen müssen als andere, und warum manche Menschen trotz widriger Umstände immer älter und sogar unvermutet zu Hochbetagten werden; ob die tägliche Zigarre, das Glas Milch, Knoblauch, Gesundheitseifer, eine harmonische oder eher konfliktreiche Ehe, mehr oder weniger Geld, Bescheidenheit, Gebete oder Gottvertrauen zu mehr Gesundheit oder trotzdem in die Krankheit geführt haben, kann letztlich niemand beantworten. Wie viele Gesundheitsrituale, Vorsorgeuntersuchungen und Versicherungspolicen Menschen sich ausdenken mögen, um das Leben zu begradigen und die Risiken auszuschalten – dem Wandel und offenen Ausgang des Lebens können wir nicht entrinnen. Voller Zweifel durchleben wir lebenslang die damit verbundene Ambivalenz. »Der Mensch will immer, dass alles anders wird, und gleichzeitig will er, dass alles beim Alten bleibt«, schreibt der brasilianische Schriftsteller Paulo Coelho in *Der Dämon und das Fräulein Prym* und gibt dazu einen gesundheitsdienlichen Hinweis: »Höre nie auf zu zweifeln. Wenn du keine Zweifel mehr hast, dann nur, weil du auf deinem Weg stehen geblieben bist … Aber achte auf eines: Lass nie zu, dass Zweifel dein Handeln lähmen. Triff auch dann immer die notwendigen Entscheidungen, wenn du nicht sicher bist, ob deine Entscheidung richtig ist.«

Blauer und bewölkter Himmel

Hinter dem rätselhaften Geschehen, dass Menschen ein bestimmtes Alter erreichen, dass sie gesund bleiben oder krank werden, und dass ihre Gefühle und Stimmungen in den jeweiligen Zuständen unvorhersehbar sind, lächelt das Leben. Gelassen wehrt sich das Lebendige gegen den Versuch, Gesundheit und Krankheit als feste Burg, statistische Größe, Strafe oder Belohnung einzumauern. Beide gestalten sich aus der Verborgenheit.

Die menschliche Entwicklung folgt biologischen und universellen Lebensprinzipien. Jeder Mensch gestaltet, entscheidet und erleidet sie in einer einzigartigen Biografie als *sein* Leben. Wie ein blauer oder bewölkter Himmel die Stimmung eines Tages ankündigt, so beschreiben Gesundheit und Krankheit den Zustand, in dem sich das Leben eines Menschen befindet. Das Wesentliche dabei ist die Tatsache, dass Gesundheit und Krankheit etwas darzustellen versuchen, aber auch, dass das Dargestellte immer nur ein Teil von dem ist, was Leben als Ganzheit umfasst. Kein Mensch ist in irgendeinem Augenblick seines Lebens *ganz* krank oder *ganz* gesund. So wie der blaue Himmel sich wieder bewölken kann und umgekehrt, so hofft der erkrankte Mensch, dass sich sein gegenwärtig »bewölkter Zustand« mithilfe seiner unverletzten Kräfte wieder der Genesung zuwendet. Unser Leben verlangt in jedem Augenblick konkrete Verabredungen mit dem, was uns als Welt umgibt, und schleust auf diese Weise das Vergangene durch die Gegenwart in die erhoffte Zukunft.

Leben ist immer dort, wo du bist. Vor Ort und nicht auf den informativen Seiten medizinischer Lehrbücher, in Apotheken mit und ohne Naturheilkunde, in den bunten Gesundheitskatalogen, nicht im Zelt eines mongolischen Schamanen oder mittels der Salze aus dem Himalaja kann ein »gutes Leben« entstehen – auch wenn jedes Angebot vielleicht helfen kann, sich besser zu fühlen. Solange der Mensch als Ensemble von Körper, Geist und Seele mit seiner »Organfamilie« in der Welt unterwegs ist, schreibt er leibhaftige Geschichte und gibt dem, was er erlebt, Gestalt. Schon im Mutterleib ist diese Arbeit nicht zu überhören. Es tönt, rauscht, quietscht, rumpelt und posaunt aus allen Ecken.

»Warum hier?« und »Warum jetzt?« waren für Viktor von Weizsäcker die zentralen Fragen der anthropologischen, biografischen Medizin, um dem erkrankten Menschen am leiblichen Ort und zum spezifischen Zeitpunkt der Krankheit zu begegnen. In der biografischen Gegenwart und aus ihren Spuren müssen die Herausforderungen verstanden werden, die sich für Körper, Geist und Seele im aktuellen Krankheitsgeschehen wie für die Zeit danach stellen. Dann muss eine Spurensuche beginnen, die sich nicht nur für die Geschichte der Krankheit, sondern wesentlich für die Geschichte des erkrankten Menschen interessiert. Manchmal wittert die Nase, das »Riechorgan« des Menschen, eine biografische Spur und führt zum inneren Erleben einer Krankheit, wie das folgende Beispiel zeigt.

Frau N. hat sich im Zuge ihrer Demenzerkrankung im-
mer mehr zurückgezogen. Sie vereinsamt und dämmert
zunehmend unbeteiligt vor sich hin. Wir bringen ihr eini-
ge Düfte mit. Mehrere kleine Plastikdosen enthalten
Stoffe, die stark duften. Wir öffnen das Döschen mit den
Vanillestücken. Sie riecht es und atmet schneller. Ihr
Blick wird offener, sie schaut uns an. »Vanille, das ist ja
Vanille!«
Und sie beginnt zu erzählen. »Arm waren wir, arm wie
die Kirchenmäuse, sagt man. Pudding gab es nur zum
Geburtstag oder zu Weihnachten oder zu Ostern. Im-
mer nur an Festtagen, da freuten wir uns schon lange
drauf, lange vorher. Wenn die Mutter den kochte, dann
roch es nach Vanille, die ganze Wohnung war voll da-
von ...« Und sie erzählt mehr aus ihrer Kindheit, von
ihrer Mutter, von dem, was schön war, und von dem,
worunter sie litt.[7]

Die beiden Fragen nach dem »Hier« und »Jetzt«, die sich für
die Krankheit als wichtige biografische Wegweiser zum erkrankten Menschen erwiesen haben, könnten auch dem gesunden Menschen dienlich sein und als kritische Instanz dabei helfen, Gesundheit als eine Kompetenz zu verstehen, die zum Leben ermutigt. Der missionarische und besserwisserische Gesundheitseifer, der Menschen jeden Alters und aller Schichten
umstellt, ist dagegen so unerbittlich und lähmend wie die Angst
vor Krankheiten oder vor dem Scheitern in Lebenskrisen. Dem
subjektiven Gesundheitswillen fällt es angesichts der massen-
haften und vielfach mit irrationalen Versprechungen angerei-
cherten Werbung für Gesundheit nicht leicht, sich zu behaup-
ten, sein Leben in die Hand zu nehmen, sich zurechtzufinden
und das Zweifeln beizubehalten, wie Coelho es empfahl. Leben
und Gesundheit bewegen sich wie ein heftiger Wetterwechsel,

zur Not ohne Vorankündigung, in eine andere Richtung, weil sich der bisher heitere Himmel als unverträglich und unerträglich erwiesen hat. Man spricht in solchen Fällen gern von »Launen des Schicksals« oder besser »Wechselfällen des Lebens« und tut sich schwer, solche Ereignisse als den gesunden Rhythmus des Lebens zu erkennen, weil die »Rhythmusstörungen« dazwischen den schnellen Fluss aufhalten.

Alles ist mit Arbeit verbunden

Unsere Organe sind die wichtigsten Werkzeuge, mit denen Körper, Geist und Seele sich in Bewegung setzen, sie nehmen jede Lebensveränderung, jeden Meinungswechsel auf. Ohne sie wären wir unbeschriebene Blätter, in uns herrschte gähnende Leere!

Alles ist mit Arbeit verbunden, kein Organ liegt je auf der faulen Haut, auch wenn es gerade mal im Stand-by-Modus ausruht. Das Herz tut seine Arbeit und schlägt rhythmisch, um seine Aufgabe zu erfüllen. Ab und zu kommt es aus dem Takt, macht seine Gefäße dicht, droht manchmal mit Vorhofflimmern. Die Lunge tut das Ihrige, damit die Atemarbeit gelingt und das »Betriebsleben« des Organismus reibungslos funktioniert, auch wenn die Zumutungen von außen manchmal die Kapazitäten übersteigen. Ohne die Arbeit unseres Magens und des gesamten Verdauungsapparates stünden wir im wahrsten Sinn des Wortes »auf dem Schlauch«, und wenn das Gehirn seine Konzentrations- und Denkarbeit einstellt, haben wir ein Problem, das man nicht mit Gehirn-Jogging lösen kann.

Tätigkeit durchzieht das ganze Leben, sie stellt es her, ist Mittel und Instrument der Lebensenergie. Vorgeburtlich müssen wir in die Puschen kommen, bevor wir Füße haben, denn ohne seine zügige Mitarbeit käme das kleine befruchtete Ei gar nicht den Eileiter hinauf, um sich mit viel Kraftaufwand in der

Gebärmutter einzunisten. Diesem großartigen tätigen Dialog zwischen Leben und Gesundheit ist das nächste Kapitel gewidmet. Dort können Sie Genaueres über die große Arbeitsleistung erfahren, die Sie zusammen mit Ihren Eltern erbracht haben, und ohne die Sie nicht auf dieser Welt wären.

Wie nun genau Körper, Geist und Seele über die Organe kommunizieren, sie zur Tätigkeit anregen und ihren Widerstand provozieren, bleibt ein großes Geheimnis. Wenn eine der Gesundheit förderliche Katzenliebe auf eine krankmachende Katzenallergie stößt, ist Zoff im eigenen Haus. Seelische, körperliche und geistige Gesundheit stehen sich konfliktbereit gegenüber. Was ist los, wenn liebevolle Fellberührung unverhofft einen Hustenanfall auslöst, die Augen sich röten, Atemnot eintritt und Tierliebe zur Gesundheitsgefährdung wird? Was ist los, wenn eine traumatische Angst in eine somatische Krankheit konvertiert, sich dort versteckt und schließlich im Bündnis mit anderen Faktoren eine schwere Herzkrankheit auslöst? Was ist los, wenn eine neue Liebe in die diagnostizierte Magersucht einer jungen Frau eingreift und diese unverhofft ohne therapeutische Intervention gesund wird? Was ist los, wenn sich Gedanken als religiöse Idee so in einem Menschen festsetzen, dass er Leben, Gesundheit und alles, was bisher wichtig und wertvoll war, aufs Spiel setzt? Was ist los, wenn gesellschaftliche Bilder über Normalgesicht und Schönheit in die persönliche Gesundheit von Frauen und Männern, Jugendlichen und alten Menschen eingreifen und diese in Diätenwahn, Depression, zu Chirurgen und in den finanziellen Ruin treiben?

In unserem Innenleben verhandeln und streiten Körper, Geist und Seele im Stoffwechsel mit der Außenwelt ständig um Gesundheit, Krankheit und Leben und ringen um Kompromisse, radikale und praktische Lösungen. Wenn Organe ihr Schweigen brechen, berichten sie von solchen Konflikten, von Über- und Unterforderungen, von verschobenen Maßstäben, gestörten Prinzipien, von individuellen Abweichungen, von

»zu viel« oder »zu wenig«, von Verträglichkeiten und Intoleranzen. Sie zeigen, wie lebendig und sensibel Lebensprozesse ablaufen, und wie sie immer wieder neu um Balance ringen müssen. Davon wird später die Rede sein.

Die Organe wissen, was sie tun

Bleiben wir noch für einen Augenblick bei der primär somatischen Tätigkeit der Organe, um die unglaubliche Motivation und Genauigkeit kennenzulernen, mit der der menschliche Organismus arbeitet und für unser Leben sorgt.

Andreas Weber, Biologe und Philosoph, hat in seinem Buch *Alles fühlt* (2014) über das subjektive Empfinden geschrieben, das die Welt der Organismen durchzieht. Alles, was lebt, ist Weber zufolge an seiner Fortexistenz interessiert und von einem lebenslangen Verlangen danach erfüllt. »Die Biosphäre ist ein System, das beständig neue Beziehungen herstellt, indem es auf Beziehungen antwortet.«[8] Dieses unwiderstehliche Verlangen nach Sein ist dem Menschen einverleibt und treibt ihn bis auf den Grund seiner Zellen an. Auch der menschliche Organismus ist von dem lebendigen Streben beseelt und erfüllt, seine Sache gut zu machen, und keine aus Materie gebaute Maschine, die nichts fühlt und nach nichts verlangt.[9] Der Magen, der Hunger fühlt, will etwas zu essen haben. Der Nerv, der mit Schmerzen nervt, verlangt nach einer schmerzstillenden Hilfe. »Der Lebenswunsch ist kein Programm, sondern ein von der Materie ausgehendes und die Materie strukturierendes Begehren.«[10] Das Organ meldet sich mit Widerstand, wenn es sich bedroht fühlt, woher immer diese Bedrohung auch kommt.

Manche Menschen bekommen Magenschmerzen und Durchfall, wenn sie Milch getrunken, Gewürze falsch dosiert, Vollkornbrot oder Obst gegessen. Das heißt nicht in jedem Fall, dass sie eine Allergie haben, sondern dass sie plötzlich und unvorhersehbar größere Mengen dieser Lebensmittel nicht vertragen. Die Toleranzgrenze wurde überschritten, die Beziehung zwischen Organismus und Außenwelt ist gestört. Viele gesunde Lebensmittel können krank machen, wenn jemand gegen einen ihrer Inhaltsstoffe eine Intoleranz – eine Unverträglichkeit – hat. Der Körper meldet mit seiner Reaktion, dass er gewisse Nahrungsbestandteile nicht richtig verarbeiten und aufnehmen kann. Ein angeborener Mangel an Verdauungsenzymen, Darmerkrankungen, Veränderungen der Darmflora und viele andere, auch psycho-soziale Reize und Lebensumstände können Anlass für Magen-Darm-Reaktionen sein. Auch Ängste nutzen die Verdauungsorgane als Bühne für ihren Interessenkampf. Prüfungen, Liebeskummer, Ausgrenzung oder Mobbing können auf den Magen schlagen, Magenschmerzen und Durchfall bewirken und weitere Organe in Mitleidenschaft ziehen. Andere Menschen wiederum bleiben völlig symptomfrei, obwohl sie den gleichen Belastungen ausgesetzt sind. Nicht jedem A folgt ein B! Kaum ein lebendiges Geschehen lässt sich auf eine Ursache und nur eine Wirkung reduzieren.

Tatsächlich bedarf es in der Regel echter Detektivarbeit, um zu klären, welche Stoffe, welche Dosis, welche Gefühle, Ansichten und zusätzlichen Belastungen die Übeltäter sind, die eine Intoleranz oder Unduldsamkeit aktivieren und das Fass zum Überlaufen bringen. Beschwerden erzeugen Disharmonie und zeigen über die Sprache der Organe, wie differenziert unser Körper zwischen Annahme und Ablehnung, Toleranz und Intoleranz seine Ordnung aufrechterhalten muss, um sein Leben zu garantieren. Wenn die Organe ihr Schweigen brechen, lernen wir die Innenseite unserer leiblichen Existenz kennen. Auch Geist und Seele können über das Gehirn von »Botschaften« überflutet werden, die Orientierung verlieren und Unverträglichkeit anmelden. »Wir stecken, solange wir leben, in einem körperlichen und geistigen Wachstumsprozess, der daraus besteht, dass wir Begegnungen interpretieren und uns selbst in die Geschichte unserer Begegnungen verwandeln«, stellt Andreas Weber fest.[11] Eine Beziehung kann am Zuviel und am Zuwenig der Liebe scheitern, sich auf Nebengleisen in seelische und körperliche Krankheit zurückziehen. Wenn die Liebe erstarrt, verkrampft sich manchmal auch das Herz, das sich als Organ für die Übersetzung zuständig fühlt und auf seine Weise das emotionale Drama zum Ausdruck bringt.

Paul G. erkannte erst nach zwanzig Jahren Ehe, dass er in seiner Frau vor allem die Augen seiner Mutter gesucht hatte, und sein Herz beginnt sich zusammenzukrampfen, als diese Frau ihn verlassen will ... Unter intensiven Schmerzen erlebt der Mann, wie eine fremde Hand um sein Herz greift und es zusammendrückt.[12]

Wenn Herzeleid kein Ohr findet, das zuhören kann, laufen die Tränen nicht die Wangen herunter, sondern ballen sich zu Ödemen zusammen. So geschah es einer Patientin, deren Ödem nach einem Gespräch das Wasser loslassen konnte, welches sich in ihm angesammelt hatte und das störungsfreie biologische Funktionieren des Herzens beeinträchtigte.

Eine ältere Frau mit Herzinsuffizienz, Ödemen, Wasser im ganzen Körper; kein Medikament der großartigen Medizin hilft. Ein einziges abendliches Visitengespräch – die Ärztin hat zufällig mehr Zeit, weil niemand anders auf der Station nach ihr ruft – die Frau schüttet ihr Herz aus, weint viel. Die Ärztin tut nichts außer zuhören. Am nächsten Morgen hat sie vier Liter Wasser ausgeschieden.[13]

Keine Gesundheit oder Krankheit ist »nur körperlich« oder »nur seelisch«! Alle Bemühungen, eine Krankheit in ihrer Entstehungsgeschichte, ihren Ursachen, ihrer Entwicklung, Dynamik und Wirkung eindeutig der einen oder anderen Richtung zuzuordnen, befriedigen vorrangig das Sicherheitsbedürfnis der Medizin und ihre Leidenschaft für diagnostische Ordnungssysteme. Zweifellos müssen medizinische Diagnosen genau und differenziert sein. Sie sind wichtige Beurteilungen und »Wegweiser«, die sich als Rahmen und Zuordnung für das somatische oder, im Fall einer seelischen Erkrankung, das psychische Hauptgeschehen eignen. Aber jenseits dieser »objektivierbaren Erkundung« und Dokumentation müssen sie sich im Umgang mit den Daten und ihrer Umsetzung dem Gesamtgeschehen, den vielschichtigen Ursachen und dem Subjekt der Krankheit, dem erkrankten Menschen, öffnen und zuwenden. Der erkrankte Mensch hat nicht nur eine Krankheit, sondern er ist krank und befindet sich damit in einem Seinszustand, der sich vom Zustand der Gesundheit als einer anderen Qualität des Lebens maßgeblich unterscheidet.

Die Kunst, krank zu sein

Im Jahr 1843 verfasste der Medizinalrat Dr. Carl Gustav Carus, seines Zeichens Leibarzt seiner Majestät des Königs von Sachsen und Träger verschiedenster Verdienstorden, eine kleine Schrift mit dem Titel *Einige Worte über das Verhältnis der Kunst, krank zu sein, zur Kunst, gesund zu sein.*

Um dieses Verhältnis geht es: nicht um einen Gegensatz zwischen Gesundheit und Krankheit, sondern um ihr komplementäres Verhältnis zueinander. Nur über die gemeinsame Bezogenheit auf Leben und die Lebendigkeit lassen sich beide neu denken. Mit Blick auf die vielen Gesundheitsschriften und Empfehlungen seiner Zeit (und meiner Meinung nach sehr aktuell) bedauert Carus die fehlende Beachtung des mindestens so wichtigen Zweiges der allgemeinen Lebenskunst: der Kunst, krank zu sein. In der Lebenskunst sieht Carus die höchste aller Künste, d. h. die Kunst ... ein schönes, menschliches Leben auf reine, edle Weise und zum wahren inneren Glück und höherer, innerer Entwicklung der Persönlichkeit zu leiten und zu vollenden.[14]

In der Kunst, krank zu sein, soll es nach Carus nicht um die Kultivierung oder Verlängerung der Krankheit, sondern um die Fähigkeit gehen, die Krankheit anzunehmen und leichter zu ertragen, nach angemessenen Lebensregeln zu suchen, wenn das Schicksal eine Krankheit über den Menschen verhängt hat. Angesichts der zunehmenden Überheblichkeit der Medizin und ihrer Vision, Krankheit im Vorwärtssturm der Wissenschaften und der Höhenflüge der Technik letztlich abschaffen zu können, mahnt Carus weitsichtig und bis heute gültig:

Krankheiten gehören mit zum Leben des Menschen, kein Sterblicher entgeht ihnen gänzlich, ja es hat der Mensch unter allen uns bekannten Lebendigen das traurige Vorrecht, die meisten und mannigfaltigsten Krankheiten haben zu können, und so muss denn auch der Kunst, krank zu sein, ihr Platz im Ganzen der Lebenskunst bleiben.[15]

Ein Reiseruf

Den Wert der aufwühlenden Geschichten, die Menschen von ihren verschlungenen Wegen zwischen Gesundheit und Krankheit zu erzählen haben, kann man durch statistische und epidemiologische Dokumentation nicht erheben. Um Menschen in ihrem Erleben von Gesundheit und Krankheit verstehen zu lernen, müssen wir eine Art Reise in die »pathische Landschaft«[16] antreten, in der der Mensch zwischen Leidenschaft und Leiden, Entscheiden und Erleiden sein Leben gestaltet und die Wechselfälle akzeptieren muss. Nur dort können wir erfahren, wie Pathos und Pathologie im Leben ineinandergreifen, wie sich Menschen dem Müssen, Sollen, Können, Wollen und Dürfen in ihrem Leben aussetzen. Ob wir in einer bestimmten Situation gesund sein müssen, sollen, können, wollen oder dürfen, macht einen großen Unterschied. Als Ärzte, Pflegende, Angehörige oder Freunde müssen wir die Genesungs- und Krankengeschichten »mitlesen« und ein Stück »mitreisen«, ohne uns selbst aus den Augen zu verlieren oder dem erkrankten Menschen zu nahe zu treten.

Gesundheit und Krankheit sind als Ergebnis eines Lebens Teil einer großen Inszenierung, in der jedes Leben sich in Szene setzt und von der Welt in Szene gesetzt wird. Jeder Mensch lernt mit der Zeit seine eigenen Stücke zu schreiben und Regie zu führen. Wer aber ausgehend von den Eltern, die uns ins Leben verhalfen, über die vielen Regieassistenten, Bühnenbildner, Mitspieler und Stückeschreiber, auf die wir im Laufe der Zeit im eigenen Leben trafen, den größten Einfluss, das letzte Wort oder die beste Gesundheitsempfehlung hatte und den Zustand unseres Lebens nachhaltig beeinflusste, ist das biografische Geheimnis, dem wir auch in unseren Kranken- und Genesungsgeschichten auf der Spur sind.

Als unfreiwilliges Geschenk bekommen wir Leben nur als eine individuell ausgestattete Möglichkeit mit der Auflage, es selbst leben müssen. Abschreiben und kopieren geht nicht, nachahmen schon, wohin das auch führen mag. Wir bekommen auf unterschiedlichste Weise eine Krankheit, aber krank sein, die Krankheit umgestalten, mit ihr umgehen und Regie führen müssen wir selbst. »Frau oder Herr Doktor, machen Sie mich gesund« geht nicht. Helfen können die Doktoren schon, doch nicht für alles gibt es eine Pille. Helfen können Medikamente beim Streik von Körper und Seele, wenn wir Verordnung, Einsatz, Dosis kontrollieren und vor allem nach weiteren und anderen Lösungen suchen.

Wenn wir uns daranwagen, Gesundheit und Krankheit neu zu denken und Bedeutung wie Erleben einzukreisen, die für Menschen mit der leibhaftigen Erfahrung von Gesundheit und Krankheit verbunden sind, dann brauchen wir fruchtbaren Zweifel, offene Unbefangenheit und biografische Nähe. Wenn die Organe ihr Schweigen brechen, die Regel- und Funktionskreise von Körper, Geist und Seele streiken, wenn die sogenannte Normalität ins Wanken gerät, ruft das Leben um Hilfe.

So geht es nicht!

Anders als jener Reiseruf von Viktor von Weizsäcker, dem Gestaltkreis des Lebens durch die »pathischen Landschaften des Lebens« zu folgen, klingt die Parole »Hauptsache gesund«, die gegenwärtig über Berg und Tal schallt. Kein Risiko eingehen, Kalorien zählen, Blutdruck kontrollieren, sich wiegen statt etwas wagen, keine Umwege, Abnehmen im Schlaf, keine Experimente, einfach cool bleiben, Haltesignale und Warnschilder aus dem Innenleben übersehen, depressive Stimmungen zum Arzt und Apotheker tragen, unnötige Sinnfragen vermeiden, »Es wird schon werden« und »Es kommt wie es kommt«, fit und gesund bis hundert – so tönt tausendfach die Stimme des Zeitgeistes aus dem Off und drückt auf das Tempo.

Aus allen Apotheken, den Bioabteilungen der Supermärkte, aus Buchhandlungen, Reisebüros, Seniorenvereinen, Boutiquen für gesunde Kleidung, über Funk und Fernsehen ist der Schlachtruf zu hören. Ohne die machbare Gesundheit wäre dem Blätterwald der Frauenzeitschriften schon das Rauschen vergangen. Und die Fangemeinden werden immer größer.

Krankenkassen nennen sich um in »Gesundheitskassen«, Krankenhäuser bieten das »kleine Gesundheitshotel« oder besondere »Wohlfühlstationen« für eine besondere Klientel an, damit erkrankte Menschen sich besser fühlen, bevor es ihnen besser geht, oder damit sie nach verkürzter Liegezeit schneller zu den ambulanten Diensten in die nächste Betreuungsphase zurückfinden. Zur Behandlung mit der Krankheit im Rollkoffer in »Billigländer« oder zur Pflege in ferne Länder zu reisen, kann sinnvoll sein, ohne dass dem Sinngeschehen in der Krankheit und dem »Reisebericht« des erkrankten Menschen damit mehr Raum eröffnet wird.

Das Geschäft mit der Gesundheit und ihren angeblichen wie realen Gefährdungen blüht. Gewinne und Schulden steigen unterschiedlich, die privaten Einkaufslisten werden länger, Über- und Unterversorgung, Diagnosereichtum und Therapiearmut spielen sich gegenseitig an die Wand. Das öffentliche Gesundheitswesen wird immer kränker, die politischen Heilungsversuche immer aussichtsloser. Der Parole »Hauptsache gesund« folgt die zweite Strophe: »Wer soll das bezahlen, wer hat so viel Geld?« Und vor allem: »Wer hat das bestellt?«

Aus dem »Hohen Lied« der Liebe zum Leben, dem Wissen um seine Verletzlichkeit und Endlichkeit, dem Bemühen um die Kunst, ein gutes Leben in eigener Verantwortung zu führen und dem Gefühl für eine Gesundheit, die der Mensch als Wohlbefinden mit Leib und Seele spüren kann und die sich oft so eigenwillig, flüchtig und schwer greifbar wie das Glück anfühlt, ist ein monotoner Singsang geworden. Wenig erhellend ist Gesundheit zu einer Leertaste geworden, die durch Abwesenheit von Krankheit und dafür durch Normalität glänzen soll, als Ware, Guthaben oder Verlustgeschäft gehandelt wird, eine Art Deal mit dem Leben, bei dem man produktorientiert Gesundheit effektiv herstellen, regulieren, messen, für gute Zwecke zeitweise opfern und sogar verkaufen kann.

Die glatte Haut, der schlanke Körper, die kontrollierte Harnblase, die richtige Überzeugung, das gut durchblutete Bein, das joggende Hirn – nichts davon möchte der Mensch missen, aber ist er deshalb schon gesund und vor Krankheit sicher?

Was erfahren wir über das Leben der Menschen und die Bedeutung der Organe im gesunden Zustand, wenn diese ihr Schweigen brechen?

Was hätte die Haut zu erzählen, die ihrer Trägerin auf dem Weg von der Pfirsichhaut des Kleinkinds zur Orangenhaut einer älteren Frau immer wieder Kummer bereitete, die Ersparnisse aufzehrte, auch wenn die Glättung nicht gelang?

Was erzählt eine junge Frau über den Kampf mit ihrem Gewicht in der Magersucht und vor allem über die Behandlungen, die von medizinisch-therapeutischer Seite versucht wurden?

Welche kleinen und großen Dramen erleben Menschen in ihrer Scham, das »Wasser nicht halten zu können«, und welche Folgen hat das für ihr persönliches und soziales Wohlbefinden? Die Geschichten von kindlichen »Bettnässern« begleiten die Angst vor der Inkontinenz im Alter.

Was erzählen uns Verfolgungswahn, Stimmenhören und Schlaflosigkeit als Symptome einer psychischen Erkrankung über den jungen Mann, der sich aus tiefer Überzeugung einer religiösen Sekte angeschlossen und nach bitteren Erfahrungen den Ausstieg nicht geschafft hat?

Warum konnte und wollte der an Diabetes erkrankte starke Raucher trotz vieler guter Ratschläge so gut wie nichts für die Durchblutung seiner Beine tun, und warum ließ er dann Abschnitt für Abschnitt die notwendigen Amputationen über sich ergehen?

Was erzählt uns das Gesicht des alten Mannes, dessen Gehirn nicht mehr »rund läuft«, der aber beim Geruch von Erbsensuppe im Pflegeheim lange nach dem Tod seiner Frau sich an diese erinnert und bitterlich weint?

Der Körper fühlt, lügt und schwätzt mit

Krankheits- und Krankengeschichte unterscheiden sich in Hinsicht auf das subjektive Geschehen, aber sie sind eng ineinander verwoben. Wir wissen nicht, ob Psyche oder Soma angefangen haben, wer für wen spricht, wer gerade wen »vertritt«, heißt es bei Weizsäcker! Die Organe brechen ihr Schweigen nicht irgendwo, sondern im Dialog zwischen dem Erkrankten und seinen Leben. Selbst wenn die Seele fliegen kann, wie Kinder glauben, streikt sie immer dort, wo sie gebraucht wird und mitfühlt – zum Beispiel mit einem Priester an dessen Arbeitsplatz in der Kirche. Mechthilde Kütemeyer, die als Fachärztin der Neurologie und Psychoanalytikerin nach dem Konzept der integrierten anthropologischen Medizin Viktor von Weizsäckers arbeitet, beschreibt den folgenden Fall aus ihrer Praxis:

Bei einem vierunddreißigjährigen Priester, der seit Beginn seiner Amtszeit unter einer Epilepsie leidet, manifestieren sich die psychomotorischen Anfälle (mit Bewusstseinstrübung ohne Hinstürzen) vorwiegend während der Messe in der Form, dass er obszöne Worte stammelt und sich zu entkleiden beginnt. Nur in den Anfällen brechen die in der triebfeindlichen Welt des Priesteramtes verbotenen »niederen« sexuellen Impulse durch.[17]

Körperliche Symptome sind laut Mechthilde Kütemeyer nicht nur ärgerliche Unterbrechungen im Tagesgeschehen oder lästige Funktionsstörungen, sondern ergreifen über die Produktion des Symptoms das Wort und bringen etwas zum Ausdruck. Der gesunde wie der kranke Körper »fühlt, redet, spielt, handelt mit unserem Leben, er lügt, listet und schwätzt mit«.[18]

In allen Formen spricht der Körper die subjektive Wahrheit eines Menschen an und bringt so die Grundkonstellation fühlender Subjektivität zum Ausdruck. »Die Subjekthaftigkeit verleiht der Natur den Charakter einer Psyche. Ihr Seelisches ist keine Metapher ... und kein willkürlicher Einfall, sondern die innere Seite, die existenzielle Seite ihres biologischen Funktionierens. Es ist ihre Erotik«, formuliert Andreas Weber und geht in seinen Arbeiten neue Wege.[19]

Mithilfe der Organe und allem, was ihm zur Verfügung steht, spürt der Körper, wie es ihm mitten in unserem Leben geht, und teilt uns in jedem Augenblick seine Empfindungen mit: Hunger, Durst, Müdigkeit, Erschöpfung, Wachheit, aber auch Wut, Freude, Liebe und Hass, Ehrgeiz und leidenschaftliches Interesse suchen nach Ausdruck und melden sich in eigener Sprache. Ein schmerzender Muskelkater klärt über Muskeln auf, die man nie gespürt hat, eine neue Liebe über das Zittern in den Beinen, die in der Regel fest im Boden verankert sind.

»Wie es da drin aussieht, geht niemand was an«, singt der Prinz in Lehárs *Land des Lächelns,* und die Idee von einer Gesundheit, die sich ohne Befunde, jenseits von Lebensschmerzen und Seelenunruhen, ein schönes Leben macht, ist ein solches Land, in dem man besser nicht hinter die Kulissen schaut.

Unterwegssein im verletzten Leben des anderen

Nichts ist grundsätzlich an der Einstellung und Haltung zu kritisieren, Gesundheit auf die messbaren Daten zu beschränken und sich über fehlende Befunde zu freuen. Das Glück einer individuellen Gesundheit und Unversehrtheit zwingt seinen »Inhaber« allerdings dann ins Gespräch, wenn sich ein Unbehagen breitmacht und die Organe ihr Schweigen brechen, wenn ein Schlaganfall, eine Migräne, eine Trennung wie aus heiterem Himmel den Zustand, dem alle Aufmerksamkeit galt, unterbricht und die Regie übernimmt. Eine Seele lässt sich nach langer Geduld nicht mehr ruhig stellen und treibt einen Menschen mit Panikattacken irgendwann in die Arbeitsunfähigkeit. Er muss krankgeschrieben werden, damit die Krankheitsarbeit beginnen kann.

Was zu tun ist, müssen die Betroffenen suchen und finden. Und spätestens dann spüren sie, dass jede Gesundheit und jede Krankheit über den einzelnen Menschen hinausreicht. Gesundheit und Krankheit sind keine sich ausschließenden Gegensätze, sondern als polare Kräfte komplementär miteinander verbunden. Wird die Gesundheit geschwächt, hat die Krankheit ein leichteres Spiel. Im Gegenzug fordert die Krankheit die Lebendigkeit der Gesundheit heraus.

»Vorwärts Wanderer! Es sind noch viele Meere und Länder für dich übrig« – so entdeckt der im Umgang mit Krankheit erfahrene Friedrich Nietzsche die Chancen des Unterwegsseins, wenn man aus dem geschenkten oder geschmiedeten Glück der Gesundheit herausgeworfen wird. Ausbrechende Krankheit machte ihm bewusst, welchen Einfluss Lebensorte und Zeitstrukturen auf die körperliche und seelische Befindlichkeit ausüben und wie bedeutungsvoll und segensreich innere und äußere Ortswechsel für die »Reisen zwischen Gesundheit und Krankheit« sind.

Reisen zu den Innenräumen der Existenz verlangen oft Konsequenzen im Außen. Nur wenn sich der Kranke zeitweise vom familiären Alltag, von den Pflichten des Berufs, spezifischen Sorgen, von den Werten und Meinungen der Umgebung und auch der professionellen Helfer zu distanzieren weiß, kann er zu neuen Ansichten und Perspektiven vordringen und dem eigenen Leben neue Energien zuführen. Die damit verbundene Arbeit hat Viktor von Weizsäcker »Krankheitsarbeit« genannt. Der Erkrankte wird für die zu leistende Eigenarbeit krankgeschrieben und deshalb für begrenzte Zeit von der Erwerbsarbeit entlastet. Eigene und fremde Bilder von Gesundheit und

Krankheit, von Diagnosen und Befunden müssen auf den Prüf-
stand. Angelehnt an Nietzsches Ansichten zur Kunst der Gesundheit und der Langsamkeit der erforderlichen »Curen«, die
sich der schnellen »Erledigung« und Überwindung der Krankheit entgegenstellen, schreiben die Nietzsche-Biografen Mirella
Carbone und Joachim Jung:

> *Die »aktiv Reisenden« sind diejenigen, die nicht nur of-
> fen für das Neue und Fremde sind, sondern es in einer
> Weise in sich aufzunehmen wissen, die ihrem Leben neue
> Energien zuführt. Das sind die freien Geister, die aber,
> wenn sie eine gewisse Tiefe und Weite des Blicks erlangt
> haben, begreifen, dass sie sich in der Welt nur als Wan-
> derer, als Nomaden »heimisch« fühlen können. Ihre
> Wanderschaft gründet in der Weite ihres Horizonts und
> in der Verwandlungsfähigkeit ihres Geistes; sie ist nicht
> zu verwechseln mit der inneren Unruhe und Rastlosig-
> keit jener Menschen, die vor der eigenen inneren Leere,
> Öde und Langeweile flüchtend, nach ständigem Wech-
> sel, nach immer Neuem dürsten, um sich selbst zu ver-
> gessen.*[20]

Gesundes Leben ist nicht leicht und schnell zu haben. Diese
Einsicht Nietzsches ist überraschend aktuell und tritt dem
Schlachtruf »Hauptsache gesund« und seinen aufdringlichen
Kampagnen entgegen. Der tiefe Sinn der Hilfe zur Selbsthilfe
als einer Unterstützung für Selbstbestimmung, Autonomie und
Freiheit geht mehr und mehr verloren. Im Durchlauferhitzer
der Gesundheitsaktionen geht es weniger um Selbstbesinnung
und »langsame Curen«, sondern eher darum, schneller, weiter
und höher durch das Leben zu jagen und nach der Krankheits-
krise schnell wieder auf die Beine zu kommen. Für einen vertie-
fenden Dialog zwischen Leib und Leben, die hilfreiche Reflexi-

on autobiografischer »Reiseberichte« aus den Landschaften von Krankheit und Gesundheit, über die spezifischen Stressreaktionen im Wandel der Zeit oder die rätselhaften Interaktionen im Netzwerk von Körper, Geist und Seele eines erkrankten Menschen fehlt nicht nur die immer wieder betonte Zeit, sondern vor allem die Bereitschaft zur Veränderung und zur Berührung mit dem Leben. Das Interesse gilt dem Detail- und Spezialwissen, den objektiven Befunden und den schnellen Interventionen. Für Orientierungs-, Bedeutungs- und integriertes Wissen über die Zusammenhänge zwischen Gesundheit und Krankheit, die Rolle des Subjekts, die Sprache wie das Schweigen der Organe und ihrer Eigner oder ein ausgewogenes Verhältnis zwischen Selbst- und Fremdsorge bedarf es jedoch eines radikalen Umdenkens.

Im verständlichen Interesse aller Beteiligten, Symptome schnell zu erkennen, diagnostisch einzukreisen und durch zügige Behandlung zum Verschwinden zu bringen, gerät in Vergessenheit, dass trotz verbesserter Diagnostik und der unbestreitbaren Erfolge moderner Intensiv- und Eingriffsmedizin keine Krankheit wirklich abgeschafft wurde. Die meisten Krankheiten »chronifizieren« auf ihre besondere Weise, andere treten hinzu und setzen damit die Krankengeschichte der Patienten als verborgene Leidensgeschichte fort.

Schon zu seinen Lebzeiten hat man Nietzsches Gedanken zur Frage der Gesundheit eine Schule des Verdachts und der Verachtung, aber auch des Mutes und der Verwegenheit genannt. Immer wieder vom Zweifel angetrieben, hat er versucht, dem Verhältnis von Gesundheit und Krankheit am Leitfaden des Leibes auf die Spur zu kommen und sich der bis heute herrschenden Vorstellung entgegenzustellen, dass es eine für alle Menschen verbindlich messbare »Gesundheit an sich« gäbe. »Wollten und wagten wir eine Architektur nach unserer Seelenart – so müsste das Labyrinth unser Vorbild sein«, lautet der methodische Rat Nietzsches.

Der Lebens- und Gestaltungsort der Gesundheit ist also ein Labyrinth. Verwirrende Wege führen zum Zentrum, den Menschen. Die Suche richtet sich weniger auf die »objektiven Wahrheiten« von Gesundheit oder Krankheit, sondern eher auf den subjektiven Faden der Ariadne, der für Orientierung sorgt. Sich selbst zu verantworten heißt, zusammen mit anderen und in der realen Welt Antworten auf die konkreten Lebensfragen zu finden. Das fördert einerseits Gesundheit als umfassende Lebenskompetenz, und macht zum anderen darauf aufmerksam, was krankmachend ist. Nichts erscheint schwerer als diese lebendige Auseinandersetzung mit dem, was Leben braucht. Aber fast nichts gibt den Menschen mehr Selbstbewusstsein, Selbstachtung und Stolz, wenn es gelingt.

Es wird in diesem Buch viel darüber nachzudenken sein, ob ein Mensch, der körperlich, seelisch, geistig, sozial und spirituell »ohne Befund«, also ein unbeschriebenes Blatt ist, gesund sein kann. Auch darüber, was uns Entstehung, Prinzipien und Funktionsweisen der Organe schon im Mutterleib über ihre Aufgaben, die Natur und die Rhythmen des Lebendigen erzählen, in welches Verhältnis Leib, Biografie und Lebenswelt auf unserer Lebensreise geraten, wie sich die unterschiedlichen Formen von Lebensschmerz in Körper, Geist und Seele »beheimaten«, was es aus der Erfahrung und im Umgang mit der Krankheit für die Kunst einer biografisch orientierten Gesundheit zu lernen gibt, und wie am Leitfaden des Leibes eine sinnstiftende Lebenskunst des Alltags neu gedacht, gefühlt und gelebt werden kann.

Aller Anfang ist schwer, aber ohne ihn gäbe es uns nicht, und die Frage, wie und was uns die Organe sagen, wenn sie ihr Schweigen brechen und die Seele streikt, würde sich erübrigen. Kinder fragen auf ihre Weise nach den Zusammenhängen und machen sich entsprechende Gedanken. Schülerinnen einer Grundschulklasse dachten über den Anfang nach und schrieben dazu:

Unser Baby kann noch nicht laufen, aber Füße hat es schon.

Bei der Liebe wird man erst von einem Pfeil getroffen. Was danach kommt, soll dann aber nicht mehr wehtun.

Nach der Geburt bekommen die Babys ein Etikett umgebunden, damit die Mütter wissen, wie man sie waschen muss.[21]

Wenn Sie wissen wollen, warum Sie Füße hatten, bevor Sie laufen konnten; wenn Sie wissen wollen, was auf dem Etikett stand, das mehr als eine Waschanleitung war; wenn Sie wissen wollen, ob der Pfeil der Liebe zum Leben Sie getroffen hat und wie das weiterging, und wie überhaupt das angefangen hat, was Leben und Gesundheit auf den Weg gebracht hat – dann lesen Sie weiter.

II. Über den Anfang der Gesundheit im Leben: Offenheit, Überraschung, Koexistenz

Ein Überraschungsei auf Reisen

Ein Huhn mit Astronomiefimmel schlief während des Tages und blieb nachts wach, um am Himmel das Sternbild des Huhns zu suchen. Als es dieses endlich gefunden hatte, beobachtete es das Sternbild weiter, in der Hoffnung, es würde ein Ei legen.

(Aus: Luigi Malerba, Die nachdenklichen Hühner[22]*)*

Wären Gesundheit und Krankheit nachdenkliche Hühner wie bei dem italienischen Schriftsteller Luigi Malerba, dann würden sie bestimmt darauf hoffen, dass sich endlich eines der vielen »klugen Eier«, die Dichter und Denker zu ihnen gelegt haben, als Stein der Weisen entpuppen und verstehen helfen würde, was Organe, die ihr Schweigen brechen, vom Menschen und seinem Leben zu erzählen haben. Schließlich sind die Organe doch »Abkömmlinge« einer kleinen menschlichen Eizelle und müssten wissen, worum es geht!

In der Sprache der Symbole steht das Ei für das Allereinfachste, den Uranfang, die größte Kostbarkeit des Lebens überhaupt, für schlafendes und erwachendes Leben, für potenzielle Lebenskraft, Fruchtbarkeit, Auferstehung, ewige Wiederkehr des Lebens und für den Fortbestand der Seele. In den Mythen der Welt ist von einem »Ur-Ei« oder »Welten-Ei« die Rede, einem Keim, in dem das Universum enthalten ist, und der in allen Farben und Formen leuchtet.

In diesem Kapitel soll es darum gehen, wie sich Leben auf den Weg macht, mit welchen Prinzipien es spielt, welche seiner Eigenschaften Gesundheit versprechen, welche helfen, Krankheit zu vermeiden, und was es antreibt. In Luigi Malerbas Büchlein *Die nachdenklichen Hühner* fragt das Zen-Huhn die Mithühner: »Wie ist das Leben im Ei?« Nachdem die unterschiedlichen Antworten es nicht zufriedenstellen, merken die anderen Hühner, dass es gar nicht um eine Antwort geht, sondern dass das Zen-Huhn sie »erwecken« will. Nun verabreden sie, dass sie ab jetzt auf die genannte Frage immer antworten werden: »Leben und leben lassen.« Alle Hühner waren es zufrieden und konnten weiterhin viel nachdenken.

Gesundheit und Krankheit erzählen in ihren Geschichten, was dem Ur-Ei geschieht, wenn es sich in mehr oder weniger nachdenklichen Menschenhühnern niederlässt, um die Potenziale seiner Lebendigkeit zu entfalten, aktiv umzusetzen und »gesund« durchs Leben zu kommen. Bei dem goldenen Ei, das im Märchen ein armer Bauer bei seiner Gans gefunden hatte, weiß man allerdings nie, wo es landen wird. Und es kann durchaus sein, dass es in irgendeinem Hühnerstall zunächst als eine Art »Spiegelei« endet, das in sich selbst nach dem Gelben im Ei sucht, wie Malerbas nachdenkliches Huhn:

Ein nachdenkliches Huhn setzte sich in einen Winkel des Hühnerstalls und kratzte sich am Kopf. Durch das viele Kratzen wurde es schließlich kahl. Da kam eines Tages ein anderes Huhn und fragte es, was ihm solche Sorgen bereite. »Meine Kahlheit«, antwortete das nachdenkliche Huhn.[23]

Das Huhn mit dem Astronomiefimmel war zu sehr auf sein Sternzeichen fixiert, wurde mit der Zeit kurzsichtig und konnte deshalb nicht entdecken, dass das Universum in jeder Minute aus allen Sternzeichen kleine Eier vom Himmel zur Erde schickte, die neugierig auf Entwicklung und voller Elan als Lebewesen unterwegs sind und zwischen Werden und Vergehen, Lust und Angst, Gesundheit und Krankheit um ein »gutes Leben« ringen.

Das Geheimnis des Lebens muss etwas mit jenem »Ur-Ei« zu tun haben, das die Welt lebendig macht und die Materie beseelt. Und wir Menschen sind Teil dieses Geheimnisses, sozusagen Zeitzeugen und Abkömmlinge. Als kleine befruchtete Eizelle haben wir uns einst auf den Weg gemacht, sind als einzigartiges, genetisch bestimmbares, aber nicht festgelegtes »Überraschungsei« bis heute unterwegs. Auf dieser ersten Reise ins Leben begegnen wir dem Wesen der Gesundheit, ahnen, was sie in der Krankheit gefährdet, werden zu Mitgestaltern unserer Organe und lernen kennen, wie sich das Leben eine Werkstatt baut. Wenn wir geboren werden, haben wir bereits die Grundprinzipien des Lebens kennengelernt und sind als lebende Wesen bereits perfekt. »Dem Kind ist alles angeboren, was es braucht, um die Beziehungshaftigkeit der Welt mittels selbst hervorgebrachter schöpferischer Beziehungen nachzuvollziehen. Der kindlichen Fähigkeit zu spielen haftet dadurch eine kosmische Genialität an.«[24] Die Brustwarze finden, etwas umklammern, lächeln, weinen, strampeln – das Neugeborene weiß genau, wie es die eigene Identität durch Akte der Bezogenheit herstellt.

Verabredung mit der Evolution

Das Wunder, dem jede Hebamme bei der Begleitung einer Geburt aufs Neue begegnet und das es zu verstehen gilt, ist umfassend. Wer eine Handvoll Erde genau untersucht, findet in ihr mehr Organismen, als Menschen auf der Erde leben. Sechzigtausend Einzeller, hunderttausend Algen, achthunderttausend Pilze und Milliarden von Bakterien. Unsere Umwelt, die wir sehen, atmen und fühlen, besteht aus Produkten des Lebens, vielfach recycelt und erneuert, umgebaut und auch vernichtet: Berge und Täler, Erde, Steine, Atmosphäre. Der Kohlenstoff unseres Körpers und unsere Nahrung haben schon mehrfach den Besitzer gewechselt, und mit jedem Atemzug inhalieren wir Sauerstoff vom Anfang der Zeit, tausendfach geatmet von Mikroorganismen, Pflanzen, Bäumen, Tieren und Menschen. Zusammen mit jedem Neugeborenen sind wir die Ururenkel jener Steine, welche die Mineralien für erstes Leben lieferten, und unsere Knochen haben den uralten Kalk eingelagert, der aus den frühen Meeresorganismen und den späteren Gebirgen stammt.

Leben hat eine ewige Verabredung mit der Evolution. Wir sind auf allen Ebenen unserer Existenz mit dem Leben um uns herum verwandt, sind Urenkel, Enkel, Kinder, Eltern oder Großeltern der Evolution. Am eigenen Leib erfahren wir in jeder Sekunde und mit jedem Atemzug, jedem Herzschlag und mit jeder Mahlzeit, wie das Leben sich in uns breitmacht, pulsiert, die Gattungsgeschichte sich in uns fortsetzt und mit uns verändert.

In unseren Genen tragen wir die Geschichte der Menschheit mit uns herum, ihre Sprachen, Kulturen, Religionen, ihre Erfahrungen aus Jahrhunderten des Lebens auf der Erde. Was wir bis heute darüber wissen, ist zwar nur ein blasser Schimmer, aber Motiv genug, selbst ein Mensch im aufrechten Gang werden zu wollen, der fragt, wie das zu bewerkstelligen und wie »gesund«, »normal« oder »krank« eigentlich ist, was uns Menschen für diesen Weg einfällt, vorgeschlagen und zugemutet wird. Aber so vergleichbar wir auch sein wollen, oder so sehr wir miteinander verglichen werden: Im Lebendigen gibt es keine Kopie. Nichts versteht sich von selbst, nichts im Leben ist einer automatischen Technik geschuldet, auch wenn es der Wiederholung, der Routine und schlichter Abläufe bedarf. Der einzelne Mensch ist gefragt.

Was also geschieht in jenem Augenblick, da die Nabelschnur des Neugeborenen gekappt und der kleine Mensch unwiederbringlich von seiner Mutter, der Quelle seines pränatalen Lebens, getrennt wird? Was bedeutet dieser Übergang, an dem Organe wie Herz und Lunge mit dem ersten Schrei des Kindes ihre gemeinsame Arbeit beginnen und zusammen mit anderen Organen die Eröffnungsmelodie für ein Leben in eigener Verantwortung und auf eigenen Füßen intonieren?

Auf diese Frage antwortete mir die Hebamme Birte Lutter, die diesen Übergang, Auftakt und Eintritt ins Leben beruflich immer wieder erleben durfte, in einem Brief das Folgende:

»Medizinisch gesehen wartet man, bis die Nabelschnur auspulsiert, bis beide Leben getrennt sind. Es ist ein sehr besonderer Moment, in dem das, was bislang Leben erhalten hat, zugrunde geht und gleichzeitig etwas Neues entsteht, was von unerschütterlichem Lebenswillen zeugt. Und gleichzeitig passiert fünfzig Zentimeter weiter oben etwas ganz Wunderbares. Der erste Augenkontakt. Ein Band aus unglaublich tiefer Liebe wird geknüpft. Eine imaginäre Nabelschnur entsteht, die weit über die Grenzen dessen hinausgeht, was wir mit Worten beschreiben können. Alles erscheint möglich in diesem Moment. Das Wunder des irdischen Daseins beginnt. Einige Kinder befinden sich allerdings noch zwischen den Welten, aber den Willen, diesen ersten Pakt mit dem irdischen Leben zu schließen, bekunden sie alle genau in diesem Moment.«

Auf dieses Wunder des irdischen Daseins und seine realen Herausforderungen, seine Kraftquellen und Schwachstellen, seine Glücksmomente und seine Pechsträhnen, seine Gesundheitspotenziale und seine Krankheiten ist der kleine Mensch gut vorbereitet. Er hat das Wunder der pränatalen Kreativwerkstatt erlebt, Erfahrungen gesammelt, Prüfungen überstanden, Werkzeuge an die Hand bekommen.

Wer Gesundheit und Krankheit als das beschreiben und verstehen will, was sie sind, nämlich qualitative Zustandsbeschreibungen des Lebens, kann nur in dieser pränatalen Kreativwerkstatt die Ökonomie des Lebens oder umfassender mit Andreas Weber die »Erotische Ökologie« des Lebendigseins studieren. Solange Menschen geboren werden und leben, bleibt diese Verabredung mit der Evolution und manifestiert sich in der unglaub-lichen Geschichte vom Überraschungsei. Und jeder von uns ist ein solches.

Anfänge wagen: Geschichten aus den ersten Monaten Ihrer Biografie

Es war einmal eine kleine weibliche Eizelle, die ungeduldig auf einen besonderen Anstoß wartete, um zu zeigen, welches Wunder in ihr steckte. Allein konnte sie das Wunder nicht bewerkstelligen, das ging nur zu zweit, und deshalb musste sich eine männliche Samenzelle ebenfalls auf den Weg machen.

Auch der Anfang eines Wunders muss gewagt werden, das lehrt uns diese wissenschaftliche Tatsache aus dem Reich der Biologie, indem sie an jene frühe Existenzform erinnert, mit der jeder Mensch als kleine unscheinbare Eizelle sein Leben beginnt und voller Hoffnung auf Begegnung wartet.

Gespannt hielt das kleine Ei zusammen mit vielen anderen kleinen Eiern Ausschau nach einem Spermienfaden, der männlichen Samenzelle, und war voller Hoffnung und eigentlich ganz zuversichtlich, dass sich eines Tages einer von den Aber-millionen Samenfäden verlieben und auf eine Begegnung und Vereinigung mit ihm einlassen würde, damit sie in gemeinsa-mer Entwicklungsarbeit den Wunsch eines Menschenpaares nach einem Kind erfüllen könnten.

Das kleine Ei ahnte, dass es sich auf ein großes Abenteuer einlassen musste, und dass niemand vorhersagen konnte, ob es klappen, und schon gar nicht, was am Ende dabei herauskom-men würde. Es wollte gar nicht wissen, welche Vorstellungen die zukünftigen Eltern von ihrem Kind hatten, wie sich die ver-schiedenen genetischen Anlagen in seinem Zellkern kombinie-ren würden, und welche Folgen das für die weitere Entwick-lung haben könnte.

Jedes Leben hat einen Anfang, der manchmal auf sich war-ten lässt und dem auch Probeläufe vorausgehen, das hatte das kleine Ei leibhaftig erlebt. Einmal im Monat reift ein Ei in den Eierstöcken einer Frau heran, löst sich daraus und wird im Ei-leiter aufgefangen. Leben ist ständig mit Verortung beschäftigt. Auch Krankheiten lokalisieren sich. Während die Anzahl der heranreifenden Eizellen begrenzt ist, viele sich auch nicht wei-terentwickeln, werden die Samenzellen zwar immer wieder neu in Millionenauflage produziert, aber ihr Erfolg ist ebenfalls be-grenzt. Die Masse also macht es nicht. Auf dem Weg in die Gebärmutter ist die kleine Eizelle nur eine sehr kurze Zeit in der Lage, sich von einer kleinen Samenzelle zum Leben verfüh-ren zu lassen. Die biologische Realität zeigt ihre Grenzen.

Dem kleinen Ei brummte der noch nicht vorhandene Schädel ob all der großen Weisheiten, die sich ihm offenbarten. Leben ist Kontakt, Begegnung, Mut, Lust auf Zukunft und vor allem Erwartung. Das gilt auch für die Gesundheit. Fehlen oder redu-zieren sich diese wichtigen Voraussetzungen, verlieren Leben und Gesundheit ihre Spiel- und Entwicklungsräume, ihre Lust auf Zukunft und ihren Mut, dann verengen sich Körper, Geist und Seele bis auf die Ebene der Gefäße und können nicht bereitstellen, was der Mensch an Energie und Phantasie zum Leben braucht.

Leben ist eine Spannungsbeziehung zwischen Geburt und Tod. Gesundheit und Krankheit veranschaulichen auf ihre Weise diese Beziehung. Was die eine Eizelle nicht schafft, muss die nächste versuchen. Wenn das Herz im Infarkt erkrankt, muss der Mensch all seine Genesungskräfte mobilisieren, die Seele muss zu Hilfe eilen, und möglicherweise muss ein Umdenken erfolgen. Den Geist der Kooperation und Vernetzung lernen wir schon früh kennen.

Befruchten und empfangen: Glück ist kein Geschenk

Eines Tages war es wieder einmal so weit. Die kleine Eizelle, deren Reise ich in diesem Kapitel beschreibe, probte den Ernstfall und bereitete sich auf ihr Glück vor. Sie bildete eine kleine Einbuchtung als Landeplatz für die befruchtende Begegnung mit einer Samenzelle und sandte verführerische Botenstoffe aus. Nur die Bereitschaft und ernsthafte Vorbereitung seitens des kleinen Eis konnte die Spermien in Schwung bringen und ihnen die Bewegungsfähigkeit verleihen, die sie brauchte, um den Landeplatz in wenigen Minuten zu erreichen. Die zuständigen Wissenschaften sprechen in diesem Zusammenhang von einem »Prä-Fertilisations-Anziehungskomplex« und beschreiben diese ersten Begegnungen zwischen Ei- und Samenzelle manchmal als »Kämpfe auf Leben und Tod«, manchmal auch als Ausdruck einer innigen Interaktion und Kommunikation. »Zellenkämpfe auf Leben und Tod« in der Krankheit und Interaktion und Kommunikation im unterstützten Heilungsprozess erinnern später daran, wie hart Gesundheit und Krankheit oft um unser Leben ringen.

Das kleine Ei fürchtete sich nicht, sondern mischte bei dem Unternehmensziel Befruchtung fröhlich mit. Glück, so ahnte es bereits in diesem Rohzustand, ist kein Geschenk des Zufalls oder der Götter, sondern wird dem zuteil, der seine Möglichkeiten optimal nutzt oder – in der Sprache der modernen Wissenschaft ausgedrückt – seinen Organismus samt Gehirn immer wieder in einen optimalen und der jeweiligen Situation angemessenen Zustand versetzt. Man muss also zur »rechten« Zeit am »rechten« Ort sein, seine Empfängnisbereitschaft signalisieren und sich auch weiterhin selbst um die Bedingungen kümmern, die das Glück bescheren.

Materie braucht ein Motiv zur Veränderung, und Leben ist auf die Bereitschaft angewiesen, leben zu wollen, ohne dass ein Entwicklungserfolg oder ein glücklicher Ausgang garantiert sind. Was für eine kluge Empfehlung für den reflektierten pfleglichen Umgang mit der eigenen Gesundheit und Krankheit!

»Das riecht nach lebenslanger Arbeit«, dachte das kleine Ei nach dieser frühen Lektion, noch bevor das Leben richtig losgegangen war. Wenn man mit der Entwicklung des eigenen Lebens vorankommen und die jeweils nächste Hürde nehmen will, muss man mit Widerständen und Auseinandersetzungen rechnen und Geduld aufbringen. Leben und Gesundheit liegen nicht griffbereit da, sondern warten darauf, dass ihre Möglichkeiten erkannt und ergriffen werden. Auch die Ergebnisse der Wissenschaften sprechen hier eine eindeutige Sprache. Entwicklung läuft nicht automatisch ab, sondern entsteht lebenslang aus einem Dialog zwischen Innen und Außen. Sie ist darauf angewiesen, dass ein Mensch alle Kräfte und Energien, die er in der jeweiligen Lebensphase oder einer Lebenskrise mobilisieren kann, in einen Zustand der Bereitschaft zur Entwicklung versetzt. Wesentlich ist dabei die eigene Konzentration auf die anstehende Arbeit und die Erzeugung einer positiven Grundstimmung, das heißt, der Hoffnung, dass die notwendige Entwicklung gelingen kann. Körper, Geist und Seele müssen zur Kooperation bereit und in der Lage sein, die vorhandene Lebensenergie für die Bewältigung der Aufgabe einzuspannen. Jede Entwicklungsleistung braucht Unterstützung, und deshalb müssen neben der beschriebenen Art des Selbstmanagements auch die jeweiligen sozialen Ressourcen und Beziehungsnetze überprüft werden.

Wenn die Gesamteinstellung dem eigenen Leben gegenüber auf lange Zeit negativ ist, das Gehirn auf stur geschaltet hat, wenn Angst, Hass und Hilflosigkeit den Menschen umzingeln, die Lebensenergie ausbrennt, die Lebenskräfte durch Aggression, Mobbing und Gewalt gemindert werden, oder wenn finanzielle Mittel und soziale Netze fehlen, dann ist der Weg zu Verhaltensauffälligkeiten, Befindlichkeitsstörungen und Krankheit vorbereitet. Der Gesundheit als subjektiver Lebenskompetenz fehlen dann wichtige Voraussetzungen, um sich für die Weiterentwicklung, notwendige Veränderungen oder Neuanfänge im Leben in einen optimalen Zustand zu bringen.

»In Stimmung bin ich«, dachte das kleine Ei, »Energie habe ich auch, und irgendwie gibt es hier in der Gebärmutter ein soziales Netz, das mich unterstützen wird. Einen Organismus, ein Gehirn und Gefühle, die ich in Bereitschaft bringen müsste, habe ich noch nicht, aber ich bin in diesem Augenblick optimal auf das Gelingen der Befruchtung eingestellt.« Ein Hauch von Lebensweisheit ergriff das kleine Ei, erwartungsvoll und durchaus nachdenklich stellte es sich auf seine Zukunftsgestaltung ein. »Das alles riecht nach lebenslanger Arbeit und Beachtung von Lebensregeln«, dachte es, »aber nur so entsteht ein selbstbestimmtes Leben, das sich Schritt für Schritt mit unserem Namen verbindet.«

Gesundheit ist tatsächlich eine Lebenskompetenz, das wurde dem kleinen Ei immer klarer, und nicht ein Zustand ohne Befund! Das kleine Ei zitterte unter seiner dünnen Haut, als es sich vorstellte, welche Art von Selbstverantwortung und Einfallsreichtum das eigene Leben verlangt. Auf jede Frage in der Entwicklung eine ganz eigene Antwort finden, um das jeweilige Lebensziel zu erreichen? Das konnte ja heiter werden.

»Die eigentlichen Geheimnisse auf dem Weg zum Glück sind Entschlossenheit, Anstrengung und Zeit«, konnte das kleine Ei später beim Dalai Lama und anderen Autoren nachlesen, aber da war es schon eine ganze Weile im eigenen Leben mit jener »praktischen Erleuchtung« unterwegs, die das Leben als Schöpfungsgeheimnis in sich trägt und täglich über Erfahrungen vermittelt.

Timing ist die erste Sorgfaltspflicht für Ei- und Samenzelle und bleibt es später auch für die Organe und die Funktionen, die sie zu erfüllen haben. Lunge, Herz, Darm und Gehirn arbeiten rhythmisch und praktizieren ein hoch sensibles Zeitmanagement. Als lebendiger Organismus, der Stoffwechselprodukte aufnimmt und wieder abgibt, ist die Eizelle von Umweltbedingungen wie Nährstoffversorgung oder Temperatur abhängig. Ihre hormonellen Veränderungen und Signale wiederum zeigen den Spermien an, dass die Zeit gekommen ist. Nichts wie los, Eile ist geboten, denn die befruchtungsbereite Eizelle wartet weder lange noch direkt vor der Tür.

Dreihundert Millionen Samenzellen machen sich nach jeder Ejakulation schwimmend durch den Gebärmutterhals, die Gebärmutter und den Eileiter auf den Weg, um unser kleines Ei zu beglücken. Wenn Ei- und Samenzelle nicht zueinanderfinden und keine Befruchtung stattfindet, sterben beide nach kurzer Zeit. Keine gute Aussicht, findet das Ei.

Trotz allen Wartens und sehnsüchtiger Erwartung fühlte sich das kleine Ei von einer Art Massenbewegung umstellt, als die Sturmflut der Samenzellen es erreichte und das Haus bebte. Wo und wie sollte das nur enden? Wer führte Regie? Gab es ein Ordnungsprinzip? Welcher Samenzelle würde die folgenreiche Begegnung gelingen?

Das kleine Ei kam ins Grübeln und machte sich Sorgen, denn für einen Augenblick hatte es die Orientierung verloren. Sich überwältigt zu fühlen und Sorgen zu machen – auch das schien ein Prinzip des Lebens zu sein! Das kleine Ei begriff, dass man in solcher Fülle ertrinken oder weggespült werden kann. Es fürchtete sich, und es entwickelte erste Spuren eines Krisenbewusstseins.

Hat man inmitten einer solchen Bedrängnis durch freundliche »Lebensspender«, die alle nur das Beste im Auge haben, überhaupt noch so etwas wie Wahlfreiheit? Will ich oder will ich nicht? Wer sagt mir, was das Beste für mich ist? Gibt es eine Rückzugsmöglichkeit? Wie steht es um die Mitbestimmung zu Beginn des Lebens, und wie sieht es später aus? Kann man sich die Eltern aussuchen, die dieses Beben und die folgende Flut ohne Absprache verursachen? Welchen Einfluss haben wir Menschen auf solch wesentliche Ereignisse wie den Zeitpunkt der Befruchtung, die Geburt, auf Krankheit oder den Tod?

Man konnte den Unmut der kleinen Eizelle und die ersten Lebensängste spüren. Für sie fühlte sich das Ganze an wie ein spontaner Überfall. Von Planabsprache und durchschaubarer Handlung keine Spur!

Die konkrete Menschwerdung enthielt offensichtlich ein Geheimnis, dem man vertrauen musste, auch wenn das nicht leichtfiel. Dankbarkeit war angesagt. Nicht alle Samenfäden und Eizellen bekommen automatisch eine Gelegenheit, zu befruchten oder befruchtet zu werden. Wen es wann trifft, ist nicht vorhersagbar, wer untergeht auch nicht, und wer könnte schon genau sagen, welche Eizelle zu welcher Samenzelle passt?

Dem erkrankten Mensch geht es ähnlich. Wann und ob es einen trifft, weiß man nicht; wie es ausgeht auch nicht; und ob eine spezifische Krankheit zu einem Menschen passt, ist erst recht keine Frage, die eine Antwort erwarten lässt.

Die genetische Ausgangskonstellation, die sich nach der Verschmelzung einer bestimmten Eizelle mit einer bestimmten

Spermienzelle einstellt, ist kaum vorhersagbar und dennoch nicht ganz zufällig, denn immer wieder wird auf dem Weg bis zur Geburt biologisch überprüft, was wann und wie am besten zueinanderpasst. Leben hat eine spezifisch ausbalancierte Ordnung, funktioniert nach bestimmten Prinzipien der Selbstorganisation und ist gleichzeitig eine überraschende Komposition. Dieser Interaktion von Planbarem und Unplanbarem liegt ein lebendiges Sinngeschehen zugrunde, das nicht vorab berechnet werden kann und von dem wir bis heute immer noch wenig wissen.

Das kleine Ei hatte sich wieder beruhigt und spürte inmitten all seiner Fragen jenen Zauber, von dem Hermann Hesse sagte, dass er jedem Anfang innewohnt und uns beschützt und hilft zu leben. Dieser himmlische Trost stärkte bei dem kleinen Ei die Bereitschaft, sich dem Geschehen erst einmal zu überlassen, und machte den Weg für eine weitere Lebenserkenntnis frei.

Schon als Eizelle, später als Embryo oder als kleiner Mensch muss man sich einerseits auf dem Weg durchs Leben aktiv in einen optimalen Zustand versetzen, um die erforderlichen Entwicklungsschritte zu meistern. Andererseits wird Leben auch »erlitten«, das heißt, man muss empfangen und nehmen, wie es kommt, und kann nicht zurückgeben, was missfällt: keine genetische Mutation, keine Disposition, nicht die Eltern und auch nicht die Zeitgeschichte, in die man hineingeboren wird.

Leichte Wehmut, gemischt mit Unbehagen, einem Anflug von Widerstand, aber auch unendliches Staunen breiteten sich in dem kleinen Ei aus. Trotz Angst vor Überwältigung und Abhängigkeit wollte es um jeden Preis das Licht der Welt erblicken. »Ich will leben, und zwar jetzt!«, murmelte es vor sich hin und musste gleichzeitig akzeptieren, dass es keine Sicherheit gab. »Aber bei dreihundert Millionen Spermien, die gleichzeitig unterwegs sind, müsste doch eines bei mir ankommen und um Einlass bitten!«, fand das kleine Ei.

Viele Samenfäden sind schlechte Schwimmer oder haben andere Handicaps. Aus unterschiedlichen Gründen kommen manche vom Reiseziel ab, und nur etwa fünfzig schaffen es bis zum Eileiter. Auf einen dieser kleinen Schwimmer wartete unsere kleine Eizelle und machte sich für die Begegnung bereit, damit das große Wechselspiel im Austausch zwischen Außen und Innen beginnen konnte.

Der Wille, leben zu wollen, ist die treibende Kraft und macht den Anfang. Zu leben ist dann Herausforderung und Aufgabe. Das kleine Ei hatte ganz nebenbei einen weiteren Hinweis auf subjektive Gesundheit und Zufriedenheit gefunden, den es später gut gebrauchen konnte: Schon früh muss der Mensch sich fragen, wonach er sich sehnt, was ihm wichtig ist, womit er seine Zeit verbringen und wofür er kämpfen will. Wer sich eine Aufgabe zu Herzen nimmt, einer inneren Botschaft oder Überzeugung folgt oder sich eine »Mission« auferlegt, erntet quasi auf diese Weise wie von selbst Lebenssinn und seine ganz eigene Art von Glück, das die zuständigen »Botenstoffe des Gehirns« nutzt.

Verhakende Umarmung statt feindlicher Übernahme

Eines Tages war es endlich so weit. Ein Spermienfaden roch die frohe Botschaft, fasste sich ein Herz, traf durch eigene Veränderungen die nötigen Vorkehrungen, um die Signale der Eizelle zu beantworten, drehte sich wild im Befruchtungstanz und versuchte mit aller Vorsicht durch den weichen, aber stabilen Schutzmantel in die Keimzelle einzudringen, indem er die Außenhaut ein wenig verletzte. Aber nicht nur die Samenzelle, die von außen in die Eizelle eindringen möchte, sondern auch das Ei selbst hilft dem Samen, kommt ihm sozusagen entgegen, indem es von innen her Enzyme an die Zellmembran schickt, die sie für die Samenzelle öffnen. Schutz und Unterstützung gehen also Hand in Hand. Mit höchster Sensibilität reagiert die äußere Schicht auf den inneren Zustand der Eizelle, der sich in seiner Struktur unmittelbar nach dem Eindringen des Spermiums verändert. »Die Moleküle beider Oberflächen erkennen einander aufgrund bestimmter biologischer Merkmale und verhaken sich gleichsam.«[25] Mit dieser verhakenden Umarmung öffnen sie sich gleichzeitig für die vereinigende Begegnung, auf die sie so lange gewartet haben.

Die Verschmelzung leitet ein Frage- und Antwortspiel ein: zwischen Ei und Spermium, zwischen Eierstock, Eileiter und Gebärmutter, zwischen Enzymen, Molekülen und Hormonen, zwischen Erregungsprozessen und Kontraktionen, zwischen Anziehung und Abstoßung, Aktivität und Passivität. Nicht symbiotischer Stillstand und gegenseitiges Festhalten sind gefragt, sondern eine bewegt-bewegende Umarmung, die sich nach vorne richtet und auf gemeinsame Entwicklung drängt. Mitten in der Umarmung bricht eine alte Ordnung zusammen und eine neue entsteht. Für die Einzelexistenz der Ei- wie der Samenzelle bedeutet der Vorgang der Befruchtung nämlich das Ende. So ist die Verschmelzung im Kern eine dramatische Krise, in der eine neue Einheit entsteht, die das Gegensätzliche – die weibliche und die männliche Keimzelle – in einem übergeordneten System – dem menschlichen Keim – neu ordnet.

Nicht um feindliche Übernahme und Eindringen in fremdes Territorium geht es, wenn Ei- und Samenzelle sich begegnen und vereinigen, sondern darum, sich anzunähern, sich aufeinander einzustellen und miteinander zu verschmelzen. Vertrauen und Kontrolle spielen miteinander.

»Welch feinfühlige, abwägende Kooperation und kluge Verständigung der Menschwerdung ich als Modell in mir trage«, dachte das kleine Ei. Mitten in einer verschmelzenden Umarmung eine Krise erleben und gleichzeitig zu neuen Ufern aufbrechen – das muss man erst einmal lernen und sich für das weitere Leben merken.

Das kleine Ei fühlte die spezifische Dynamik, die der menschlichen Entwicklung zugrunde lag und von nun an den weiteren Prozess bestimmen würde. Jede Beziehung ist eine Verwandlung beider Pole der Beziehung: Distanz und Nähe im Wechsel, Versorgtsein und Versorgtwerden im Dialog, Vertrauen und Kontrolle im Spiel, Neuanfang mitten in der Krise. Ob das auch in anderen Umarmungen im späteren Leben möglich sein würde – in einer liebenden Beziehung zwischen Mann und Frau, zwischen Eltern und Kindern, in den sozialen Umarmungen, die auf Solidarität und Mitgefühl bauen, in der akzeptierenden Umarmung der eigenen Krankheit? Kann und sollte man auch mit seiner Arbeit, einem Werk, einer politischen Aufgabe so verschmelzen, dass keine krankmachende Symbiose, sondern ein kreativer Dialog mit ungewissem Ausgang entsteht? Wie lernt man, sich als Einzelwesen zurückzunehmen, um einer übergeordneten Sache zu dienen, und umgekehrt die übergeordnete Sache nicht gegen sich selbst einzusetzen?

Auf jeden Fall wollte das kleine Ei nie mehr vergessen, dass es beim Anstoß ins Leben und seinem Befruchtungstanz mehr um Teilnahme und Teilhabe, Interessenausgleich, Zusammenarbeit, Kommunikation und Interaktion als um Inbesitznahme, Überwältigung, Konkurrenz und feindliche Übernahme ging.

So interessant und wichtig diese Überlegungen über die Grundprinzipien des Lebendigen auch waren, im Augenblick forderte das faktische Leben das kleine Ei ganz konkret heraus, weiterzugehen. Es verlangte nach einer tätigen Antwort auf den Entwicklungsreiz, zu dem die Verschmelzung angestiftet hatte. Leben heißt immer, den Boden unter den Füßen zu spüren und mit der Berührung den nächsten Schritt zu wagen.

Das Biologische hat ein Subjekt, Gesundheit und Krankheit leben davon

Stolz und glücklich über die Befruchtung, von der die vielen anderen Eier noch träumten, reagierte unser kleines Ei einer inneren Ordnung folgend mit der erwarteten Zellteilung und schaffte selbst die Voraussetzung dafür, dass sein Leben beginnen konnte. Wenn aus zwei Geschlechtszellen ein neuer Organismus entsteht, den die Embryologen Zygote nennen, kommt es innerhalb von Sekunden zu einschneidenden Veränderungen, und alles gerät in Bewegung. Mit ihren Unterschieden, in einem ständigen Wechsel zwischen Passivität und Aktivität, vollbringen Samen- und Eizelle ihre Arbeit, beziehen sich aufeinander, erproben ihre Anziehungskraft, kommunizieren miteinander und stellen durch ständige Interaktion eine dauerhafte Verbindung her. Die Binnenwelt des kleinen Eis, die im Kontext der neuen Bewegungsvorgänge die Molekülsysteme umordnet und einen intrazellulären Kreislauf bildet, steht ständig über die Entwicklungsbewegungen des Eis mit der Außenwelt, etwa der Eileiterflüssigkeit, in engem Kontakt. Schon die ersten Leistungen, die organischen Funktionen, sind Gemeinschaftsleistungen mehrerer Partner, schreibt der Embryologe Erich Blechschmidt[26].

Leben ist eine Gemeinschaftsarbeit. Es ist immer auf den Kontakt seiner Innenwelt mit den Außenwelten angewiesen und macht uns auf diese Weise die Dimension des Biologischen deutlich. Es gibt keine Mechanik, die einfach loslegt, weil die Befruchtung irgendeinen Schalter umlegt, der die Entwicklungsbewegungen nun dauerhaft und automatisch garantiert. Ein Lebewesen wie der kleine Mensch im Mutterleib bewegt sich von selbst, reagiert aus eigenem Antrieb und auf die Umgebung, um sich zu entwickeln. Leben entwickelt seine Gestalt in Prozessen der Selbstbewegung, mit denen Lebewesen kreativ auf ihre Umgebung reagieren und gleichermaßen auf sie einwirken. Wir essen, atmen, denken, fühlen oder lieben auf unsere Weise, das heißt subjektiv!

Mit der von ihm entwickelten anthropologischen Medizin, in deren Zentrum der erkrankte Mensch und seine Biografie stehen, forderte Viktor von Weizsäcker mit Nachdruck die »Einführung des Subjekts« in die Medizin. Für ihn ist Krankheit nicht auf das Pathologische zu reduzieren, das einfach entfernt werden muss, sondern Krankheit ist als Ergebnis einer Selbstbewegung des Subjekts die unbewusste gestalterische Arbeit des Erkrankten, die für diesen einen verborgenen Sinn hat. Was uns im biologischen Prozess als Objekt und Ergebnis gegenübertritt, zum Beispiel das System der Organe, hat ein Subjekt, das bereits pränatal mit Hand angelegt hat und lebenslang seine Gestaltarbeit in Gesundheit und Krankheit fortsetzt.

Subjekt und Objekt gehen in der Entwicklung miteinander um, verschränken sich ineinander, nehmen Einfluss aufeinander. Diese Arbeit beginnt mit der Zellteilung und setzt sich fort, wenn der kleine Embryo seine Organe mitgestaltet. Er kann dabei schon während der Schwangerschaft seine spezifische Bewegungsdynamik und erste seelische Reaktionsweisen entwickeln, aber bleibt auf der anderen Seite auch seiner Umwelt ausgesetzt, wie etwa an einer Drogenabhängigkeit oder AIDS-Infektion sichtbar wird, die sich während der Schwangerschaft entwickeln.

Jede Leistung des lebendigen Subjekts wird immer als Original erbracht, denn jeder gestalterische Ausdruck ist eine einmalige, subjektive und individuelle Antwort auf einen objektiven Eindruck, den ein Anstoß oder ein Entwicklungsreiz hinterlassen hat. Keine einzige menschliche Nase ist die Kopie einer anderen, keine Krankheit eines Menschen die Kopie der Krankheit eines anderen, selbst wenn sie den gleichen Namen tragen. Der Tanz um das Goldene Kalb der »objektiven« Daten verhindert die Einsicht, dass Gesundheit und Krankheit immer und wesentlich »subjektiv« sind, wie wichtig auch die hinzugezogenen Daten und statistischen Erhebungen sein mögen. Leben lebt von der subjektiven und individuellen Tat-Kraft, muss für sich tätig werden und gleichzeitig verstehen, worum es bezogen auf das Ganze im Einzelnen geht.

Störungen fragen, Krankheit stiftet zu Gesundheit an

Das kleine Ei konnte es kaum fassen. Es hatte auf beeindruckende Weise in kurzer Zeit erfahren, wie Leben funktioniert. Nun war klar, was vorher nur eine Vermutung gewesen war und was, wie es ahnte, die Menschen später sicher wieder vergessen würden, weil sie ungestört älter werden wollten: Leben braucht einen Anstoß zum Leben, einen Entwicklungsreiz, eine Störung, um sich auf den Weg zu machen.

Das kleine Ei verstand ein wichtiges Lebensprinzip und schwor sich, dieses nie wieder aus den Augen zu verlieren: Leben entfaltet sich immer unter unserer Beteiligung, selbst wenn wir uns als Opfer der Verhältnisse fühlen. Leben ist nicht das Ergebnis von Friede, Freude, Eierkuchen, sondern entwickelt sich über Hindernisse und Widerstände, die uns zur Bewegung herausfordern. Störungen enthalten Fragen und fordern uns auf, im Rahmen spezifisch menschlicher Ordnungen nach neuen Antworten zu suchen und diese als Anstoß für Veränderungen und weitere Entwicklung zu nutzen. Nicht mechanische Reaktion, starre Robustheit und technische Funktionsfähigkeit, sondern Störbarkeit, Aufnahmebereitschaft und Plastizität sind gefragt, wenn es um die Entfaltung der kreativen Potenziale geht, die in jedem Leben stecken. Das kleine Ei ahnte schon, dass die Welt da draußen anders gestrickt war und mehr auf Sicherheit, Beherrschbarkeit und Funktionstüchtigkeit setzen würde, statt auf kreative Problemlösungen der Subjekte.

70

Der Körper und seine Organe sollen funktionieren und keinen Aufstand machen, sollen den Mund halten und nicht ihr Schweigen brechen und Streik anzetteln.

Das kleine Ei wurde von der Energie der Befruchtung überwältigt und hoffte, dass ein übergreifender Lebensgeist oder die ihm selbst innewohnende menschliche Ordnung schon wissen würden, wo es langging. Angesichts der Hektik und der Herausforderungen, die vor ihm lagen, wurde ihm ganz schwindlig, aber es wusste auch, dass diese beunruhigende Störung der lang ersehnte Weckruf zum Leben war. Von nun an würde lebenslanges Lernen angesagt sein. Das kleine Ei verstand: Leben entwickelte sich nicht aus dem Stillstand heraus, sondern verlangte ganz offensichtlich Anpassung und Widerstand im Durchleben von Krisen, in denen es manchmal um alles oder nichts ging. Nicht Stille, aber Stillstand schien eine große Gefahr für das Leben zu sein. Der Traum vom stressfreien Leben war für das kleine Ei jedenfalls vorbei, noch ehe er begonnen hatte. Mit Blick auf all die Freude und Anstrengung, die mit seiner Befruchtung zusammenhing, konnte das kleine Ei nicht verstehen, warum ältere Menschen mit viel Lebenserfahrung diesen Traum so konsequent aufrechterhalten und sich immer wieder ein Leben ohne Herausforderung, ohne Angst und Sorgen, ohne Krisen und Erschütterungen wünschen, für das sie möglichst wenig Verantwortung tragen. Störungen, Verunsicherung, Krisen und Krankheiten empfinden viele Menschen nicht als Aufforderung, sich auf ihr eigenes Leben einzulassen, sondern als Gemeinheit des Schicksals. »Verständlich ist das je nach Lebenslage schon«, dachte das kleine Ei ziemlich altklug, »aber selbst mit der Rente kommt man nicht zur Ruhe, weil produktive Unruhe und Unsicherheit konstitutiv sind für die Entwicklung von Leben. Die ewige Ruhe kommt später.«

Lebende Systeme sind offen, Gesundheit überrascht

Der Mensch ist nicht das Ergebnis biologischer Determination, sondern muss sein Werden selbst gestalten und mitwirken. Schade auch! Wäre das nach und nach erworbene Übergewicht »genetisch« bedingt, dann wäre die Schuldfrage doch gelöst! Gleichzeitig ist der Mensch aber an die ihm innewohnende menschliche Ordnung gebunden, die ihn vom ersten Augenblick der Verschmelzung an zu einem unverwechselbaren menschlichen Keimling macht. Nichts kann mit uns oder in uns geschehen, so wurde dem kleinen befruchteten Ei klar, was unsere Biologie nicht erlaubt. Aus einem menschlichen Keim wird ein Mensch, und dafür gibt es eine innere Ordnung. Aber die Biologie legt nicht fest, was für ein spezifischer Mensch wir werden, und wie wir uns als Individuum entwickeln. Wir sind und bleiben bei aller Vergleichbarkeit mit anderen Menschen eine einzigartige Ausgabe des Lebens, deren Entwicklung für niemanden berechenbar ist. Meine und deine Gesundheit, meine und deine Krankheit haben die eine oder andere Ähnlichkeit, grundsätzlich aber erzählen sie die einmalige Geschichte eines unverwechselbaren Menschen.

Der Umgang mit dieser prinzipiellen Offenheit und Unvorhersagbarkeit des Lebendigen schien ein zentrales Lebensthema zu werden, das spürte der gerade entstandene Keimling. Aber er wollte in diesem Augenblick nicht über die Folgen nachdenken, die diese Offenheit für seine zukünftige körperliche, seelisch-geistige und soziale Entwicklung haben würde. Die biologischen Tatsachen sind ständiger Wandlung unterworfen und gewinnen erst in ihrer Ausgestaltung und Prägung ihre spezifische Bedeutung. So machen die weibliche und männliche Zelle schon früh darauf aufmerksam, dass Frauen und Männer als biologische Wesen verschieden sind. Diese Verschiedenheit bestimmt aber nicht, wie Menschen sich später als Frauen und Männer kulturell unterscheiden, welche sozialen Rollen sie übernehmen und was Gesundheit oder Krankheit für sie bedeuten.

Seine Existenz als biologisches Wesen hat der Mensch einer herausfordernden Störung zu verdanken. Solange er lebt, bekommt er immer wieder Gelegenheit, sich weiterzuentwickeln, und ist dabei wie Ei- und Samenzelle zu Beginn des Lebens zum Stoffwechsel, zu Kommunikation und zur jeweils notwendigen Veränderung aufgerufen. Menschen bleiben immer das Ergebnis einer komplexen Zusammenarbeit zwischen sich und der Welt, müssen sich den sozialen und kulturellen Bedingungen anpassen, sich auf Menschen einstimmen, mit denen sie leben, arbeiten und die sie begleiten, und immer wieder neu das Verhältnis von Anpassung und Widerstand überprüfen.

»Wir sind biologisch nicht dazu verdonnert, auf die eine oder andere genetisch festgelegte Weise Mensch zu sein«, dachte das kleine Ei, »da wären die Gene völlig überfordert, und ihre Aufgabe ist das schon gar nicht. Wir müssen selbst herauszufinden, wohin wir uns entwickeln. Niemand kann vorhersagen, ob ich mich nach der Geburt zu einem sozial verantwortlichen, mich selbst liebenden oder zu einem eher asozialen, mich selbst verachtenden Kind entwickle«, überlegte es weiter und wirkte sehr entschlossen, seine Entwicklung selbst in die Hand zu nehmen. Es würde die notwendige Unterstützung einfordern, um ein ganzer Mensch zu werden, der nicht nur funktionierte und gesund war, sondern auch Fehler machen, Schwächen zeigen und krank sein durfte.

Die Schöpfung ist ein irres Konzept und Gesundheit ein Handwerk

Das kleine Ei wurde nachdenklich. Zusammenarbeit, Dialog und Austausch sind nicht identisch mit Gehorsam und Unterwerfung, das sollten sich die zukünftigen Eltern und alle anderen Erwachsenen schon mal merken, auch für ihr eigenes Zusammenleben! Erziehung hat nichts mit Dressur zu tun, sondern mit dem Erlernen von Beziehungen, die Zusammenarbeit, Dialog und Austausch ermöglichen. Vom ersten bis zum letzten Atemzug ist der menschliche Kern als innere Ordnung herausgefordert und pocht auf seine subjektive Individualität und seine Einmaligkeit.

Das kleine Ei spürte schon jetzt in sich das kleine Ich und ahnte die Widersprüche und Verwicklungen, die ihm bevorstanden. »Der Mensch verdankt seine Existenz einer Störung, muss selbst ein lebendiger Störfaktor bleiben, muss sich einordnen, sich aber nicht widerstandslos unterordnen«, dachte das kleine Ei und runzelte die Stirn. Es war bereit, sich dieser aufregenden Arbeit zu stellen und die darin enthaltenen Gestaltungsprinzipien der Gesundheit nicht aus den Augen zu verlieren.

»Ein irres Konzept, diese Schöpfung«, dachte das kleine Ei weiter. Bedürftigkeit, Mangel und Hindernisse rufen die »autopoietische«, sich selbst organisierende Entfaltung des Organismus hervor – das sagen nicht nur der liebe Gott, sondern auch die systemische Biologie, die Lebenswissenschaften, die Hirnforschung und viele mehr. Das »Gehirn« funktioniert nicht automatisch, sondern braucht Aufgaben und Probleme, die es lösen muss und die man ihm zutraut, damit es zeigen kann, was in ihm steckt. Es braucht keine Datenbanken, die es ohne Sinn und Verstand nur auswendig lernt, und es will auch im Alter so gut es geht weiterdenken, anstatt nur Gehirnjogging zu betreiben.

Die chilenischen Biologen Humberto Maturana und Francisco Varela sprechen in ihren Arbeiten über die Geschichte der Evolution und den »Baum der Erkenntnis« von einer »Biologie der Liebe«, in deren Zentrum die »Autopoiesis«, die Selbstorganisation und Selbstbestimmung lebendiger Systeme steht. Damit ist eine Art handwerklich-künstlerischer Form der Selbst- und Mitgestaltung gemeint, die allem Lebendigen zugrunde liegt und es befähigt, für seine Entwicklung im Austausch mit der Umwelt selbst Sorge zu tragen. Menschen sind biologische Wesen, die sich in einem kulturell geprägten Raum verwirklichen. Die Gestaltung unseres individuellen wie kollektiven Lebens ist ein »Handwerk« und unsere Biografie am Ende unser persönliches »Meisterwerk«, auch wenn andere Menschen es vielleicht nur als Lehrlings- oder allenfalls Gesellenarbeit ansehen.

Die Botschaft war angekommen: Nichts läuft von allein, man muss selbst in die Puschen kommen, und da kein Meister vom Himmel fällt, musste sich das kleine Ei als Lehrling des Lebens an die Arbeit machen. Im Augenblick war es biologisch gesehen nichts weiter als ein Keimling, der sich mithilfe seines Umfelds selbst auf den Weg seiner weiteren Entwicklung bringen musste.

Gesundheit als Improvisation in der Zeit

Das kleine befruchtete Ei machte sich also auf und wanderte in der ersten Woche den Eileiter hinunter zur Gebärmutter. Es hatte gemerkt, dass es anfangs auf dem Weg ins Leben nicht zu lange verweilen durfte, sondern in einem bestimmten Rhythmus und einer bestimmten Zeit auf dem dafür vorgesehenen Weg seine Entwicklung vorantreiben musste. Seine neue Existenzweise wurde durch Zellteilung und Stoffwechsel bestimmt, und weil es immer mehr Flüssigkeit einlagerte, veränderte das seine Form. Wissenschaftlich hieß es jetzt »Blastocyste«, Keimblase, war auf dem Weg zum Embryo und musste schwierige handwerkliche Arbeiten erledigen. Die befruchtete Eizelle ist ein offenes System und bleibt ein lebendiger Organismus, der Stoffwechselprodukte aufnimmt und wieder abgibt und infolgedessen abhängig von den notwendigen Umweltbedingungen wie der Nährstoffversorgung, der Temperatur und der Beschaffenheit der Orte ist, durch die sie sich hindurchbewegt.

Je mehr das kleine Ei seine besonderen Fähigkeiten, Potenzen und die Komplexität der Aufgabe erkannte, sich selbst von einem menschlichen Keim zu einem kleinen Menschen zu entfalten, desto mehr ärgerte es sich darüber, dass es von manchen Menschen respektlos als »Zellhaufen« bezeichnet wurde. »Wer so von mir spricht«, dachte der kleine Keimling, »der hat das Wunder, das in mir steckt, nicht verstanden, und vor dem muss ich mich wahrscheinlich hüten, wenn er mir zu nahe tritt. Aber Gott sei Dank gibt es inzwischen eine Menge Wissen darüber, dass die Zeit im Mutterleib und die Geburt zu den sensibelsten Phasen des Lebens gehören und prägender Ausgangspunkt und Drehbuch der menschlichen Entwicklung sind.«

Timing ist gefragt. »Man darf den Anschluss nicht verpassen«, erinnerte sich das kleine Ei. »Man muss sich selbst organisieren und auf unterschiedliche Weise Verbindung aufnehmen und Beziehungen eingehen.« Bereits wenige Stunden nach der Befruchtung hatte es mithilfe einer winzigen Menge von Hormonen den mütterlichen Organismus davon in Kenntnis gesetzt, dass es auf dem Weg sei, und auf diese Weise um Zusammenarbeit gebeten. Während seiner Reise zur Gebärmutter war der Keimling mit der Vermehrung seiner Zellen durch Teilung beschäftigt, um dafür zu sorgen, dass sich die embryonalen Zellen im Zellverband richtig ansiedeln und im weiteren Verlauf ihre spezifischen Aufgaben übernehmen konnten. Manche Zellen enthalten beispielsweise mehr Energielieferanten, andere enthalten mehr Nahrungsreserven.

Erneut wird ein zentrales Lebensprinzip deutlich, das sich auch in den Gestaltungsprozessen von Gesundheit und Krankheit wiederfindet: Die Eizelle differenziert sich nicht durch Zellteilung im Sinne von Trennung oder gar Zerstörung, sondern durch Umverteilung und Neubestimmung. Jeder Entwicklungsschritt baut auf etwas auf, was schon da ist, und integriert das Vorhandene in das, was neu entsteht. Die ursprüngliche Einheit bleibt erhalten, während sie sich ausdifferenziert, weiterentwickelt und im Einzelnen neue Wege geht. Diese Varianz in den neuen Wegen ermöglicht erst jene originellen Improvisationen, in denen sich das Lebendige im Lebenden präsentiert. Jeder Mensch, jedes innere Organ, jedes Gesicht und jeder Körper ist das Ergebnis einer solchen Integrationsleistung und Improvisation, Ausdruck der Notwendigkeit und Möglichkeit, das Spiel der Evolution bis ins Unendliche fortzusetzen. Auch unsere jeweilige Gesundheit und die Krankheiten, die uns quälen, sind Ergebnisse dieser ständigen Improvisation und Integrationsversuche, mit denen Körper, Geist und Seele sich über unseren Organismus in das unendliche Spiel des Lebens einschalten.

Co-Evolution, aktive Selbstintegration und Inklusion – gemeinsam statt einsam

Um die leibliche Existenz des Menschen aufzubauen und zu begründen, ist das ganze Ensemble des Körpers nötig. Herz, Leber, Galle und Milz haben etwas miteinander zu tun. Der Zeh braucht das Knie, der Verstand das Herz, und Körper, Geist und Seele lernen von Anfang an, miteinander zu reden und sich zueinander zu verhalten. Wenn ein Organ sein Schweigen bricht, hören die anderen zu und überlegen sich, ob sie sich am Streik der Seele beteiligen oder das Gehirn zum Nachdenken bringen, wenn das erforderlich ist. Initiiert, organisiert und stabilisiert wird diese intensive, kooperative und auf Lebensdauer angelegte Zusammenarbeit des Organismus während der ersten Phase der Lebensreise, auf der wir unser Überraschungsei gerade begleiten.

Alle Entwicklungsprodukte wie Zellen oder später die Organe sind nicht nur in ihrer Lage, Form und Struktur, sondern auch funktionell – das heißt in ihrer Aufgabenstellung und Bedeutung – aufeinander abgestimmt und in die Veränderungen einbezogen. Wie alle Lebensprozesse folgen deshalb auch die Zellteilungen einem dialogischen Muster und dem Prinzip der Kooperation. Nicht nur ein Organ, sondern der ganze Mensch ist bereits immer im Blick. Damit er das wird, was er sein soll und kann, bedarf es einer entwicklungsgeschichtlich bedingten Abstimmung aller Funktionen, für die der Biologe, Anthropologe und Philosoph Gregory Bateson den Begriff der »Co-Evolution« eingebracht hat: Die Wirkungen der Umgebung auf das kleine Ei und seine Wirkungen auf die Umgebung gehören zusammen.

Die Entwicklungsbewegungen gehen von außen nach innen und von innen nach außen und bleiben dabei Teil des integrierten Geschehens in einem Gesamtsystem, hier dem menschlichen Organismus, das sich auf sich selbst und seine Entwicklungsaufgabe konzentriert. So lösen Einflüsse von außen, also der Umgebung, innere Antworten aus, mit denen der Organismus reagiert. Eine Wirkung erzeugt Rückwirkung, die entweder Wachstum auslösen oder Entwicklung stören und unterbinden kann. Der kräftige Schlag auf die Hand kann eine förderliche Durchblutung, einen schmerzenden Bluterguss oder eine tiefe Angst vor Körperverletzung oder Gewalt erzeugen. Liebe kann einen Menschen zum Aufbruch in die persönliche Freiheit ermutigen und ihm dabei Schutz bieten. Sie kann ihn aber auch unterwerfen und in persönliche Abhängigkeit bringen. Der Tumor in der Brust einer Frau kann sich mit Metastasen in anderen Organen einlagern, mit und ohne entsprechende

Behandlungen seine Aktivitäten einstellen oder wie bei der Spontanremission sogar verschwinden. Berechnen lassen sich weder die Wirkungen noch die Antworten. Die Magersucht einer jungen Frau kann diese dem Tod nahe bringen oder durch eine Liebesbeziehung, eine gerecht bezahlte Arbeit oder eine anderes Lebensereignis den Rückzug antreten.

Leben ist von Anfang an mit Bewegung, Austausch und Inklusion auf den Ausgleich der Gegenkräfte bedacht und ohne diese Prinzipien des Zusammenwirkens nicht lebensfähig. So sehen wir bereits in dieser frühen Entwicklung des Menschen die Bedeutung von lebenserhaltender Kommunikation und Interaktion, die sowohl das Ganze wie die einzelnen Prozesse, Mittel und Zwischenergebnisse vor Augen haben müssen, um ihrer Aufgabe zur Selbstintegration gerecht zu werden. Wer Gesundheit fördern und der Bewältigung von Krankheit beistehen will, kann das immer nur »vor Ort«, also mitten im lebendigen Leben lernen.

Im Leben heiligen die Mittel keinen Zweck, der die Ganzheit des Lebens und seine Gestaltungsprinzipien aus den Angeln zu heben versucht. Ganzheit ist als geistiges und übergeordnetes Prinzip des Zusammenhalts materiell nicht greifbar, ist keine schlichte Addition und auch mehr als ein multifaktorielles Geschehen, dessen Gesamtwirkung man einfach ausrechnen könnte. Es ist ein kontinuierliches und bewegtes Bemühen um Vollständigkeit und Ausgleich divergierender Interessen.

Der Philosoph und Biologe Hans Jonas beschrieb diesen Prozess als »Selbstintegration im tätigen Vollzug«, eine Art ständigen Werdeprozess, und hatte dabei den biologischen Stoffwechsel im Auge, den unser kleines Ei gerade erlebt und mit aufbaut. Der Organismus muss jede Nahrung, die er aufnimmt, verarbeiten, integrieren, verdauen und ausscheiden. Diese Notwendigkeit zur aktiven, selbstverantwortlichen Integration sehen wir auch in anderen Lebensvorgängen wie etwa dem aufrechten Gang des Menschen. Aus dem Liegen, Sitzen und Stehen entwickelt sich das Gehen und wagt mit jedem Schritt den Fall. In der Auseinandersetzung mit den Gegebenheiten des Bodens, der den Menschen trägt, muss der ganze Körper zusammen mit den Beinen den nächsten Schritt erarbeiten.

Selbstintegration ist die Grundlage aller Formen der physiologischen Kommunikation, mit denen das kleine Ei sein Leben beginnt. Sie bildet später die Grundlage für die Kommunikationsarbeit des Gehirns, für die Entwicklung und Ausdrucksfähigkeit der Gefühle und für die Befähigung zur sozialen Interaktion. Immer wieder müssen in den einzelnen Entwicklungsschritten des Menschen Körper, Geist und Seele aufeinander bezogen und mit den Bedingungen der Umwelt aufeinander abgestimmt werden. Als »Umgang von allem mit allem« hat Viktor von Weizsäcker diesen Integrationsprozess im psychosomatischen Gestaltkreis beschrieben.

Grundprinzipien eines »guten« Lebens

Das kleine Ei zog eine Zwischenbilanz und war bemüht, die Erfahrungen und Einsichten zu speichern, die für das Leben von Bedeutung waren, wenn es ein »gutes Leben« werden sollte.

Weitere Botschaften sind uns und dem kleinen Ei klarer geworden: Inklusion und Integration sind Grundprinzipien des Lebens und keine Erfindung von Pädagogen oder Gehirnforschern. Ohne ein sich selbst organisierendes Miteinander kommt man nicht besser, sondern gar nicht ans Ziel! Gesundheit ist als Lebensleistung immer die Inklusions- und Integrationsarbeit eines Menschen, der um sein Wohlbefinden bemüht ist, und nicht das leistungsfreie Geschenk der Pharmaindustrie oder der Ärzte, die uns behandeln. »Learning by doing« ist die

Grundstruktur im embryonalen Lernprozess, und das kleine Ei konnte sich nur wundern, warum diese wichtige Einsicht später fast verloren ging, Lernen sich mehr auf Schule denn auf das Leben konzentrierte und die Notwendigkeit »lebenslangen Lernens« oder der »Inklusion« als Begriffe und neue Erkenntnisse der Wissenschaft um Anerkennung ringen mussten. Wir bekommen Leben nur als eine Möglichkeit, leben müssen wir es selbst. Abwarten und Tee trinken oder Hände in den Schoß legen gilt nicht, denn ohne den eigenen Einsatz wird aus einem befruchteten Ei weder ein Embryo noch ein kleiner Mensch.

Auch Gesundheit und Krankheit sind als Lebensqualitäten nicht einfach vorhanden. Sie sind kein genetisches Treibgut, sondern sie entstehen in den Gezeiten des Lebens als Beschreibung seiner Qualität! Niemand kann uns gänzlich die Lebensarbeit abnehmen, die wir leisten müssen, wenn wir ein »gutes Leben« haben wollen, gesund sein oder Krankheiten bewältigen wollen. Schon in den Anfängen des Lebens können wir erkennen, dass Totalversorgung nicht die Idee des Lebens ist, um Wohlbefinden als subjektive Gesundheit zu erzeugen, sondern dass sie zur Passivität verführen, lebendige Lebensgestaltung unmöglich machen und dem Lebenswillen wie der Selbstachtung abträglich sein würde. Totalversorgung ist eine Art Gift, das langsam aber sicher Selbstbestimmung, Selbstbewusstsein und den Willen zur Auseinandersetzung um das, was man braucht, gefährdet.

Selbstsorge und Fremdsorge müssen je nach Lebenslage in einen wechselvollen produktiven Austausch treten, denn Überversorgung oder Unterversorgung führen in allen Lebensbereichen zu prekären Verhältnissen. Gesundheit ist ein Potenzial, eine Art Reservoir für die lebendige Kraft, die die Lebensarbeit braucht. Sie lebt vom Rhythmus der An- und Entspannung, des Aktiven und Passiven, und sie ist besonders dann gefordert, wenn ein Mensch aus dem Rhythmus kommt und – wie in der Krankheit oder einer anderen Krise – die Balance verliert. Wir müssen uns mit jedem Atemzug, jedem Herzschlag, jedem kleinen Schritt für unser Leben entscheiden und unsere Lebensgestaltung in die Hand nehmen. Dabei sind wir unsere eigene Werkstatt samt ihren Werkzeugen – den fünf Sinnen, dem Organismus, unserem Körper mit all seinen Gliedern und vielem mehr. Zur Entwicklung angestoßen, folgen wir dem Ruf unserer Gattung: Wir wollen ein Mensch im aufrechten Gang werden!

Ein Anflug von Angst streifte das kleine Ei, als es die Botschaft zu Ende dachte: Wir bekommen das Gehirn zum Denken, aber denken müssen wir selbst? Ein Herz für den Kreislauf, aber im richtigen Rhythmus laufen müssen wir selbst? Die Hände zum Greifen, aber zugreifen müssen wir selbst? Die Ohren zum Hören, aber hören, zuhören und weghören müssen wir selbst? Den Mund zum Essen und zum Sprechen, aber etwas ansprechen, aussprechen oder besprechen müssen wir selbst? Ja, wir entwickeln unseren Organismus und Organe, aber dann müssen wir lernen, mit ihnen zu leben, sie zu beanspruchen, sie zu schonen und uns damit auseinandersetzen, wenn sie nicht so wollen wie wir. Auch Gesundheit gibt es nicht geschenkt: Organe fangen an zu sprechen, wenn sie nicht mehr mitmachen wollen?

»Das kann ja heiter werden«, dachte das kleine Ei. »Was, wenn die Menschen nicht denken, nicht zuhören, nicht sehen, das Essen verweigern, wenn sie nichts mit ihrer Fähigkeit zu sprechen anfangen können und schweigen oder Unsinn reden, wenn sie nichts für ihre Gesundheit tun, ihre Organe strapazieren, die Befindlichkeitsstörungen übersehen, den Beinen das Gehen verweigern, abwarten und Tee trinken, bis die Seele streikt und der Arzt kommt?«

Das kleine Ei kam ins Grübeln. »Hoffentlich wissen meine zukünftigen Geburtshelfer und Lebensbegleiter, was ich brauche, wenn ich mal zur Welt komme, Baby und Kind werde, um das zu können und zu erinnern, was ich eigentlich jetzt gerade vom und für das Leben lerne? Und was meinen die Philosophen mit dem verwirrenden Spruch: ›Werde, der du bist!‹ Bedeutet Frühförderung vor allem Unterstützung und den Einsatz jener Werkzeuge, die ich vorgeburtlich entwickelt und schon eingesetzt habe, oder kommen da ganze andere gesellschaftliche Absichten ins Spiel? Ich könnte meine eigene Gesundheit schrittweise in die Hand nehmen, mich selbst organisieren und experimentieren, aber sehen diese erwachsenen Besserwisser überhaupt Spielräume für Kinder vor?« Das kleine Ei kam aus dem Staunen und dem Grübeln gar nicht mehr heraus.

Ankunft und Verortung: einnisten und angenommen werden

Das kleine Ei war inzwischen durch den Eileiter in die Gebärmutter gereist. Jede Stunde, jeder Tag war dabei von großer Bedeutung gewesen.

Am liebsten hätte es sich in den faszinierenden Landschaften, die ihm Schutz und Nahrung boten, noch ein wenig umgesehen. »Jetzt sieh erst einmal zu, dass du durch die Gegenwart kommst«, flüsterte ihm jedoch der nächste Entwicklungsschub zu und machte damit klar, dass das kleine befruchtete Ei nicht lange ohne Risiko im Eileiter verharren konnte. Es brauchte einen festen Ort, an dem es seine Entwicklung fortsetzen konnte.

Sanft und stetig wurde der kleine Organismus mithilfe von feinen Härchen in Richtung der Gebärmutter gespült. »Wer leben will, muss Hand anlegen«, erinnerte eine innere Stimme. Die anstehende Entwicklungsarbeit verlangte von unserem kleinen Ei eine genaue Einteilung seiner Kräfte und die Bereitschaft, eine gleichermaßen hochkomplexe und differenzierte Zusammenarbeit im Sinne der Co-Evolution zu erlernen.

Als es endlich im Verlauf der zweiten Woche in der Gebärmutter ankam, hatte es sich zum sechzehnzelligen Keim gemausert und stand nun vor der Aufgabe, einen Teil der Zellen für die Entwicklung seiner eigenen inneren und äußeren Gestalt, die anderen für die allmähliche Herausbildung der Plazenta einzusetzen.

Leben braucht von Anfang an ein Dach über dem Kopf, etwas zu essen und – nicht nur in diesem frühen Stadium – liebenden Schutz. Das Einnisten des Keimes in die Gebärmutterschleimhaut ist ein Vorgang, bei dem das Wechselspiel zwischen Organismus und Umwelt in Form von Begegnung, Austausch und Wechselwirkung besonders deutlich wird. Damit dieser Vorgang gelingt, muss die Differenzierung des entstehenden Organismus genau auf die Entwicklungsstadien des Embryos abgestimmt und synchronisiert werden. Der kleine Keimling »stresst« die mütterliche Schleimhaut, indem er Stoffwechselprodukte absondert, die die oberflächlichen Zellen der Schleimhaut zugrunde gehen lassen. Auf diese Weise verschafft er sich Nahrung und gräbt sich gleichzeitig tiefer in die Gebärmutterschleimhaut ein.

Der mütterliche Organismus seinerseits toleriert diesen erobernden Eingriff, schließlich war er ja früh genug über die bevorstehende Ankunft des Gastes informiert worden. Vorbereitend hatte er sich nach der Befruchtung im Verlauf einer Woche in einen Zustand gebracht, der es dem Keim erlaubte, sich an die Gebärmutterwand anzuheften. In der Regel stößt er den Keim nicht ab, sondern freut sich mit entsprechender Gastfreundschaft darüber, zur Nahrungsquelle und Heimat für ein neues Lebewesen zu werden.

Der kleine Keim, der den Inhalt der mütterlichen Zellen als Nahrung aufsaugt, zeigt seinerseits ein erstes »Säuglingsverhalten«[27], wie Erich Blechschmidt schreibt, und scheint im Vorgriff auf das nachgeburtliche Saugen an der Brust schon bald mit Daumenlutschen zu zeigen, dass er Schritt für Schritt lernt, für sich zu sorgen.

An der Einnistung sind also das mütterliche und das embryonale Gewebe gleichermaßen beteiligt, und mit dem intensiven körperlichen Austausch beginnt im Prinzip auch die Beziehung zwischen Mutter und Kind als geistige, seelische und soziale Einheit. Wie viel Sinn doch ein Lebensmodell ergibt, das für eine geplante Arbeit und erwartete Entwicklung einen Ort schafft, der nicht nur die entsprechenden Bedingungen zur Verfügung stellt, sondern von den Betroffenen, die sich da einnisten wollen, mitgestaltet werden muss! »Sich einnisten« heißt in der menschlichen Entwicklung, ein Nest zu bauen und sich an der Behausung und Verortung zu beteiligen. Auch im späteren Leben ist Heimat nicht einfach da, sondern muss begründet werden. Heimat ist mehr als ein Dach über dem Kopf. Das Einnisten und das Angenommensein zusammen erzeugen erst das Heimatgefühl.

Mutter und Kind sind in unterschiedlicher Weise, aber in gemeinsamer Arbeit an der Schaffung des Versorgungssystems beteiligt, das die weitere Entwicklung des Embryos garantiert. Indem der kleine Mensch sich selbst gestaltet, wirkt er auch gestaltend auf seine Umwelt ein. Diese Umwelt, der mütterliche Organismus, wiederum antwortet mit eigenen Veränderungen, damit der weitere Selbstgestaltungsprozess des Embryos ermöglicht wird.

Trotz der lebensnotwendigen Beziehung und arbeitsteiligen Interaktion beim Nestbau bleiben der mütterliche Organismus und der sich einnistende Keim individuelle, eigenständige Lebenseinheiten. Sie sind ständig aufeinander angewiesen, gleichzeitig aber auch auf sich gestellt. So ist die Einnistung ein längerer und durchaus krisenhafter Prozess, in welchem der Keimling um seine Anhaftung ringt, stofflichen Störungen ausgesetzt ist, Wirkungen erzielt und Vertrauen in sich und seine Umwelt entwickeln muss. Auf diese Weise macht der kleine Mensch schon in dieser frühen Phase eine wesentliche Erfahrung: Selbstwirksamkeit – also die Fähigkeit, selbst eine Wirkung auszulösen – und Vertrauen in die Welt, die uns umgibt, sind die beiden Säulen, die notwendig sind, um im späteren Leben zu lernen. Wie zarte Pflanzen müssen deshalb beide von Anfang an gepflegt und bewässert werden.

In der frühen Mutter-Kind-Beziehung sehen wir einen interaktiven Dialog zwischen den jeweiligen Interessenten an einer Entwicklung. Im Zentrum steht dabei die gemeinsam zu lösende Aufgabe, und der Dialog ist nicht auf Konkurrenz, Feindschaft oder Unterwerfung, sondern auf Abstimmung und Kooperation aus. Natürlich kann es zu Konflikten kommen. Auch in diesem frühen Stadium des Lebens ist nichts sicher. Nichts läuft, wenn primäre Bedürfnisse der einen oder anderen Seite nicht befriedigt werden und beispielsweise Nahrungssuche und Nahrungsaufnahme aus welchen Gründen auch immer misslingen. Leben ist Kampf, seine Bedingungen müssen erkämpft werden, und es braucht eine umfassende Sorge, die das Lebewesen selbst zusammen mit anderen übernehmen muss.

Um an den mütterlichen Blutkreislauf heranzukommen, versucht der kleine Embryo sich mit vielen kleinen fingerartigen Auswüchsen auf der Gebärmutterwand anzusiedeln. Der weibliche Organismus wird durch verschiedene, vor allem hormonelle Signale von Anfang an darüber informiert, dass eine neue Aufgabe auf ihn zukommt und dass er, nachdem er eine Schwangerschaft ermöglicht hat, nun in die Lage versetzt wird, den Entwicklungsbewegungen zu folgen und für neun Monate das passende Zuhause zur Verfügung zu stellen. Das kleine Ei und der mütterliche Organismus haben gewissermaßen eine Verabredung getroffen und der Keimling erscheint deshalb nicht als Eindringling, sondern als angemeldeter Gast. Umarmung statt feindlicher Übernahme!

Der Aufgabe folgend, gräbt sich der Keimling in die Plazenta ein, muss diese stören und verletzten, um zu bekommen, was er so dringend braucht: Nahrung und Halt! Wir beginnen unser Leben also mit einer friedlichen »Hausbesetzung«. Wir kämpfen uns ins Leben hinein, überwinden Widerstände, klammern uns fest, suchen Halt und fühlen die Bedrohung für unser Leben, wenn das nicht gelingt. Ein ähnlicher Kampf findet lebenslang im und außerhalb des Organismus zwischen Gesundheit und Krankheit statt. Beide sind ständig im Dialog, setzen sich auseinander, spornen sich gegenseitig an, wollen auf unterschiedliche Weise dem Leben durch Wohlsein oder Kritik im Unwohlsein dienen und ihre Bedeutung festigen.

Aber während unser kleines Ei seinen Einzug in die neue Wohnung mit aller Kraft vorantreibt, macht es eine wunderbare Erfahrung: Es ist gar nicht so schwierig, zum Leben zugelassen zu werden! Da gibt es ein anderes Lebewesen, das uns erwartet, das sich besetzen lässt und das darauf vorbereitet ist, dem kleinen, hilflosen Winzling im eigenen Leib bedingungslos Asyl zu gewähren – eine notwendige Voraussetzung nicht nur für die erste Etappe menschlicher Entwicklung.

Das kleine Ei freute sich auf die gemeinsame Arbeit, aber wieder beschlich es die Angst, ob die Reise ins Leben von Erfolg gekrönt sein würde. Wie schon bei der Befruchtung, so waren auch jetzt die bevorstehenden Stufen seiner weiteren Entwicklung weder selbstverständlich noch sicher. Immerhin war sein kleiner Organismus trotz aller Gastfreundschaft seitens der Mutter ein Fremdling in ihrem Körper, setzte sie unter Druck, sich selbst auch zu versorgen und zu bekommen, was sie für die Schwangerschaft brauchte. Würde sich ihr Immunsystem wehren, würde der Keimling abgestoßen und des Platzes verwiesen werden? Freute sich die Mutter auf die gemeinsame Zukunft, oder war sie in Angst und Sorge, weil die Schwangerschaft vielleicht ungeplant und ungewollt begann? Unter den Keimen hatte sich herumgesprochen, dass nicht alle die Einnistung schaffen würden, dass sich manche Mütter bewusst oder unbewusst gegen eine Schwangerschaft wehrten und dass andere unter dem ungeheuren Erwartungsdruck verkrampften.

Ganz offensichtlich ging es immer wieder um die Lebendigkeit und Genauigkeit der menschlichen Entwicklungsarbeit, also um die Anpassung an die jeweilige Umwelt und die Gefahr, dass der Keim aus sich heraus oder durch die Umwelt zum Absterben verurteilt war. Leben gefährdet Gesundheit, auch das zeigt sich im Prozess, und der Satz »Hauptsache gesund« erweist sich schon hier als leere Phrase, weil Leben und Gesundheit aufs Engste verbunden sind und sich nicht in Haupt- und Nebensache aufteilen lassen.

Das kleine Ei bekam ob all dieser Einsichten zum wiederholten Mal eine Gänsehaut und hoffte, dass bei ihm alles in Ordnung war und es nicht über Bord gehen würde!

Leben ist Koexistenz: Austausch und Teilen, Geben und Nehmen

Das kleine Ei holte tief Luft und dachte noch einmal daran, was es inzwischen gelernt und erfahren hatte. *Wir sind grundsätzlich alle Gäste auf dieser Erde*, das war wirklich eine frohe Botschaft. Darüber hinaus ist Zeit immer Lebenszeit, und diese muss für die Gestaltung des Raums, den man braucht und in dem man gerade lebt, genutzt werden. Der Mutterleib ist kein Hotel, in dem man von vorn bis hinten bedient wird, und auch kein Selbstbedienungsladen, sondern eher ein Gasthaus, eine Herberge, ein Hospiz, vielleicht eine Wohngemeinschaft, in die man sich aktiv einbringen muss, um sich wohlfühlen zu können. Niemand zieht uns an einer Leine im Bollerwagen durchs Leben, auch wenn die kleinen Härchen im Eileiter und andere organische Voraussetzungen dem Keimling helfen, weiterzukommen. Niemand nimmt uns auch später die Arbeit ab, die wir tun müssen, wenn wir leben wollen, wenngleich wir viel Unterstützung durch eine Welt benötigen, die sich dem menschlichen Maß, den Prinzipien lebendigen Lebens und dem Subjekt verpflichtet weiß, um dessen Fragen und Sorgen es geht.

Leben ist so etwas wie ein Vertragssystem auf Gegenseitigkeit, das die Innen- und Außenseiten des Lebens zueinander vermittelt. Was die eine Seite nicht zur Verfügung stellen kann, liefert die andere. Die jeweils andere Seite, das Gegenüber oder das Du sind die Kooperationspartner für ein Leben in Koexistenz. Die Tatsache, dass der Mensch als »Mängelwesen« zur Welt kommt, das heißt, nicht alles zur Verfügung hat, was er zur Entfaltung seiner Potenziale und zur Befriedigung seiner Bedürfnisse braucht, macht ihn einerseits von der Welt abhängig, die ihn umgibt, und zwingt ihn gleichzeitig dazu, das eigene Leben entsprechend seiner inneren Ordnung in die Hand zu nehmen und dafür zu sorgen, dass es auch das eigene Leben *wird*.

Im intensiven Dialog mit dem mütterlichen Organismus leistet der kleine Embryo seine Arbeit. Plazenta und Embryo bleiben bis zum Ende der Schwangerschaft miteinander verbunden und gestalteten in einem einzigartigen Zusammenspiel den kleinen Menschen. »Die Plazenta mit ihrem Verbindungsstück, der Nabelschnur, ist ein geniales Wunderwerk der Natur«, schreibt der Hirnforscher Gerald Hüther. »Als eine Art Hilfsorgan übernimmt sie für das sich entwickelnde Kind lebenswichtige Funktionen, wie Gasaustausch und Nahrungsaufnahme; sie lenkt Stoffwechselprozesse und steuert die Ausschüttung von Hormonen.«[28] Gleichzeitig ist sie bereit, diese Funktionen abzugeben, wenn der Fötus schrittweise fähig wird, diese selbst zu übernehmen.

»Dieses Kooperationsmodell mit geteilter Verantwortung muss ich mir wirklich merken«, dachte das kleine Ei, »denn wenn ich mich so unter den ausgewachsenen Eiern, den Erwachsenen umsehe, haben viele offenbar eine ganz andere Vorstellung vom Leben.« In der Tat: Die einen finden, dass Leben von selbst laufen muss, andere sind enttäuscht, dass das konkrete Leben ihnen zu viel, das Falsche oder zumindest mehr als anderen Menschen zumutet. Wieder andere haben das lebenswichtige innere Vertragssystem auf Gegenseitigkeit nicht erkennen, entwickeln und einsetzen können oder auch aufgekündigt, weil sie von der Selbst- und Mitgestaltung in ihrem eigenen Leben oder den gesellschaftlichen Lebenswelten abgehalten wurden. Viele Menschen resignieren, lassen leben, steigen auf Ersatzleben um und wundern sich, dass es ihnen damit nicht wirklich gut geht.

So büßen schon Kinder ihre Lebensenergie ein, weil sie niemand mehr anfeuert, sich mit Neugier und aktivem eigenen Interesse auf das unbekannte Leben, das vor ihnen liegt, zu freuen und zu konzentrieren. Die Gegenseitigkeit kann also auch von der Umwelt und den Mitwelten aufgekündigt werden. Zu viele heranwachsende Menschen bekommen nie, was sie zum Leben und zu ihrer Entwicklung brauchen: Nahrung, Kleidung, Wohnung, Bildung, Zuwendung, Respekt und Anerkennung. Manche sind schlicht am falschen Ort, zur falschen Zeit und mit dem falschen Geschlecht geboren worden.

Das kleine Ei verstand diese wichtige, lebenslang bedeutsame Botschaft über die Art und Weise, wie Leben lebt. Leben ist nicht nur Co-Evolution, sondern vor allem Koexistenz und grundsätzlich als soziale Existenz angelegt. Es lebt vom Stoffwechsel, vom Austausch und vom Teilen. Wir könnten keinen Atemzug tun, wenn es keinen Sauerstoff gäbe. Wir könnten keinen Schritt machen, wenn die Schwerkraft der Erde uns nicht unterstützen würde. Wenn niemand sät, erntet und Lebensmittel herstellt, hätten wir nicht genügend Nahrung. Wenn niemand auf unsere Liebe antwortet, bliebe sie unerfüllt. Unsere Liebe, Hoffnung, unser Vertrauen, unsere Empathie würden ohne ein Gegenüber, das umfassende Du und Wir, ins Leere laufen. »Wir sind Leben, das leben will, inmitten von Leben, das leben will«, schreibt Albert Schweitzer und bringt das Prinzip der Gegenseitigkeit auf den Punkt.

Der Weg in die Selbstständigkeit, Unabhängigkeit und Freiheit menschlichen Lebens braucht den Schutz des Miteinanders und führt immer wieder durch Phasen der Abhängigkeit und Eingebundenheit. Geben und Nehmen ist die Schaukelbewegung, die der kleine Mensch aus den ersten neun Monaten seiner Existenz schon kennt.

Bindung, Einbindung und Entbindung sind also die Eckpfeiler und Voraussetzungen für ein selbstständiges Leben inmitten des Zusammenlebens mit anderen. Das Staunen über die innere soziale Ethik des Lebens hat Albert Schweitzer »Ehrfurcht vor dem Leben« genannt. Es ist eine Ethik, die auf der Mitverantwortung des Menschen für sich und die Schöpfung beruht. Das kleine Ei staunte, wie schlau das Leben alles eingerichtet hatte, und ein tiefes Vertrauen machte sich breit.

Einmal zur Entwicklung angestoßen, bauen wir das Haus und folgen dem Ruf unserer Gattung: ein Mensch im aufrechten Gang zu werden, der sich mit Bewusstsein zwischen Himmel und Erde aufrichtet und nach allen Richtungen Orientierung sucht. Wir sind als menschliche Lebewesen mit der einzigartigen Möglichkeit ausgestattet, beim Aufbruch und im Unterwegssein bewusst Einfluss auf die Richtung zu nehmen, sie zu ändern und nötigenfalls umzukehren. Der Weg ist dabei das Ziel, weil das Ziel und der Weg identisch sind. »Es gibt keinen Weg zum Frieden, der Frieden ist der Weg, und auch keinen Weg zur guten Arbeit, die gute Arbeit ist der Weg«, heißt es in der Theologie der Schöpfung von Dorothee Sölle, der kritischen Theologin und Pazifistin, die sich immer zu Wort meldete, wenn das Leben und das Lebendige verfolgt wurden.

Das kleine Ei kam wieder ins Grübeln. »Was werde ich brauchen, wenn ich einmal Kind bin, um das zu können, was ich eigentlich kann, oder der oder die zu werden, die ich bin? Und was kann man dagegen tun, dass leicht vergessen und verdrängt wird, dass Autonomie Übungssache ist und dass Neugier und Erkenntnis Kinder der Freiheit sind und sich nicht ständig durch Lehrpläne unterbuttern lassen wollen?«

»Entspann dich«, mahnte eine innere Stimme. »Jetzt geht es um die Gegenwart und nicht um irgendeine rosige oder schreckliche Zukunft.« Die eigene Entwicklung drängte.

Wie die Organe wachsen, reifen und sprechen lernen

In rasenden Schritten ging es voran. Nach fünfzehn Tagen war der Embryo ein Keim mit drei Blättern, aus denen sich alle Gewebe und Organe entwickeln. In der zweiten und dritten Woche nach der Einnistung machte sich deshalb eine Gruppe von Zellen auf, um das Nervensystem, die Sinnesorgane und die Haut zu bilden. Eine andere fühlte sich für die Verdauungsorgane, die Lunge und die unteren Harnwege zuständig, und eine dritte war mit der Gestaltung des Herzens, der Blut- und Lymphgefäße, der Muskeln und des Skeletts beschäftigt. Auf der Baustelle Mensch war viel los, und jede Gestalt- und Entwicklungsbewegung war vom Wissen über die Gesamtordnung der zukünftigen Gestalt durchdrungen.

Nervensystem und Gehirn werden sehr früh gebildet und entstehen in einem funktionellen Zusammenspiel mit allen anderen Organen, insbesondere mit dem Herzen. In einem bewegten Prozess von Ein- und Ausstülpung, dem umfangreichen Austausch im Stoffwechsel und einer rhythmischen Verlagerung der Schwerpunkte im Prozess der Entwicklung versucht der entstehende Organismus im Verlauf seiner Differenzierung, die immer wieder von Neuem ein wenig aus dem Gleichgewicht gebrachten Stoffwechselfelder beizubehalten und die jeweils weiteren Differenzierungsschritte möglich zu machen.[29] So lassen sich schon vor der Gefäßbildung entsprechend der zu- und ableitenden Stoffwechselbewegungen »arterielle« und »venöse« Kanalisierungen der Interzellularsubstanz erkennen. Das bedeutet, dass die Bewegung des Blutes aus dem Zentrum an die Peripherie und umgekehrt älter ist als das fertige Organ Herz, das dem Blut später durch sein Pumpen diese Richtung gibt.

Das Herz bildet sich im Zusammenhang mit dem Gehirnwachstum, und weil das Gehirn für sein intensives Wachstum viel Nahrung benötigt, entstehen am Anfang der dritten Woche die zunächst schlauchförmige Herzanlage, schon bald danach aber der umfassende Blutkreislauf und die pulsierende Herzanlage. In ihrer ständigen Funktion als Hauptlieferant der Nahrungsstoffe für das schnell wachsende, hungrige Gehirn nimmt auch die Herzanlage an Größe zu und ist bald als Herzwulst unter der dünnen Haut des Embryos deutlich erkennbar. Am Ende der dritten Woche beginnt das Herz zu schlagen, und der kleine Keimling bekommt jetzt den Namen »Embryo«. Herz und Hirn bilden in diesem Entwicklungsstadium eine Einheit, und es erscheint gar nicht so dumm, sich auch für später eine intensivere Zusammenarbeit von »Herz und Verstand« zu wünschen.

In der vierten Woche bildet sich die Gestalt des Embryos heraus. Kopf, Hals und Rumpf lassen sich deutlich erkennen, und am Ende dieser Woche sind bereits alle Organsysteme wie Nervensystem, Eingeweide, Gefäßsystem, Bewegungsapparat und Verdauungsapparat vorhanden. Typisch für die fünfte bis achte Woche ist die C-förmige, stark gekrümmte Gestalt des Embryos, die eine Folge des starken Wachstums des Gehirns und des Nervensystems ist, wohingegen das Wachstum der Aortenanlagen im Inneren des Körpers langsamer ist. Sich auf engem Raum wie ein Embryo zusammenzukrümmen erscheint wie eine Selbstumarmung und eine Schutzhaltung, die sich oft beobachten lässt, wenn Menschen sich klein machen und zusammenrollen, weil sie Schutz suchen. Während sich das schnell wachsende Gehirn über den Herzwulst wölbt, entstehen in den Beugefalten die knochigen Teile des Gesichts: Ober- und Unterkiefer, Nase, Zunge und Kehlkopf. Auch die Augen- und Ohrblasen entstehen als Ausstülpungen des Gehirns. Arm- und Beinknospen bilden sich, Fußplatten werden ausgebildet, »Fingerstrahlen« sind erkennbar, dann bald die Finger selbst.

Nach sieben Wochen ist der Kopf schon runder, das Gesicht wird kindlicher. Am Ende der achten Woche sind alle inneren und äußeren Organe angelegt, und der Embryo macht erste Wahrnehmungen. Weil sogenannte Reflexzentren für die Atembewegungen entstanden sind, übt er die spätere Atemfähigkeit schon während des embryonalen Lungenwachstums.

»Wenn das meine Mutter und mein Vater wüssten«, dachte der kleine Mensch nach den ersten acht Wochen, »dass ich bereits weitgehend fertig bin und eigentlich nur noch ausreifen, wachsen und üben muss! Hoffentlich haben die überhaupt schon gemerkt, dass sie mit mir schwanger sind, und dass ich mich hier im mütterlichen Bauch bereits kräftig auf meine Geburt vorbereite.«

Der kleine Mensch lernt Schritt für Schritt, was er für das gegenwärtige Stadium seiner Existenz braucht. Nicht für irgendeine ferne Zukunft lernt er, und auch die kleinste Stufe der Entwicklung darf nicht übersprungen werden. Das Leben konzentriert sich prinzipiell auf die Aufgaben, die als nächste erledigt werden müssen, es praktiziert »Learning by Doing«. So übernehmen beispielsweise alle Organe bereits eine Funktion, während sie sich gleichzeitig noch weiter entwickeln. Sie entstehen nicht *für* bestimmte Funktionen in der Zukunft, sondern *durch* diese, indem sie in der Gegenwart tätig werden. »Die Ausbildung embryonaler Strukturen ist zu jedem Zeitpunkt der vorgeburtlichen Entwicklung an die Übernahme spezifischer Funktionen gebunden. Strukturelle und funktionelle Reifungsprozesse sind also niemals voneinander zu trennen. Der Embryo ist nicht mit einem Gerät vergleichbar, das erst zusammengesetzt werden muss, bevor es funktioniert. Er ist von Anfang an ein lebendiger Organismus, der sich an die gegebenen Umstände anpasst und sie meistert.«[30]

Dieser lebendige Organismus entwickelt ein Netz von Verbindungen, die ineinandergreifen und sich in der Entwicklungsarbeit unterstützen. So bekommt das Gehirn von den Nervenfasern, die ins Muskelgewebe einsprossen, Informationen über die dortigen Wachstumsbewegungen und kann auf diese Weise seinerseits Zentren bilden, die später umgekehrt die Muskeln mit Nerven versorgen, um willkürliche Bewegungen zu erzielen. Die Entwicklungsbewegungen des Armes beispielsweise bezeichnet der Embryologe Erich Blechschmidt als »Wachstumsgreifen« und deutet damit an, dass bereits vorgeburtlich die Funktion eingeübt wird, die der Säugling nachgeburtlich ausüben kann. Auch für das Gehirn formuliert Blechschmidt eine ähnliche Entwicklungsdynamik. Zunächst wachsen die Nervenverbindungen mit den Körperteilen. Sie vermitteln diese Informationen dann an das Gehirn, und dieses kann daraufhin die entsprechenden Speicherungen für die spätere Kooperation mit den Körperteilen und Organen nutzen.

Der kleine Mensch entsteht also in einem Gestaltungsprozess, in dem fast nichts endgültig festgelegt ist, sondern nutzungsabhängig strukturiert werden muss. Nichts davon erfolgt zufällig oder aufgrund irgendwelcher genetischen Programme. »Die genetischen Anlagen legen lediglich fest, welche Leistungen die Nervenzellen zu erbringen haben, wenn sie in eine bestimmte Situation geraten.«[31] Ob und wie sie es dann tun, bleibt offen.

Der Mensch nimmt in seiner Entwicklung immer Bezug auf Gegebenes, wächst in Zusammenhänge oder in Lebensgemeinschaften wie Familien, Nachbarschaften oder Kulturen hinein, stellt sich den Anforderungen, Regeln und Verhaltensweisen, um sie zu übernehmen, weiterzuentwickeln oder zu verändern. Die menschliche Entwicklung ist ein »großer Gesang«, eine unendliche Improvisation der Grundmelodie. Gesundheit und Krankheit sind wie Lieder und Variationen dieser Grundmelodie und begleiten diese mit ihren Klängen und Stimmungen.

Der Fötus als Lehrling im Budenzauber des Lebens

»In mir ist der Bär los«, dachte der kleine Fötus, als er merkte, dass an allen Ecken Entwicklungsprozesse begannen. Eine Art Budenzauber brach los, und überall wurde getanzt!

Mit der Entstehung des Gehirns, des autonomen Nervensystems und der vegetativen Funktionen erwachten auch die Sinne im kleinen Menschen. Ein ganzes Orchester baute sich auf, um all die Eindrücke und Reize, die aus der äußeren und inneren Welt auf den Fötus einströmten, zu empfangen und über die Nervenbahnen an das Gehirn weiterzuleiten. Ein reger Austausch entstand, das Spiel ging hin und her, und durch den ständigen Zustrom an Informationen bildeten sich im Gehirn immer neue Erregungsbahnen. Das Gehirn reifte an den Erfahrungen, konnte immer komplexere Reize aufnehmen, reagierte mit Orientierungsbewegungen und veranlasste selbst Sinnesbewegungen. Waren es unangenehme Reize, beispielsweise, wenn er auf einen spitzen Knochen seiner Mutter zu liegen kam, reagierte der Fötus mit einer abwehrenden Bewegung und durch die Veränderung seiner Lage. Jede schwangere Frau, die in sich hineinfühlt, spürt das ganze Reservoir von Stoß-, Streck-, Dreh- und Wellenbewegungen, das dem kleinen

Menschen in ihr als Ausdrucksmöglichkeit bereits zur Verfügung steht und eine ganz eigene körperliche wie emotionale Sprache spricht.

Der Fötus muss sehen, hören, riechen, schmecken und tasten als Funktion erlernen, während die dazugehörigen Organe entstehen. Eine Informationsflut rollt über den kleinen Menschen hinweg, und dieser muss sich davor schützen, im Chaos zu versinken. Alles ist neu, jeder Reiz kommt direkt bei ihm an, und es gibt noch keine Kriterien, anhand derer er die Wichtigkeit oder Bedeutung überprüfen könnte.

Mit jedem Entwicklungsschritt wächst aber auch die Neugier, jenes Leitgefühl, das alles Leben und Lernen trägt. »Wenn man noch keine Augen, Ohren oder einen Mund hat, kann man auch nicht den Affen spielen, der nichts sehen, nichts hören und nichts sagen will«, dachte der Fötus trotzig und folgte voller Aufregung seinem Entwicklungsauftrag, die Instrumente zu gestalten, mit denen die vielen Eindrücke und Reize in sinnvolle Bahnen zu lenken waren. Die Vermutung, dass schon in der pränatalen Phase eine Art »Lebensgrundstimmung« entsteht, die den einen Säugling ausgeglichen, neugierig und der Welt zugewandt und den anderen eher müde, ängstlich, weinerlich oder apathisch erscheinen lässt, bestätigt sich umso mehr, je deutlicher die moderne Gehirnforschung die Art und Weise der Vernetzung der körperlichen, emotionalen und sozialen Lebensbewegungen erkennt und erforscht.

Leben ist ein Weg durch die Fremde, aber indem wir leben, lernen wir uns und das Leben kennen. So lernte der kleine Mensch schmecken und riechen, entwickelte eine Vorliebe für Süßes und fand es unverschämt, dass er manchmal Nikotin oder Alkohol durch das Fruchtwasser zu sich nehmen musste, obwohl er das nicht mochte. Sein Riechorgan wurde so geschult, dass er nach der Geburt nur der Nase nachgehen musste, um am Geruch die Mutter und die dazugehörige Brustwarze erkennen zu können. Der Fötus lernte auf die Stimme und den Herzschlag der Mutter zu hören, aber auch die Stimme des Vaters konnte sich in seiner klanglichen Welt verorten, wenn dieser nicht ständig stumm durch Abwesenheit glänzte, sondern seine Stimme dem Ort des Geschehens zuwandte.

Nur indem man langsam und auf einfache Weise das Zuhören lernt, bilden sich die Ohren zu einem immer differenzierteren Sinnesorgan aus. Der Fötus reagiert mit Bewegungen und erhöhter Herzrate auf laute Außengeräusche, ohne dass bei der Mutter eine sicht- oder messbare Veränderung eintritt, und hüpft bei einem Konzert, das die Mutter besucht, im Rhythmus der Trompete. Dieses Prinzip war in der bisherigen Entwicklung schon deutlich geworden. Nur durch sinnliches Erleben kann der kleine Mensch erfahren, wie sich eine beruhigende Melodie, bei der man entspannt im Fruchtwasser schaukelt, von einem fremdartigen und lauten Geräusch unterscheidet, bei dem man sich vor Schreck zusammenkrümmt. Schmecken lernt man, indem man ausprobiert, ob »Honig und Milch« durch die Nabelschnur fließen, oder ob irgendein Wissenschaftler mal wieder Bitterstoffe ins Fruchtwasser gemischt hat, um zu sehen, ob sich der Fötus angewidert zurückzieht, weil ihm das Lächeln vergangen ist, bevor er ausprobieren kann, wie das nachgeburtliche Lächeln geht.

Neben den fünf Sinnen brauchte der kleine Mensch aber noch weitere Organe, die in der Lage waren, den komplizierten Austausch zwischen der inneren und der äußeren Welt und zwischen den Dialogen in der Innenwelt des Organismus zu organisieren. Dazu gehörten die Sinnesorgane, die sich für Temperatur, Blutdruck oder Schmerz zuständig fühlten, oder Rezeptoren, die in den Muskeln oder Gelenken mit dafür sorgten, dass der kleine Mensch das Gleichgewicht halten konnte, falls er ins Schleudern kam. Was Augen, Nase, Ohren, Mund und Haut zu sehen, riechen, hören, zu schmecken oder zu tasten bekamen, musste miteinander verknüpft, in Sinneseindrücke übersetzt und an die Motorik weitergegeben werden, damit der Fötus lernen konnte, wie man mit Gestik, Mimik und anderen Bewegungsimpulsen auf sensorische Eindrücke reagiert. Nuckeln oder Daumenlutschen ist kein genetischer Selbstläufer, sondern Ausdruck eines erlernten Umgangs mit der Nabelschnur oder dem Daumen. Der Fötus nahm zur Kenntnis und ahnte mit Weitblick, dass subjektives Wohlbefinden eine persönliche Kreation ist, für die man die Welt um sich herum benutzen muss. Ob man Nabelschnur, Brust oder Flasche braucht – Hauptsache, es gibt was zu nuckeln, wodurch sich das Wohlgefühl entfalten kann.

Schon früh weiß der kleine Mensch also, was angenehm und was unangenehm ist, wenn er mit etwas aus seiner Umwelt in Berührung kommt. »Im Alter von acht Wochen reagiert der Fötus, wenn er an den Lippen berührt wird. Er ist zu diesem Zeitpunkt ungefähr 2,5 cm groß. Im Laufe der Zeit weitet sich die Berührungsempfindlichkeit immer mehr aus. In der 14. Schwangerschaftswoche werden Berührungen außer auf dem Rücken und der Schädeldecke am ganzen Körper wahrgenommen. Interessant ist, dass sich die Empfindsamkeit zuerst in den Körper- und Hautbereichen entwickelt, die später besonders sensibel sind wie Lippen, Gesicht und Genitalien.«[32] Tasten und Fühlen sind für die Entwicklung des Menschen lebensnotwendig. »Hätte man keine Hautwahrnehmungen, wüsste man nicht, wo der eigene Körper zu Ende ist.«[33]

Indem pränatale Berührungskontakte in der Gebärmutter dem Kind erste Erfahrungen mit seiner Körperoberfläche ermöglichen, entwickelt sich die Selbstwahrnehmung, eine der wichtigsten psychischen Fähigkeiten des Menschen. Selbstwahrnehmung, das erkannte der Embryo angesichts dieser Erfahrungen, ist keine Nabelschau, sondern Ausdruck der Fähigkeit, die Welt um sich herum durch Kontakt und Berührung wahrzunehmen und dabei sich selbst kennenzulernen. Berührungen liefern dem Gehirn über die Haut wichtige Informationen zur Beschaffenheit der Körper und Dinge, die einander begegnen.

Pränatale Erfahrungen hinterlassen Spuren im Organismus. Manche Autoren bezeichnen diese Spuren als »primäres Reservoir von Gefühlen«, sozusagen unbewusste, vegetative und zerebrale Grundeinstellungen im Sinne des neurophysiologischen Begriffes der »Hintergrundaktivität«. Wieder wird das dialogische Austauschprinzip deutlich, durch das das Leben sich selbst organisiert: Die Reize, die der Fötus aus seiner Umwelt, vor allem aus dem Körperinneren seiner Mutter erhält, haben Einfluss auf die Funktionsweise des fetalen Gehirns und des hormonellen Systems, indem Reaktionsmuster des Gehirns und Grundwerte der Hormonausschüttung als Spuren verankert und eingeprägt werden. Diese Prägungen wiederum beeinflussen die weitere Entwicklung, zum Beispiel die hormonelle Regulationsfähigkeit des Organismus. Die dabei entstehende Befindlichkeit, das Wohlbefinden oder das Unwohlsein, ist von Mensch zu Mensch verschieden. Der eine reagiert auf Belastungen mit hormoneller Überstimulation, der andere mit Desorganisation, und der nächste angemessen und flexibel, was wir dann »gesund« nennen. Pränatale Erfahrungen kann man als frühe Prägungen bezeichnen, die ihrerseits wie alles andere Wandel und Veränderung erfahren, überschrieben und abgelöst werden oder langfristig vor Ort verharren.

Wieder kam der kleine Fötus aus dem Staunen kaum mehr heraus. Fragen um Fragen tauchten in ihm auf: Warum wussten die Menschen so wenig über die Prinzipien ihrer Entwicklung und die Alltagsklugheiten des Lebens? Es war doch einleuchtend, dass Herz, Gehirn, Leber, Lunge, Arme oder Beine ihre spätere Aufgabe viel besser erlernten, wenn sie von Anfang an die jeweilig zu erledigenden Entwicklungsschritte tun mussten. Natürlich können die Nervenbahnen sich besser vernetzen, wenn sie konkret für eine Aufgabe genutzt werden. Und natürlich kann der Körper sich besser ausformen, wenn er bereits in der frühen Entwicklung die jeweiligen Funktionen und Wachstumsbewegungen einübt, die beispielsweise Arme und Beine später übernehmen sollen. Wenn der kleine Mensch im Mutterleib nach der Nabelschnur greift, am Daumen lutscht, sich dehnt, streckt oder dreht, das Gesicht verzieht oder die Zunge bewegt, dann übt er sich als Lehrling des Lebens ein und weiß, dass der Weg zum Gesellen oder Meister des Handwerks »Leben« noch weit ist.

Menschen kommen nicht als unbeschriebene Blätter zur Welt, sondern haben sich bereits während der embryonalen Frühentwicklung die Grundlagen für alle späteren Leistungen in ihr Stammbuch geschrieben! Als Winzling von sechs Zentimetern Größe und einem Gewicht von etwa acht bis vierzehn Gramm reagiert man bereits am Mund, an der Hand, der Fußsohle und an der ganzen Körperoberfläche auf Berührungsreize. Man kann eine Faust machen, der Gleichgewichtssinn beginnt zu funktionieren, und nach einundzwanzig bis fünfundzwanzig Wochen könnte der kleine Mensch schon außerhalb des Mutterleibs überleben. Wenn das keine effektive Lebensleistung ist!

»Ich bin der helle Wahnsinn, nicht nur ein kleines Wunder«, dachte der kleine Mensch, den die Mediziner nach acht Wochen von »Embryo« in »Fötus« umgetauft hatten, und ein leichter Anflug von Verzweiflung ergriff ihn, weil eine alte Frage wieder auftauchte: Was, wenn die Lehrer und anderen Erwachsenen später vergessen haben würden, dass man zunächst nicht für irgendeine Schule, für irgendeine ferne Zukunft, sondern für das jeweilige konkrete Leben lernen muss, um zu überleben? Was, wenn sie nicht darauf achten würden, dass ein Mensch sich nur dann weiterentwickeln kann, wenn er herausgefordert wird, neugierig bleibt, wenn seine Entwicklungsgesetze beachtet werden und er Möglichkeiten bekommt, seine individuellen Talente und Fähigkeiten auszuprobieren? Was, wenn Eltern, Lehrer, Wissenschaftler und Bildungspolitiker an die Technologie vom Nürnberger Trichter glaubten, über den man das Gehirn des kleinen Menschen vollaufen lässt, statt ihm beizubringen, wie es Probleme dann zu lösen lernt, wenn sie sich zeigen?

Das biologische Überraschungsei bei der Landung

Der Fötus legte seine Stirn in Falten und wollte sich merken, welche Schlüsse aus seiner vorgeburtlichen Ausbildung zu ziehen waren. Inzwischen war klar, ob er als Mädchen oder Junge zur Welt kommen würde. Er konnte schlucken und schmecken, er hatte Augenbrauen und Haare und konnte sich mit Bewegungen gegen die Bauchdecke bei seiner Mutter bemerkbar machen.

Leben ist ein ständiger, erprobender und umfassender Dialog mit allem, was den Menschen umgibt. Was die Biologen als »Stoffwechsel« bezeichnen, ist Grundlage dieses lebenslangen Dialogs, in dessen Kontext die befruchtete Eizelle, später der Embryo oder Fötus zusammen mit dem mütterlichen Organismus ihre Arbeit gemacht haben.

Jetzt bereiteten sich Mutter und Kind auf die Abschlussprüfung vor. Für neun Monate hatte es einen Mietvertrag und einen Ausbildungsplatz gegeben, damit der Fötus sich für das Leben ausbilden und die Voraussetzungen dafür schaffen konnte, geboren zu werden. Kein Organ bildete sich von allein, sondern nur dadurch, dass es Funktionen übernahm und wenn nötig wieder abgab und sich wandelte. Anstöße erkennen, Anregungen aufnehmen, Hindernisse überwinden, sich anpassen oder Widerstand leisten, sich dehnen oder zusammenziehen, erste Gefühlsreaktionen entwickeln, die Bewegungen und Stimmen von innen und außen wahrnehmen, Krisen überstehen und Leben in allen Variationen spüren – ein differenziertes Gesundheitsprogramm, das man nicht besser formulieren kann, wenn man sich klar darüber wird, dass es für das Leben nach der Geburt mit den Herausforderungen und Aufgabenstellungen genauso weitergehen würde.

Aus dem kleinen Ei ist längst ein kleiner Mensch geworden, der seine zukünftige Gestalt präsentiert. Fast nichts ist endgültig festgelegt, und auch die Gene pochen nicht auf eine festgelegte Entwicklung. Sie brauchen ein Milieu, das ihnen guttut, damit die ihnen zugedachte Aufgabe gelingt. Das gleiche förderliche Milieu brauchen auch Gesundheit und Krankheit als komplementäre Kräfte ihres Zusammenspiels, bei dem sie sich fördern und fordern, ergänzen und ausgrenzen, schweigen und ihr Schweigen brechen.

Eine Überraschung folgt der nächsten, und der kleine Mensch beginnt zu ahnen, was vielleicht die wichtigste Lektion im Buch über die menschliche Entwicklung ist: Der Mensch ist ein »Überraschungsei«, ein Original, urheberrechtlich geschützt, wie sehr er sich auch bemüht, so zu werden und zu sein wie alle anderen. Im Lebendigen gibt es keine Kopie. Keine Tannennadel ist die Kopie einer anderen, kein Blatt auf dem Baum die Kopie eines anderen Blattes, keine menschliche Nase, kein Gesicht, keine Gesundheit, keine Krankheit die Kopie einer anderen, auch wenn sie die gleichen Namen tragen und Ähnlichkeiten aufweisen.

Irgendwie lag auf der Hand, dass dieser Wahnsinn der Vielfalt und Originalität kaum auszuhalten sein würde, und dass die Menschen Strategien entwickeln würden, um diese Wildnis einzudämmen und in »normale Bahnen« zu lenken.

Jetzt konnte der kleine ungeborene Mensch auch verstehen, warum er ständig mit irgendwelchen Abhörgeräten und bildgebenden Verfahren auf seine »Normalität« hin abgeklopft wurde, einen Test nach dem anderen über sich ergehen lassen sollte, um am Ende beim Geburtstermin auch noch nach irgendeiner Terminpfeife tanzen zu müssen oder durch Kaiserschnitt zur Welt zu kommen, obwohl das nicht immer gesund oder nötig, aber für die da draußen manchmal bequemer, weniger riskant oder »modischer« war.

Als unser kleines Überraschungsei etwa neun Monate alt war, kamen fristlose Kündigung und Räumungsklage. Wie im späteren Leben auch: Wenn man sich gerade gut eingerichtet hat und es vielleicht sogar gerade am schönsten ist, muss man gehen. Im letzten Drittel der Schwangerschaft war der Raum für den kleinen Menschen ohnehin immer enger geworden, und der Körper- und Berührungskontakt zwischen Mutter und Kind wurde schwieriger. Nun war es an der Zeit, Abschied zu nehmen. »Um auf eigene Füße zu kommen, muss man auch gute Beziehungen beenden können und gehen, wenn es Zeit ist«, dachte der kleine Mensch. »Aber was kommt nach dem Abschied? Wo werde ich landen?«

Als schließlich der mütterliche Organismus mit Wehklagen den Abschied forderte, machte sich der kleine Mensch, kooperativ wie immer, ebenfalls auf den Weg und suchte sich durch die Enge und Dunkelheit des Geburtskanals den Weg ins Leben zu bahnen. Der Abschied aus dem kleinen Paradies war nicht leicht. Aber es gab kein Zurück mehr, und dem kleinen Menschen wurde angst und bange, als er sein schönes Nest verlassen musste, die warme Badewanne platzte, überall Blut war, er den Druck der Beckenknochen auf seinem Kopf spürte, seine Mutter stöhnte und plötzlich fremde Hände in Gummihandschuhen ihm zu Hilfe kamen.

Mit jeder Wehe trieb er dem Ende dieser intensiven Mutter-Kind-Beziehung entgegen und wusste nach all den Erfahrungen, dass es auch jetzt keine Sicherheit gab, den Weg ins Leben ohne Risiko zu schaffen, selbst wenn er nicht zur Kategorie einer »Risikoschwangerschaft« gehörte. Wohin der kleine Mensch auch schaute: Überall gab es Risiken. Es war deutlich, dass das Leben in all seinen Phasen ein Wagnis war, das auch scheitern konnte. Aber geschafft war geschafft.

Der Blick ging nach vorne und richtete sich auf das Licht am Ende des Tunnels. Der kleine Mensch war neugierig geworden, Mutter und Vater kennenzulernen, und auch darauf, wie ein Leben ohne Anbindung an die Nabelschnur möglich sein würde. Wer würde wohl nach der Geburt die Strippen in die Hand nehmen, von welchen Anbindungen würde er abhängig werden und welche anderen Abnabelungen würden ihm später im Leben wieder bevorstehen? Aufbrechen, ankommen, Abschied nehmen, aufbrechen, ankommen und wieder Abschied nehmen – das schien ein rhythmisches Lied des Lebens!

Trotz einiger Bedenken und manch schwieriger Erfahrung fühlte sich der kleine Mensch gut vorbereitet. Er wusste, an welche Person er sich zunächst halten musste, und dass er weitere beschützende Beziehungen und Berührungen brauchte, um sich gut ernährt und wohl zu fühlen. Ihm war klar, dass die Brust, ähnlich wie die Nabelschnur, nur die Möglichkeit zum Nuckeln bieten würde. Für das Sattwerden musste er selbst sorgen und üben muss man auch, wenn man gefüttert wird, damit einem das Essen nicht im Hals stecken bleibt.

Selbstorganisation und Selbstregulation hatte er schließlich sein ganzes kleines Leben lang schon geübt. Über seine Sinnesorgane hatte er bereits eine grobe Vorstellung von der Welt da draußen, und das kleine Gehirn war darauf eingestellt, alle Neuigkeiten abzuspeichern, zu verschalten und für ihn nutzbar zu machen. Er konnte strampeln und treten, seine Hände konnten schon etwas greifen und festhalten. Dehnen und Strecken, Anspannen und Entspannen waren ihm geläufig. In seinen Zellen war Wissen gespeichert, und es gelang ihm besonders gut, sich zu erinnern, wenn es um angenehme Erfahrungen ging, weil sich ein Gefühl für Gesundheit schon verankert hatte. »Wenn das keine gute Geburtsvorbereitung von meiner Seite ist«, dachte der kleine Mensch stolz, während er hoffte, dass die erwachsenen Menschen, die ihn empfangen werden, diese Leistungen auch erkennen und respektieren würden.

Als er endlich das Licht der Welt erblickte und sein erster Schrei auch die Angst und Verzweiflung zeigte, die den Weg ins Leben begleiten kann, wurde eine weitere Botschaft deutlich: Leben ist ein Weg durch die Fremde und jeder Schritt wagt den Fall. Nur indem wir leben, lernen wir uns und das Leben kennen. Leben verspricht nichts: weder Gesundheit, Glück, Reichtum, die große Liebe noch ein langes Leben. »Schade, aber wahr«, murmelte der kleine Mensch, »aber was wir selbst zusammen mit anderen in die Hand nehmen, scheint ja zumindest zeitweise zu klappen, denn wir selbst müssen das Versprechen einlösen, dass wir leben wollen.«

Auch wenn da leibliche Eltern auf den kleinen Menschen warteten, war und blieb das Leben ein »Waisenkind«, das auf seine Adoption durch den kleinen Menschen wartete.

»Nun gut«, sagte der kleine Mensch zu seinem Leben, »keine leichte Aufgabe, aber ich freue mich, dass du da bist und mir die Möglichkeit gibst, zu zeigen, was in mir steckt. Ich adoptiere dich, und du trägst ab jetzt meinen Namen. Zusammen sind wir eine lebenslange Überraschung.«

Sie nahmen sich bei den Händen und gingen erneut auf Reisen. Und wenn sie nicht gestorben sind, dann sind sie jetzt am Anfang, in der Mitte oder fast am Ende ihres Lebens und lesen dieses Buch: jeder mit seinem biografischen Werdegang und auf der Suche danach, was Gesundheit und Krankheit im eigenen Leben zu bedeuten haben. Die frohe Botschaft ist, dass wir ahnen und leibhaftig wissen, worum es geht.

Alles Lernen ist ein Erinnern

»Alles Lernen ist ein Erinnern« lautet eine der alten griechischen Weisheiten. So wenig wir in der Regel von unserem vorgeburtlichen Leben, den Prägungen und Weichen, die für unsere physische und psychische Gesundheit gestellt wurden, von der Entstehung unseres Organismus, der Lebendigkeit und den Verletzungen unserer Organe und unserer Sinne, dem beginnenden Seelenleben, den frühen Ängsten und mentalen Störungen, der beginnenden Neugier des Geistes oder unserer manchmal auch problematischen Gestaltungs- und Zusammenarbeit im »Mutterhaus« wissen, so dramatisch zeigt schon die erste Minute des Lebens, wie konkret und leibnah es uns auf die Pelle rückt und zwingt, auf die bisherige Entwicklung zurückzugreifen, weiter ein »Überraschungsei« zu bleiben und die vorgeburtliche Arbeit fort- und umzusetzen.

Vor neun Monaten mussten wir in die Puschen kommen bevor wir Füße hatten. Nun müssen Körper, Geist und Seele auf die Beine kommen, herausfinden, in welcher Welt sie gelandet sind und ihre Potenziale zukunftsorientiert ins Spiel bringen. Ohne Wenn und Aber müssen die Organe von der ersten Minute an tun, wozu sie vorgesehen sind: Das Herz muss schlagen und die Lunge zum Atmen bringen, sich um Sauerstoff kümmern, nach Nahrung suchen, mit Kälte und Wärme umgehen lernen. Und so sieht fühlt es sich an, wenn die Organe »sprechen« lernen:

Die erste Minute des Lebens

Plötzlich: kalt.
15 Grad weniger als im Bauch der Mutter.
Luft auf der Haut.
Sie weht darüber.
Verdunstung.
Frösteln.

Luft ist neu.
Bis eben: Unterwasserwelt.
Flüssigkeit um den Körper herum.
Flüssigkeit in der Lunge.
Die muss raus.
Schnell.

Der enge Geburtskanal der Mutter
hat den Brustkorb zusammengepresst.
Auf einmal Platz.
Viel Platz.
Der Brustkorb weitet sich.

Kältereiz.
Sauerstoffmangel.

Der erste Atemzug: Hhhhhhhhhh.
Ein Sog von 40 cm Wassersäule.
Der erste Schrei: Äääääääääääääh!

Luft füllt die Lungenbläschen.
Die Gefäße weiten sich.
Mehr Blut strömt in die Lungenflügel.
Das verändert den Druck im Herzen.
Eine Öffnung wird sich dort schließen
zwischen linkem und rechtem Vorhof.
So entsteht ein zweiter Blutkreislauf,
der das Blut mit Sauerstoff anreichert.

Immer noch ist der kleine Körper
durch die Nabelschnur mit der Plazenta verbunden.
Der Mutterkuchen hat ihn ernährt.
Wie ein äußeres Organ
hat er Funktionen der inneren Organe übernommen.

Die Gefäße der Nabelschnur
beginnen sich langsam zu verengen.
Ein erstes Zeichen: Die Verbindung
zur Plazenta wird abreißen.
Bald kann die Nabelschnur abgeklemmt werden.

Jetzt wird es zur Aufgabe der Nieren,
den Wasser- und Salzhaushalt zu regulieren.
Es dauert noch, bis sie das vollends können.
Erst einmal leert sich die Blase.

Noch immer kalt.
Der Körper braucht Wärme!
Zittern kann er jetzt noch nicht.

Hinter dem Herzen befindet sich
dickes braunes Fettgewebe.
Millionen von Mitochondrien,

kleine Kraftwerke,
nehmen ihre Arbeit auf.

Weiteratmen.
Mit jedem Zug
wächst das Volumen der Lunge an.

Von irgendwo eine Decke.
Es wird warm.[34]

Kinder kommen mit einem bestimmten Erfahrungswissen zur
Welt, haben den schwierigsten Schritt ins Leben hinter sich und
zusammen mit ihren Eltern eine faszinierende Entwicklungsge-
schichte geschrieben. Daran müssen wir uns immer wieder er-

innern. Kleine Kraftwerke nehmen ihre Arbeit auf und bleiben dabei. Im wahrsten Sinne des Wortes ist der Übergang ins eigene Leben ein Sprung ins kalte Wasser einer fremden Welt. Aber auch sie ist eine lebendige Welt, hat Quellen der Wärme und birgt Gefahren wie die Welt, aus der der kleine Mensch gerade kommt.

Geborenwerden als traumatische Erfahrung

Es ist nicht alles Gold, was glänzt, wenn ein kleiner Mensch ohne sichtbare »Wunden« zur Welt kommt. Das Glück, geboren zu werden, birgt in der Dramatik der ersten Minute auch die Gefahr, mit der Geburt eine traumatische Erfahrung zu machen, vom späteren Leben ganz zu schweigen. Leben hat nichts versprochen.

Der amerikanische Psychologe Arthur Janov hat sich in den vergangenen zehn Jahren nicht nur mit dem Leben vor der Geburt, sondern auch mit der Bedeutung des Erlebens der Geburt auseinandergesetzt und nach den geheimen »Drehbüchern« gefragt, die unser Leben bestimmen. Die von ihm entwickelte Primärtherapie, die sich mit dem frühen »Urschmerz« beschäftigt, ist im Zusammenhang vieler Traumatherapien zu sehen, die sich mit den Erinnerungen, leibhaftigen Erfahrungen und psychosomatischen Folgen von Gewalt-, Kriegs- und Foltererfahrungen beschäftigen und verdeutlichen, wie eng das Netzwerk von Körper, Geist und Seele ist, und dass auch langfristig nichts durch die Maschen fällt, was für einen Menschen von großer Bedeutung war und ist.

Ohne Zweifel lernen wir in unserem pränatalen Leben und in der Erfahrung der Geburt Wesentliches über uns und das Leben kennen. Wer der unglaublichen Reise vom Überraschungsei folgt, kann nicht glauben, dass die Stationen auf dieser Reise und die Geburt selbst uns nicht unter die Haut gehen, schmerzhafte Spuren hinterlassen, sensible Verletzlichkeit aufzeigen und Gesundheit und Krankheit nachhaltig beeinflussen können. Mit Blick auf die Stunden des Geborenwerdens gibt Janov zu bedenken:

>*Der Verlauf scheint sich beim Individuum dauerhaft einzuprägen. Hat ein langer Kampf stattgefunden, der schließlich scheiterte und zu einer Not-Kaiserschnittentbindung führte? Oder war das Kind dem Tod nahe, weil es von der Nabelschnur stranguliert wurde, oder weil der Geburtskanal der Mutter zu eng war ... Wenn sich das Neugeborene erfolglos angestrengt hat, um sich gegen die Wirkung der Anästhetika zu verteidigen, kann ein Versagenssyndrom die Folge sein ... Wenn sich das Kind andererseits heftig anstrengt, um geboren zu werden, und dabei Erfolg hat, können sich Optimismus und Durchhaltevermögen einprägen. Der Geburtsverlauf erzeugt also eine Prägung, doch die Erfahrungen aus pränataler Zeit bestimmen entscheidend mit, wie sich das Individuum später entwickeln wird.*<*[35]

Das Erleben der Geburt, die ersten und folgenden Minuten im neuen Leben treffen auf einen kleinen Menschen, dessen »sensorisches Fenster« weit geöffnet ist und der mit allen Sinnen nicht nur seine Befreiung aus engem Raum, sondern auch sein Ausgeliefertsein erfährt. Nach stundenlangen Strapazen im Mutterleib wird das Kind durch helles Licht und laute Geräusche einer massiven Reizüberflutung ausgesetzt. Allein gelassen zu werden, ist bis in die Stunden des Sterbens das Schlimmste, was passieren kann. In der Psychotherapie berichtet ein Patient, worum es gehen kann, wenn sich eine Geburtserfahrung sozusagen ins Leben eingraviert.

Ich erlebe jeden Tag genau so, wie ich meine Geburt erlebt habe. Am Morgen steht der Kampf noch bevor. Die Geburt beginnt, und ich stelle mich auf den Kampf ein ... Das Wiedererleben der Geburtserfahrung fühlt sich an wie ein langer, qualvoller Kampf. Enormer Druck presste meinen Kopf und Rücken zusammen. Meine Mutter konnte mir nicht helfen. Es hing nur von mir ab, herauszukommen und zu überleben ... Ich schob und schob stundenlang, bis ich völlig erschöpft war. Dann gab ich auf, weil ich zu nichts anderem mehr imstande war. Das ist die Geschichte meines Lebens. Ich arbeite bis zur Erschöpfung und weiß nie, wann ich aufhören muss. Entspannen kann ich mich nicht.[36]

Die Forschung rund um die pränatale, perinatale (am Geburtsvorgang orientierte) wie Säuglings- und Kleinkindphase haben in den letzten Jahrzehnten viele Erkenntnisse zutage gefördert, die deutlich machen, wie leibhaftige Erfahrungen aus früheren Tagen die Lebensgefühle von Kleinkindern und erwachsenen Menschen prägen und durch Reaktivierung und Offenlegung einer bewussten Auseinandersetzung zugeführt werden können.

Ohne Rezept und auf eigene Rechnung: Das Beste gibt es umsonst

Das Beste gibt es für den, der geboren wird, umsonst: das Leben selbst und darin enthalten den existenziellen Rahmen und das Ziel aller Gesundheit. Was dann beginnt, ist eine in jeder Hinsicht offene Existenzgründung. Körperlich, seelisch, geistig, sozial und spirituell muss nun durch die Integration dieser Dimensionen der Gesundheit ein umfassendes »Wohlbefinden« und »zuträgliches Leben« vom Menschen selbst erzeugt und gestaltet werden, in dem auch Krisen, Krankheiten und die Endlichkeit des Menschen ihren selbstverständlichen Ort haben. Aus dem Geschenk der nackten Geburt soll ein bekleidetes, bewohnbares, erfüllendes, glückliches, wissendes, mit Tatendrang versehenes Leben werden, das aber nur als gemeinschaftliches Leben möglich und lebbar ist, wie wir aus der Mutter-Kind-Beziehung der ersten Monate wissen. Bindung, Einbindung, Entbindung wechseln sich in nie endendem Wandel ab. Rahmen und Werkzeuge für die zu leistende Arbeit sind geschaffen. Nun sind Denken, Fühlen und Handeln angesagt. Leben braucht Raum und Zeit. Kein Bezug und keine Beziehung fangen von selbst an, sondern müssen aufgenommen, gestaltet und möglicherweise wieder beendet werden. Leben hat ein Interesse daran, Lebensinteressen durchzusetzen! Die »Realisierung des Möglichen« ist zutiefst mit der Frage nach dem Sinn des Lebens und seiner Erfüllbarkeit verbunden. Nur so begegnet der Mensch auch seinen Irrtümern und Sinnverlusten. Als Aufforderung zu Selbstreflexion, Lebenskritik und aktiver Beteiligung am Prozess der Genesung setzen vor allem seelische und somatische Erkrankungen, aber auch andere Krisen die Fragen auf die Tagesordnung, um die es eigentlich geht.

Nur indem wir uns selbst als Versuchsfeld unseres Lebens verstehen, das ohne Experimente und Probeläufe nicht auskommt, weil Existenzsicherung und Existenzbedrohung ständig Hand in Hand gehen, lernen wir, uns zu entscheiden, und stärken auf diese Weise die Potenziale der Gesundheit als einer unverzichtbaren Lebenskompetenz. Neben der Lust auf ein Leben in bester Gesundheit bis zuletzt ist im Leben oft genug Mut, Entscheidungs- und Risikobereitschaft und vor allem Geduld nötig.

Erste Lektion im Lehrplan des Lebens:
Das Einmaleins der Unberechenbarkeit lernen

Die Räumungsklage, die zum Verlassen des Ortes auffordert, an dem der kleine Mensch immerhin neun Monate in gutem Einvernehmen und mit großem Engagement seinen ersten Lebensort und Wohnsitz mitgestaltet hat, ist im Augenblick der Räumung, die wir Geburt nennen, zunächst mit der Erfahrung von Ohnmacht, absoluter Hilflosigkeit und Entfremdung verbunden. Nichts ist, wie es war. Krisenerfahrung pur, wie wir später lernen. Wieder ist ein schwerer Anfang angesagt, ein neuer »Wohnort« muss geschaffen werden. Die mit Verlust von Heimat und relativer Sicherheit einhergehenden Ohnmachtserfahrungen treffen das menschliche Wohlbefinden an der Wurzel und verbergen sich in vielen Krankengeschichten als zusätzliche Belastung oder auslösendes Ereignis. Einweisungen ins Krankenhaus, Umzüge in Alten- und Pflegeheime, Verlust von Haus und Hof führen oft zu dramatischen seelisch-körperlichen Reaktionen.

In einer tiefen Krise wird der Mensch immer wieder zum Anfänger und muss herausfinden, wie er sich durchbeißt. Menschliche Existenz ist Krisenexistenz und verlangt durch alle Lebensphasen hindurch Erneuerung. Nicht nur Pubertät und Wechseljahre, auch Elternschaft, Krankheit, Alter und Sterben sind Beispiele dafür. Anfangen und beenden, mitbestimmen und hinnehmen, was nicht zu ändern ist, gehört zum Dauerprogramm. Jeden Morgen beginnt ein Tag, ob wir das in der morgendlichen Depression wollen oder nicht. Jeden Abend fängt eine Nacht an, wie sehr wir sie auch fürchten oder lieben mögen. Geburt und Tod reichen sich als Strukturprinzipien des Lebens täglich die Hand. Eine Liebe, eine Angst, ein Gedanke, eine Wut werden geboren und vergehen im Rhythmus ihrer Zeit. Und wir selbst schließen uns dieser Bewegung an und sind Teil von ihr.

Leben beginnt als Überraschung, Zufall, als Skandal der Unberechenbarkeit und gleichzeitig als schwerwiegender Akt der Einbindung ohne Wahlfreiheit. Schon die Elternschaft beginnt trotz gewisser Grundplanung als kreatives Spiel. Keiner der Beteiligten kann genau berechnen, ob es klappt, oder erkennen, ob sich der Plan als sinnvoll erweist. Das Kind, um das es geht, wird erst gar nicht gefragt. Wie soll man auch mit einer Ei- oder Samenzelle reden? Man spricht von »anderen Umständen«, ohne sie wirklich in ihrem Anderssein zu durchschauen, und so nimmt das »Schicksal«, wie manche den Zufall nennen, seinen Lauf. Der Satz »Leben ist das, was geschieht, während wir andere Pläne machen« hat verständlicherweise Karriere gemacht.

Von Selbst- und Mitbestimmung, von Freiheit und Gerechtigkeit ist am Anfang keine Rede. So sehr uns später die Erkenntnis erschüttert, dass wir unser Leben überhaupt nicht in der Hand haben und ungeplante Ereignisse wie Krankheiten, Arbeitslosigkeit, Trennungen, aufsässige Kinder oder plötzlich pflegebedürftige Eltern uns auf dem Kopf herumtanzen, glauben wir geradezu panisch an Planbarkeit, Berechenbarkeit und jene verführerische Logik, dass wir nur den richtigen Arzt, Rechtsanwalt, Therapeuten oder das richtige Buch zum Problem finden müssen, damit alles nicht nur gut, sondern wieder wie vorher, eben heil ist.

Mit der Geburt steht das große Einmaleins der Unberechenbarkeit, der Eingebundenheit und Freiheit, der Selbst- und Fremdsorge, der Gestaltung von Lebensqualität zwischen Gesundheit und Krankheit und vor allem die eigene Lebensordnung auf der Tagesordnung. In einem umfassenden Sinn werden Arbeit und Lernen zum lebenslangen Curriculum. Das Erste aber, was wir zu akzeptieren lernen müssen, ist die Tatsache, dass bestimmte Entscheidungen, die unsere Lebensarbeit und unser Wohlbefinden nachhaltig beeinflussen werden, schon gefallen sind, ohne dass wir gefragt wurden. Ungefragt kommen wir zur Welt, ungefragt kommen wir in eine Familie, und wir können uns weder die Zeit aussuchen noch das Land, in das wir geboren werden. Diese unberechenbaren Überraschungen haben Folgen.

Wir kommen ungefragt zur Welt und gehen auch ungefragt wieder

Niemand hat uns gefragt, ob wir überhaupt zur Welt kommen möchten, und nicht wenige schlagen sich mit dem Gefühl herum, sie wären lieber nicht geboren worden. Kinder beispielsweise, die ihre Eltern verloren haben, nicht wissen, wer diese sind, oder die zur Adoption freigegeben wurden, fragen immer wieder nach dem Sinn ihrer Existenz. Doch es existieren keine Gebrauchsanweisungen oder Lehrpläne für unser Leben. Welchen Sinn unsere Eltern mit ihrem Kindeswunsch verbanden, bleibt meistens im Dunkel und ruht als entdecktes »Betriebsgeheimnis« in mancher Therapieakte.

Offen auf Kooperation und Selbstorganisation aus, fordert Leben nach der Geburt unsere eigene Entscheidung, wissend, dass dies die leise Begleitmusik jedes Menschen und nicht ein lauter Paukenschlag ist. Auf der Kehrseite der Medaille, nicht gefragt worden zu sein, steht die für jeden von uns schwierige Frage nach dem Sinn des Lebens. Was treibt uns an? Was müssen, sollen, wollen, können und dürfen wir mit der Zeit unseres Lebens anfangen? Welche Arbeit und welche Aufgaben stiften Sinn? Was treibt Menschen in die Sinnlosigkeit?

Die Sinnfrage steht hinter allen wichtigen Lebensentscheidungen und ist ihre Grundlage. Ist es sinnvoll, Kinder in diese Welt zu bringen? Trotz Risiko einen Berufswechsel vorzunehmen? Zu heiraten oder sich zu trennen? Ist es sinnvoll, sich dem Risiko einer schweren Operation auszusetzen, die keine Sicherheit bringt? Ist es sinnvoll, sich früher als angenommen aus der eigenen Wohnung zu verabschieden und in ein Altenheim zu ziehen? Ist es sinnvoll, nach dem Ende der Erwerbsarbeit ein arbeitsintensives Ehrenamt zu übernehmen oder endlich die Traumreise zu unternehmen, die schon vor vielen Jahrzehnten auf dem Plan stand?

Die Antworten auf solche Fragen haben weitreichende Folgen für Gesundheit und Krankheit, wie später am Beispiel vieler Krankengeschichten zu zeigen sein wird. Wer von sich sagt, dass er nur noch »funktioniert«, der spricht aus, dass ihm der Sinn seines Tuns abhandengekommen ist. Die Frage nach dem Sinn des Lebens ist jedoch der Kitt, der uns und das Leben zusammenhält. Kleine Kinder wissen das: »Hast du mich lieb?«, ist eine ihrer häufigsten Fragen an die Eltern. Wird sie positiv beantwortet, hat sich der Sinn des Daseins für das Kind in diesem Augenblick erfüllt.

Bei Frau Ziegler, einer verheirateten Patientin, ist es anders gelaufen. Ungerührt schildert ihr Ehemann die drei Selbstmordversuche, die seine Frau unternahm, um ihn zurückzugewinnen, als er sich aus der Ehe lösen wollte und ihr dadurch der Sinn ihres Lebens abhandenkam.

»Sie hat mich angebetet eigentlich«, meint er ohne Regung. Das äußerte sich darin, dass sie sich mit einer in die Steckdose eingeführten Nadel, mit einem angeschalteten Fön in der Badewanne und das dritte Mal schließlich mit Tabletten umbringen wollte. Jedes Mal wurde sie gerettet, wiederbelebt.[37]

Die Sinnfrage muss nicht so dramatisch gestellt werden wie in diesem Beispiel, aber sie gehört als lebendige Frage in den Kontext unseres Lebens, stellt sich oft im Alltagsgeschehen, wenn wir zum Beispiel spüren, dass wir nur noch »funktionieren«.

Wir kommen ungefragt in eine Familie

Wir müssen den neuen Lebensort akzeptieren, wie immer sich dieser heute im demografischen und sozialen Wandel zeigt. Ob die Eltern gemeinsam, alleinerziehend, geschieden, mit Großfamilie, schwul oder lesbisch, mit und ohne Einkommen, auf der Flucht, stigmatisiert oder gesellschaftlich anerkannt unterwegs sind: das Neugeborene hat keine Wahl. Leben ist das Geschenk der nackten Geburt, hat nichts versprochen, pocht auf den Zufall und ist nicht »gerecht« im Verteilen von Chancen.

In dem Augenblick, in dem die Nabelschnur gekappt ist, stellt sich für jeden von uns die schwierige Aufgabe, im zugedachten familiären Umfeld, seinen Angeboten und Zumutungen die eigene Position zu finden, sich einzubringen, seinen Willen zu bekunden, sich beschenken zu lassen, zu verweigern oder um das zu kämpfen, was man braucht. Wie prägend diese ersten Lebensplätze mit ihren Erfahrungen für das weitere Leben sind, welche kreativen oder destruktiven Spuren sie in Körper, Geist und Seele hinterlassen, davon berichten zum Beispiel die Organe, wenn sie in der Krankheit einer Essstörung, einer Angstneurose, einer Migräne, einer Sucht ihr Schweigen brechen.

Ob wir bleiben oder gehen, gefördert oder misshandelt werden, ob wir an Familienliebe glauben oder eher skeptisch sind: Jeder Mensch ist und bleibt irgendeines anderen Menschen Kind, kennt »Familienbande« der unterschiedlichsten Art und ist bis zum Ende seines Lebens auf die eine oder andere Weise mit der Bedeutung dieser Beziehungen beschäftigt. In der politischen und zivilgesellschaftlichen Debatte über die Folgen des demografischen Wandels geraten Familie, Angehörige und das Verhältnis der Generationen zunehmend in den Blick, und wir können sehen, dass das Kappen der Nabelschnur zwar ein physiologisch notwendiger medizinischer Vorgang ist, dass aber die emotionalen, geistigen und sozialen Bindungen, die geknüpft und fortgesetzt wurden, nicht so leicht gekappt werden können.

Jeder von uns hat Erfahrungen damit, wie unterschiedlich sich Wohlbefinden und Unwohlsein in einer Familie anfühlen können. Manchmal breiten sich über die imaginären Nabelschnüre hartnäckige Kopfschmerzen aus, wie der folgende Bericht über eine psychosomatische Behandlung zu erzählen weiß:

Schon als Kind waren die Schulleistungen Mittel, Anerkennung von den Eltern zu erwerben, zu denen ein recht neutrales, wenig herzliches Verhältnis vorlag. Das hatte zur Folge, dass jenes Kind, obwohl eine der besten Schülerinnen, vor jeder Klassenarbeit zitterte und bebte. Die Kopfschmerzen wurden besonders heftig, als es nach der Schule mehr dem Wunsche der Eltern, die selbst ein Geschäft hatten, folgend, Verkäuferin wurde, und nun mangels Eignung in diesem Beruf versagte. Die Lehrzeit musste wegen heftiger Kopfschmerzen abgebrochen werden.[38]

Ungefragt werden wir zu Zeitzeugen

Ob Steinbock, Wassermann, Löwe oder Jungfrau, Krebs, Widder: Wir konnten uns den Zeitpunkt unserer Geburt nicht aussuchen und nur hoffen, dass wir unter einem guten Stern geboren würden. Doch auch Sternzeichen übernehmen keine Verantwortung.

Unfreiwillig werden wir mit unserem Geburtsdatum zu Zeitzeugen und müssen es hinnehmen, gleichgültig, ob unsere Ankunft auf Erden in Kriegszeiten, Zeiten des Wiederaufbaus, des Wohlstands, der politischen Verfolgung von Hautfarben und Religionen, in Zeiten der Vollbeschäftigung, zunehmender Verarmung, der Unabhängigkeitsbewegungen und der Globalisierung fällt. Zeitgeschichte bekommt mit jedem Menschen ein sozialbiografisches Gesicht, wird mit all ihren Erscheinungen Teil unserer Lebensgeschichte.

Wir sind Kinder einer bestimmten Zeit, die unser Denken, Fühlen und Handeln einfärbt und uns andere Chancen als unseren Vorfahren gewährt. In ihr essen, wohnen, arbeiten, lieben, erkranken und gesunden wir. Jede Generation lässt die vorherigen mit dem, was »zeitgemäß«, also cool, in oder out ist, staunen. Entsprechend der Möglichkeiten und Perspektiven, die in den sozialen und anderen Spielräumen einer Zeit enthalten sind, können wir uns entwickeln.

Mit zeitgeschichtlichem Interesse und im Dialog der Generationen ließe sich herausfinden, welchen Einfluss der jeweilige »Zeitgeist« auf unser Wohlbefinden und unsere gesundheitlichen Risiken hat, welche Rolle und Bedeutung Familie, Schule und Beruf bei der Entstehung von Befindlichkeitsstörungen und Erkrankungen haben, von welchen medizinischen Fortschritten wir profitieren, unter welchen Pflegemodellen wir leiden, und wie der Zeitgeist auf der demografischen Welle im Nebel des Unberechenbaren surfen will.

Manchmal sind es zerstörerische und menschenverachtende Geister, die den politischen Zeitgeist besetzten. Davon erzählt das folgende Beispiel:

Fritz Stangl, einer der prominentesten Lagerführer Hitlers, leitete in Sobibor und später in Treblinka die Massenvernichtung der Juden. Nach eigenen Schätzungen war er in Treblinka für den Tod von 1,2 Millionen Menschen verantwortlich. Seine Frau Teresa – theoretisch, nicht aktiv – war eine Gegnerin des Nationalsozialismus. Natürlich wusste sie, worin die »Arbeit« ihres Mannes bestand, aber sie verdrängte dieses Wissen und widmete sich ihrer Familie; sie sah sich als einfache Frau und Mutter, die mit den Ereignissen um sie herum nichts zu tun hatte. Im Jahr 1971 wurde sie interviewt: Was hätte ihr Mann wohl getan, ihrer Ansicht nach, wenn sie ihn aufgefordert hätte, gemeinsam mit ihr und den Kindern

Deutschland zu verlassen, mit der Drohung, dass sie an-
dernfalls ohne ihn gehen würde. Frau Stangl dachte lan-
ge über die Frage nach und meinte dann: »Ich glaube,
dass wenn ich ihn vor die Wahl gestellt hätte, Treblinka
oder ich, dann hätte er – ja, ich glaube, das hätte er – er
hätte sich für mich entschieden.«[39]

Mit dem Tag der Geburt werden wir zu Zeitzeugen, und Zeitgeschichte mischt sich in unser Leben ein. Frau Stangl tat
nichts.
Die Frage, was wir mit der jeweiligen Zeit zu tun bekommen und wie wir uns ihr stellen, bleibt.

Ungefragt landen wir in einem Vaterland mit Muttersprache

Wir kommen ungefragt in ein Land, das sich dann »Vaterland«
nennt. Die erste Sprache, die wir lernen, ist unsere »Mutter-
sprache«. Wer waren die Väter und Mütter, die sich einst in
diesem Land ansiedelten, es bewohnbar machten und bewirt-
schafteten? Wir konnten unsere Hautfarbe nicht aussuchen
und wissen, wie viele Vor- und Nachteile damit verbunden sein
können. Geburtsdatum und Geburtsort sind die wichtigsten
Einträge in unserem Pass, Identitätsmerkmale, die weltweit
gelten. Kultur, Religion, politische Verfasstheit und Verfassungen, zivilgesellschaftliche Ordnungen, die das Zusammenleben
der Menschen bestimmen, sind »Beigaben«, die mit dem Geburtsort verbunden sind.

Welche Landschaften gehören zu unserem Gefühl von Heimat? Berge, Meer, Wüste, Regenwald, die großen und kleinen
Städte dieser Welt – welche Prägungen sind mit den Orten verbunden, wo wir einst gelandet sind? Sind wir geblieben, gegangen oder vertrieben worden? Gab das Land der Geburt unseren
Großeltern, Eltern oder uns selbst eine Lebenschance?

121

Die Antwort auf die Fragen, wann und wo wir geboren wurden, bleibt die gleiche, aber die Bedeutung dieser Fakten verändert sich im Kontext unserer Lebenserfahrung. Ohne Pass sind wir verloren, aber was sind die Folgen dieser Identifizierung? Geburtsorte entscheiden darüber, welche Lebenschancen wir bekommen, wie angesehen wir in anderen Ländern sind, ob wir »zuwandern«, dorthin fliegen können. Was es heißt, sich zu seiner Religionszugehörigkeit im Pass oder im Äußeren zu bekennen, weiß jeder, der sich mit offenen Augen auf Straßen, öffentlichen Plätzen, im Flughafen oder auf Bahnhöfen bewegt oder sich in einem anderen Land um Wohnung und Arbeit bemüht. Ob wir später unerlaubt in klapprigen Booten und unter Lebensgefahr Europa erreichen wollen, als Pflegekraft aus Vietnam oder China nach Deutschland kommen oder als Diplomaten ein- und ausreisen, zeigt, wie sehr die individuellen, demografischen und globalen Chancen auch von jenem zufälligen Geburtsort abhängig sind, wenn sie in das Leben eines einzelnen Menschen auf höchst unterschiedliche Weise eingreifen.

Das Wichtigste im Leben der Türkin und Hausfrau Gül Fidan Vurgun, die in Deutschland eine neue Heimat finden musste, ist der Friede in ihrer Familie. In einem Interview erzählt sie:

»Als meine Mutter starb, war ich zwei Jahre alt. Die neue Frau meines Vaters, unsere Stiefmutter, schlug uns Kinder und gab uns kaum etwas zu essen. Um zu überleben, stahlen wir in der Scheune bei den Tieren Essbares. Wir Mädchen durften die Schule nicht besuchen, man gab uns für älter aus, als wir tatsächlich waren, damit wir schneller verheiratet werden konnten. Bis heute kann ich weder lesen noch schreiben ... Ich hatte nie ein eigenes Leben, war nie wirklich glücklich. Eigentlich ist mir heute klar, dass ich das Leben nie ausgekostet habe. Ich funktionier-

te nur und ertrug für meine Kinder die schlechte Behandlung durch meine Verwandten. Für sie würde ich alles tun, ihnen sogar meine restliche Lebenszeit schenken, wenn sie dadurch nur einen Tag länger leben könnten. Sie alle haben eine gute Schulbildung, darauf habe ich Wert gelegt ... Ich schätze, ich bin fünfundsechzig Jahre alt, genau weiß ich es nicht, denn ich besitze keine Geburtsurkunde. Das ist in der Türkei nicht selten. Da ich nicht gearbeitet habe, erhalte ich keine Altersversorgung ... Mein Mann ist jetzt sechzig Jahre alt, Diabetiker, seit fünf Jahren im Ruhestand und erhält 460 Euro Altersversorgung. Die Kinder unterstützen uns finanziell, und der Staat lässt hier auch niemanden verhungern. Dafür muss man sich auch einmal bedanken, denn in der Türkei ist das anders ... Je älter ich werde, desto öfter denke ich an die Türkei. Bin ich dort, fehlt mir Deutschland, bin ich hier, vermisse ich die Türkei. Spätestens im nächsten Jahrzehnt will ich in der Türkei leben, unabhängig von den Kindern, aber in ihrer Nähe. Ich will niemandem zur Last fallen ... Ich bin ein Familienmensch, mein Mann war oft krank, meine Aufgaben lagen im häuslichen Bereich ... Ich möchte in der Türkei beerdigt werden, neben meinem verstorbenen Sohn Ali. Er war erst 43 Jahre alt, als er 2003 an Lungenkrebs starb. Sein Tod hat mich altern lassen. Der Schmerz und die Trauer waren kaum zu ertragen. Ich bekam Herzprobleme und Bluthochdruck und fühlte mich zum ersten Mal alt. Der Tod eines Kindes ist die schlimmste Erfahrung, die ein Mensch machen kann ... An persönlichen Wünschen fällt mir nichts ein, das ist eine ganz fremde Welt für mich. Vielleicht wären ein schönes Haus, Reichtum, Reisen und unverheiratet zu sein mein Traum. Jedenfalls habe ich immer davon geträumt, in den Himmel zu kommen, in meinen Träumen fliege ich wie ein Vogel.«[40]

Zweite Lektion im Lehrplan des Lebens: Die biografische Arbeit tun

»Ordnung ist das halbe Leben«, sagt der Volksmund. Die andere Hälfte müsste der Unordnung gehören. Arbeit sorgt für beide! Sie ist dauerhaft dafür zuständig, dass aus Chaos Ordnung wird und diese, wenn das Ordnungsgefüge kritisch wird, das Chaos wieder zulässt, um eine neue Ordnung zu erfinden. Von expliziten und impliziten Ordnungen und Gesetzmäßigkeiten sprechen Physik, Chaostheorie und Lebenswissenschaften, um uns mehr von diesem dauerhaften Wandlungsprozess in der Natur des Lebendigen verstehen zu lassen.

Lebensarbeit und Biografie gehören zusammen wie Pech und Schwefel und müssen mit dem Gewollten und Ungewollten im Leben des Menschen verhandeln. Gebunden an das lebendige Subjekt, den Träger der Arbeitskraft, bilden und tragen sie das »Unternehmen Leben«, sorgen für In- und Output, für Produktionsmittel, setzen sich Ziele, müssen auf Wirtschaftlichkeit und schwierige Kosten-Nutzen Relationen achten und vieles mehr. Diese Arbeit ist für das ganze Leben zuständig, für das individuelle, berufliche, gesellschaftliche Leben und das Leben und Überleben auf dem Planeten Erde. Wann und wo immer ein einzelner Mensch landet, sind schon andere da, mit denen er zusammenleben wird. Jetzt ist er aufgefordert, für den alltäglichen Lebensunterhalt zu sorgen, für Erwerbsarbeit und unbezahlte Arbeit, Seelen- und Beziehungsarbeit, Krankheitsarbeit, Genesungsarbeit, Trauerarbeit. So wie Arbeitszeit immer Lebenszeit ist, so ist menschliche Arbeit immer auch Lebensarbeit und kann jenseits der subjektiven Bedeutung für den Träger der Arbeitskraft nicht gedacht werden.

Der kleine Mensch entscheidet unmittelbar nach seiner Geburt, sich der herausfordernden Lebensarbeit und der unbekannten Aufgabe, die auf ihn zukommt, zu stellen. Herz und Lunge arbeiten sofort am ersten Atemzug. Die Blase wird tätig und funktioniert. Nachdem wir ungefragt gezeugt wurden, funktioniert die Lebensarbeit nach dem Prinzip: »Friss kleiner Vogel oder stirb, aber du kannst lernen, wie man frisst!« Verletzlich, offen und endlich, ohne Vertrag, konkrete Aussichten, garantierten Urlaub oder gerechten Lohn muss der Lebenswille umgesetzt werden, was in Zeiten größerer Abhängigkeit wie am Anfang und später am Ende des Lebens besonders schwierig ist.

Aufbauend auf der ersten Lebensphase sind die Eckpunkte der Arbeit klar. Eines der größten Geheimnisse gelingenden Lebens liegt in der Bewirtschaftung des Hauses, in dem der Mensch lebt: sein Leib. Wie manche Schnecke kann sich der Mensch nie von seinem Haus trennen, solange er lebt. Eine komplizierte Hausgemeinschaft zwischen Körper, Geist und Seele verlangt vor dem Hintergrund all dessen, was der Mensch ungefragt akzeptieren musste, die ganze Aufmerksamkeit, will entwickelt, gefördert, gepflegt und in den jeweiligen Eigenwilligkeiten respektiert werden. Entwicklung und Pflege der körperlichen, seelischen, geistigen, sozialen und spirituellen Dimension der leiblichen Existenz des Menschen braucht eine andere Ökonomie als die der Märkte dieser Welt, auf denen wir Menschen uns sonst bewegen. Das vorherrschende Prinzip ist die Ökonomie des Lebens, in der es nicht um effektiven Warenaustausch geht, sondern um den Versuch, im Einvernehmen zwischen Körper, Geist und Seele, inmitten der jeweiligen sozialen und historischen Verhältnisse den aufrechten Gang als wirkliche Aufrichtung zu üben und im achtsamen Umgang mit den Ressourcen das menschliche Maß zu finden. Leben ist Bewegung, es ist darauf angewiesen, dass die Lebens-Kräfte auf allen Ebenen entwickelt werden, dass das Feuer genährt wird, das zum Leben drängt.

Dritte Lektion im Lehrplan des Lebens:
Dimensionen der Gesundheit lebendig gestalten

»Der Mensch geht durch das Leben wie ein Reisender über die Meere fährt«, heißt es in einem chinesischen Sprichwort. Den ersten Teil der Reise haben wir in einer Fruchtblase unternommen. Nachdem diese platzte, müssen wir nun für die weitere Reise über andere Meere an den »Schwimmwesten« weiterarbeiten, die das pränatale Leben uns als Potenzial mitgegeben hat.

Gesundheit ist die lebenslange Aufgabe, ein Wohlbefinden zu erreichen, das die verschiedenen Dimensionen der Gesundheit in der menschlichen Existenz umfasst. Es geht um die Entwicklung einer Lebens- und Schwimmkompetenz, mit der wir uns für das Langstreckenschwimmen auf den Meeren des Lebens qualifizieren.

Auf dem Weg durchs Leben und als Reisender über die Meere bewegen wir uns in einem Rahmen, den ich in der folgenden Skizze als ein »Medizinrad« beschreibe.

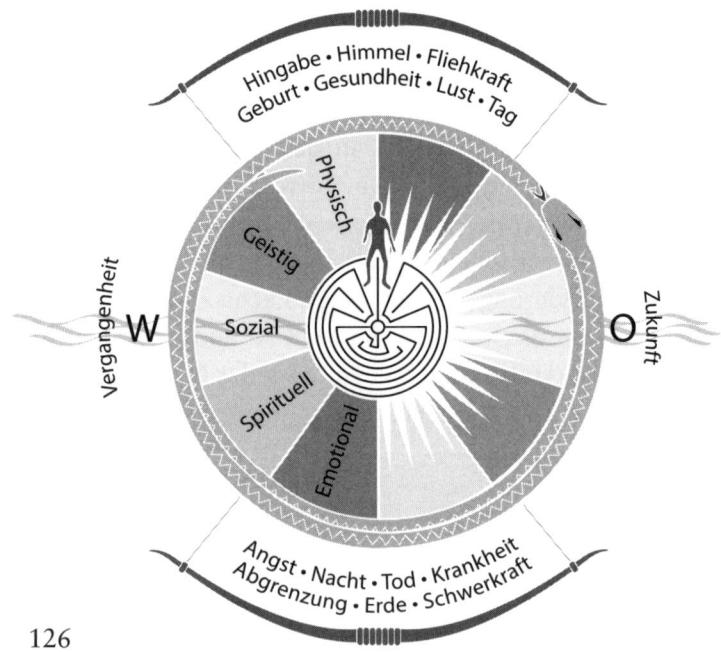

Zwischen Geburt und Tod, Himmel und Erde, Lust und Angst, Fliehkraft und Schwerkraft, Hingabe und Abgrenzung bewegen wir uns im Fluss des Lebens und wie ein Bogen gespannt zwischen den Polen aus einer jeweiligen Vergangenheit auf die unbekannte Zukunft zu.

Das Zeichen eines Labyrinths in der Mitte weist auf die Struktur unseres Weges hin: Verwirrend erscheint er, wie ein »Irrgarten«, folgt aber, wenn man ihn geht, einer Ordnung. Sie ist einem verwunschenen Garten ähnlich, der einen Anfang (einen Eingang) wie auch ein Ende (einen Ausgang) hat. »Werde, der du bist« und »Stirb und Werde« sind die Sätze, die den Weg durch das Labyrinth des Lebens philosophisch begleiten.

Der Tag unserer Geburt war ein solcher Anfang, und mit dem, was wir bis zu diesem Augenblick bereits über die Prinzipien des Lebens und seine Gestaltungsarbeit erfahren haben, gehen wir weiter und stehen nun vor der Aufgabe, aus den angelegten Potenzialen uns in den fünf Dimensionen zu entwickeln, die Leben und Gesundheit miteinander verbinden.

Die körperlich-somatische Dimension

Das wesentliche Kennzeichen der körperlichen Seite der Gesundheit ist die Fähigkeit zur biologisch-somatischen Pulsation – der Fähigkeit des Organismus, sich selbst in einer natürlichen Pendelbewegung zwischen Anspannung und Entspannung, Aufnahme und Verdauung, Tag- und Nachtrhythmus zu organisieren. Die Aufgabe besteht darin, im Rhythmus des Herzens zu bleiben, Systole und Diastole zu balancieren, den rhythmischen Atem mit der jeweiligen Tiefe des Ein- und Ausatmens auszugleichen, Energieverausgabung und Regeneration in ein angemessenes Verhältnis zu setzen. Der gesamte Stoffwechsel, auch das vegetative System mit seinen Partnern, den Organen, dem Hormon- und Immunsystem oder den spezifischen Abteilungen des Gehirns, sind auf diesem sich wechselseitig bedingenden

Spiel der polaren Kräfte aufgebaut. Sie modulieren und gestalten unsere Lebens- und Arbeitsenergie, unsere Sexualität, den körperlichen Ausdruck unserer Gefühle wie Zärtlichkeit, Freude, Wut, Angst. Die körperliche Lebensenergie mit ihren Verästelungen ist mehr als eine »Muskelkraft«, die man aufputschen und an Maschinen trainieren kann, sondern eine hochkomplexe Leistung unseres Organismus, die immer im Zusammenspiel mit emotionalen, geistigen und sozialen Faktoren entsteht.

Die seelische, emotionale Dimension

Das wesentliche Kennzeichen der seelischen Seite der Gesundheit ist ebenfalls eine Form von Rhythmus und Pulsation. Auch sie fragt nach Offenheit, Beweglichkeit und Erregungspotenzial. Was regt uns an, was regt uns auf, was löst Ärger und was Freude aus? Neigen wir in unseren Gefühlen zu Offenheit oder sind wir eher verschlossen, wenn es um das emotionale Innenleben geht? Gefühle sind vegetative und körperlich spürbare Impulse, müssen Ausdruck und »Auslauf« bekommen, also in höchst individuellen Gestaltbewegungen umgesetzt werden. Menschen drücken ihre Gefühle sehr unterschiedlich aus. Lust und Unlust brauchen ein Betätigungsfeld, müssen sich öffnen und auch zurückziehen können. »Jetzt wollen wir aber nicht emotional werden«, ist ein Einwand, der Zorn, Angst oder leidenschaftliche Begeisterung als emotionalen Hintergrund einer vernünftigen »Sachdebatte« von vornherein in die Schranken weist.

Die Erforschung der psychobiologischen Regulation von Hemmungen ist längst zu einem wichtigen Thema des Verhältnisses von Emotion, Gesundheit und Krankheit geworden. Studien zur gehemmten Emotionalität und Emotionsverarbeitung und ihrer Bedeutung in fast jedem Krankheitsbild sind längst keine psychosomatischen Spekulationen mehr, sondern gehören zu den Forschungsergebnissen aus Neurobiologie, Sozialpsychologie, Anthropologie, Stressforschung oder den klinischen wie ambulanten psychosomatischen Praxisfeldern. Seelische Gesundheit basiert auf der Fähigkeit, sich zur Welt hin zu öffnen, zu lieben und sich zu binden. Sie braucht auch die Fähigkeit, sich zwischen Gefühlsanforderungen zu bewegen, nicht einseitig in einem Gefühl wie Kränkung, Eifersucht, Neid oder Angst stecken zu bleiben, sondern positive, sich zuwendende und kreative Gefühle ebenso wie negative, sich abwendende, depressive und Gefühle von Langeweile und Verzweiflung zuzulassen, mit ihnen leben zu lernen oder sich helfen zu lassen.

Die geistige, mentale Dimension

Auch hier gilt das Prinzip von Pulsation und Bewegung. Neugier ist ein Kind der Freiheit, Wissen eine Form der Macht, Erkenntnis ein dauerhafter Unruheherd. Es ist dieser »Geist«, der die Menschen und die Welt entzünden, sie in die Freiheit wie in Sackgassen leiten kann. Intellekt und Affekt, Denken und Gefühle gehören unabdingbar zusammen. Neugier ist der fühlende, neurobiologische Stachel, der das Gehirn in Schwung setzt und gestaltet. Ohne die Sehnsucht, wissen zu wollen, ohne gestalterische Lust, andere Menschen und die Welt zu entdecken, wären die Landschaften des Lebens eine Wüste. Die geistige Dimension der Gesundheit dient der Öffnung, stellt sich gegen Abschottung, braucht die Fähigkeit zur Reflexion, zur Analyse, zum Umdenken.

Das Bedürfnis nach emotionalem und geistigem Austausch bleibt lebenslang erhalten, und eine gehemmte Emotionsverarbeitung wirkt sich nicht nur als physiologische Dysregulation, sondern auch über geistige Unbeweglichkeit und Denkblockaden aus. Dogmatisches Denken und Rechthaberei sind Formen der »Erstarrung«, gefährden den lebendigen Diskurs und beeinträchtigen das Wohlbefinden. Freies Denken, Mitdenken, Eindenken oder Umdenken sind Fähigkeiten und Qualitäten, die die Förderung der Gesundheit und die Bewältigungsarbeit in der Krankheit dringend brauchen. Die geistige Dimension befähigt den Menschen durch seine Ausstattung mit einem spezifischen Gehirn, sich seiner selbst bewusst zu werden und sich als ein Wesen zu begreifen, das sich nicht nur zwischen Vergangenheit, Gegenwart und Zukunft *bewegt*, sondern in diesen Räumen auch *handelt*.

Die soziale und ökologische Dimension

Der Kern der sozialen und ökologischen Dimension der Gesundheit hängt mit der Erfahrung von Sozialität und Koexistenz zusammen. Viele Menschen erleben an Leib und Seele die Folgen von Einschränkungen oder Abbrüchen sozialer Beziehungen für ihr Wohlergehen. Das bedingungslose Asyl der pränatalen Zeit fehlt an allen Ecken und Enden. Die Liebe zum Leben lässt sich nur in der Form sozialer Beziehungen verwirklichen und lebt wie alle anderen Formen der Liebe über das Gemeinsame im Dialog mit dem Gegenüber – ob als Partner-, Kinder-, Tier-, Natur- oder Menschenliebe.

Für die Aufnahme von und das Miteinander in privaten wie öffentlichen Beziehungen bedarf es neben Respekt, Achtsamkeit und der sozialen Kompetenz des Teilens beim einzelnen Menschen eines gesellschaftlichen Klimas in Kultur und Politik, das primäre Bedürfnisse nicht unterdrückt und bereit ist, den natürlichen und spezifischen Ausdrucksformen von Sozialität wie dem friedlichen Zusammenleben von Menschen Raum zu geben, zu schützen und zu fördern. Natur, Familien, Schulen, Betriebe, soziale und kulturelle Einrichtungen sind Übungsräume für die soziale Dimension der Gesundheit und gleichzeitig die Orte, an denen wir ihre Gefährdung durch die Verbreitung von Vorurteilen, Feindbildern, Gewalt, Vandalismus oder Mobbing beobachten können. »Liebe, Arbeit, Wissen – sind die Quellen unseres Lebens. Sie sollten es auch beherrschen«, schrieb Wilhelm Reich im Angesicht dessen, was er die Verfolgung des Lebendigen durch »emotionale Pest« nannte.

Die ethische und spirituelle Dimension

Die spirituelle Dimension der Gesundheit ist die Fähigkeit des Menschen, an der Erfahrung eines universellen Rhythmus und dem Erleben eines den Menschen übergreifenden Geschehens teilzuhaben. Sie ist zutiefst mit der Frage nach dem Sinn des Lebens und der Suche nach Antworten verbunden. In den Gebotstafeln der Religionen, den heiligen Büchern, in Mythen und Volksmärchen, in philosophischen Schriften und den Lehren der Lebenskunst kann man viel über die Diskurse zu Ethik und Kultur und die Bedeutung der spirituellen Dimension erfahren. Ziele des menschlichen Zusammenlebens wie Frieden, Gerechtigkeit, Toleranz, Würde, Gewaltverzicht sind mehr als abstrakte politische und ethische Leitlinien und Präambeln für Verfassungen, Grundgesetze, Leitbilder oder Berufseide im Gesundheitssystem, sondern brauchen, um zu wirken und lebendig zu bleiben, eine spirituelle Haltung in den Menschen selbst. Der Mensch ist ein Geschöpf, das nicht Herr seiner selbst ist, allein nicht überleben kann, aber sich in einem übergreifenden Zusammenhang verorten und verstehen lernen muss, wie immer er diesen nennt und beschreibt. Nur indem wir unsere Endlichkeit, Abhängigkeit und Verletzlichkeit anerkennen und uns gleichzeitig als wahrnehmbaren Teil der Natur, der menschlichen Gemeinschaft und Schöpfung begreifen, können wir uns die für unser Wohlbefinden und unsere Gesundheit relevante Frage stellen, was unserem Leben Sinn gibt, für was wir Lebenszeit und Lebenskraft einsetzen wollen, was uns, der Menschheit und der Welt schadet und zu Sinnkrisen und Vertrauensverlust führt, die das Wohlbefinden auf allen Ebenen beeinträchtigen. Der Soziologe Ulrich Beck hat das so beschrieben:

Wo Bäume gefällt, Tierarten vernichtet werden, fühlen sich in einem bestimmten Sinne die Menschen selbst getroffen, verletzt. Die Lebensgefährdung der Zivilisations-

entwicklung rührt an Erfahrungsgemeinsamkeiten des organischen Lebens, die menschliche Lebensbedürfnisse zusammenbinden mit denen von Pflanze und Tier. Der Mensch erfährt sich im Sterben der Wälder als »Naturwesen mit moralischem Anspruch«, als bewegliches verletzliches Ding unter Dingen, als natürlichen Teil eines bedrohten natürlichen Ganzen, für das er Verantwortung trägt ... In der Gefährdung erfährt der Mensch, dass er atmet wie die Pflanze und vom Wasser lebt wie der Fisch im Wasser ... Es wird eine Gemeinsamkeit zwischen Erde, Pflanze, Tier und Mensch spürbar, eine Solidarität der lebenden Dinge, die in der Bedrohung gleichermaßen jeden und alles übertrifft.[41]

Gesundheit als Provokation eines hoffenden Lebens, Krankheit als Lebenskritik des leidenden Menschen

Leben ist ein Weg durch die Fremde, durch unbekannte Landschaften, mit Aus- und Einsichten, die wir noch nicht kennen. Aber indem wir leben, lernen wir uns, das Leben und unsere Gesundheit kennen, die sich zusammen mit uns durch die Fremde kämpft. Leben hat nichts versprochen, keine Rücktrittsversicherung angeboten, spielt auf Risiko. Leben provoziert Gesundheit, fordert sie zur Entwicklung heraus, weil es sich der Hoffnung, dass es gelingen wird, verschrieben hat. Gesundheit als entwickelte Lebenskompetenz und als Ausdruck der Hoffnung auf Zukunft, und Krankheit als »unvollendete Schöpfungstat« (wie Viktor von Weizsäcker sie nannte), menschliches Leiden und subtile Form der Lebenskritik sind Antworten des Menschen auf die vielen Herausforderungen und Arbeitsaufträge, denen er sich stellen muss. Als Subjekt des Geschehens muss man ihn befragen und ihm zuhören, denn in seinen Antworten verbirgt sich ein holografisches, nicht nur medizinisch-physiologisches Bild von Gesundheit und Krankheit.

»Mensch, wo bist du?«, war die zentrale Frage des 32. Deutschen Evangelischen Kirchentages in Bremen. Diese Grundfrage impliziert viele weitere Fragen, die auf Verortung, nachdenkliche Bilanz und Perspektive im Umgang mit kranken und gesunden Menschen sinnen.

> Wer bist du, Mensch, in welcher Familie lebst du, aus welchem Land kommst du, bist du mit oder ohne Arbeit unterwegs?

> Wie bist du, Mensch, wenn eine Krankheit dir den Boden unter den Füßen wegzieht?

> Was brauchst du, Mensch, wenn du in mehr Abhängigkeit gerätst als dein Stolz und dein Recht auf Selbstbestimmung aushalten kann?

> Wie lange brauchst du, Mensch, um abzustumpfen, und bis wohin reicht deine Hoffnung, dass du es schaffen wirst?

> Wer und was, Mensch, schafft Vertrauen in dich selbst, die anderen und die Welt, in der du lebst?

> Wie alt darf der Mensch sein und auch wie jung, um am Sinn seines Lebens zu zweifeln und nach »sinnstiftender« Arbeit zu verlangen?

> Mensch, woran leidest du, in welcher Arztpraxis bist du, welcher Pflegedienst kümmert sich, wie bist du versichert, hast du soziale Netze? Wo holst du dir gesundheitlichen Rat?

> Und wer, Mensch, bestimmt den »wertschöpfenden Charakter der Lebensarbeit« und sucht nach Maßstäben der Bewertung, die über Erfolg und Lohn hinausgehen?

»Mensch, wer und wo bist du?« fragt nach der Identität des Menschen und sucht die Antwort nicht nur in der »psychologischen Tiefe«, sondern auch und gerade an der materiellen Oberfläche.

Jeder Schritt wagt den Fall, das wissen wir, aber wie viele Abstürze liegen hinter dir und vor welchem fürchtest du dich am meisten? Danach will ich in den nächsten Kapiteln fragen und in den Krankengeschichten nach Antworten suchen.

Das Salz in den Suppen unseres Lebens ist dort entstanden, wo wir gelebt haben. Körper, Geist und Seele sind die Triebkräfte im Unternehmen Leben und müssen ihren eigenen Prinzipien folgend auf dem Hintergrund der gesellschaftlichen Bedingungen jene Lebensmittel finden, die es braucht, um ein gutes, zwischen Gesundheit, Krisen und Krankheit einigermaßen balanciertes Leben zu ermöglichen. Theorien, Tabellen und Musterordnungen über Gesundheit und Krankheit gibt es genug, aber die medizinische Ordnung der Krankheit ist nur das halbe Leben. Um die andere Hälfte, die implizite, dem erkrankten Menschen innewohnende Ordnung soll es im Folgenden gehen.

III. Der Leib – das Zuhause der Organe, der Seele und der Krankheit

Die Angst, krank zu werden

»Ich sterbe jeden Tag mehrere Tode, weil ich ständig Angst habe, an einer tödlichen Krankheit zu leiden, sei es ein Schlaganfall, ein Herzinfarkt oder irgendeine Art von Krebs«, sagt eine Frau in einem Zeitungsinterview. Sie würde in der Regel als hypochondrisch gelten, das heißt, an einer psychischen Störung leiden, bei der die Betroffenen ausgeprägte Ängste haben, schwer krank zu sein, ohne dass es dafür einen angemessenen objektiven Befund gibt. Selten ist es so dramatisch wie in diesem Beispiel, aber Angst gehört unvermeidlich zu unserem Leben. Sie ist die Partnerin unserer Lebenslust und drückt oft mit Befindlichkeitsstörungen aus, wie es uns wirklich geht.

Angst hat viele Gesichter. Sie ist Bedrohung, Herausforderung und zugleich Wächterin und Schwester, die uns mahnt, achtsam zu sein, uns nicht zu überfordern und Sorge für die Zukunft zu tragen. Das kleine Überraschungsei hat uns im letzten Kapitel gezeigt, wie dramatisch und emotional ergreifend trotz guter Vorbereitung das Erlebnis der Geburt für jeden Menschen ist. Der kleine Mensch, der in eine fremde Welt geboren wird, der zu sich selbst kommen und auf eigenen Füßen stehen will, kommt nicht umhin, sich der Angst vor dem Unberechenbaren und dem ungewissen Ausgang seines Lebens zu stellen. Das Neugeborene ohne Risiko gibt es nicht. Es wird zum Daseinswandel gezwungen und muss die Seite wechseln. Als Tor zum Leben ist das Geburtsgeschehen eine Begegnung mit dem Tod, die Überwindung der Angst vor dem Leben, das als Aufgabe und komplexe Arbeit auf uns zukommt. Von einer Stunde auf die andere wird nach der Geburt aus einer Welt der relativen Ruhe, der selbstverständlichen Befriedigung, der Geborgenheit und Wärme eine Welt voller Unlust und Angst machender Bedrohung: Hunger und Durst, Lärm, Licht und Dunkel, Kälte, Einsamkeit, Trennung, Verlust, Entfremdung. Auf sich allein gestellt hätte das Neugeborene keine Überlebenschance. Von Anfang an spüren wir neben dem Gefühl der Eingebundenheit und Liebe unsere Hilfsbedürftigkeit, und die macht Angst. Sie zwingt uns, nach Hilfe zu suchen, verlangt Aushandlung und lebt von der Hoffnung, dass sich jemand unserer annimmt und erbarmt.

Angst ist das Erleben von Gefährdung, ein umfassender Erregungszustand, der durch die Bedrohung des Wohlgefühls hervorgerufen wird. An diesem Zustand sind wir mit Haut und Haar und dem gesamten Organismus beteiligt. In den bewegten Verhältnissen zwischen Gesundheit und Krankheit sind die beiden Pole Lebenslust und Lebensangst zwei wichtige Agenten. Jeder Schritt im Leben ist ein Schritt auf den Tod zu, aber bis dahin bleibt er ein Schritt im Leben. Die Spannungsbeziehung zwischen Lust und Angst begleitet uns lebenslang. Alters- und entwicklungsgemäße Ängste, Beziehungs- und soziale Ängste zeigen uns die Felder von Bedrohung und Verunsicherung, die aber gleichzeitig Felder unserer Liebe und Hoffnung auf Leben sind. Wir wollen älter werden, uns gut entwickeln, gelingende Beziehungen eingehen, gute Arbeit finden, in Gemeinschaften mit anderen Menschen leben. Wir haben heute weniger Angst vor Donner, Blitz und Natur, aber mittlerweile nehmen Klimawandel, Hunger- und Naturkatastrophen uns die Sicherheit, dass uns dies nicht ängstigen muss. Krankheiten machen uns trotz oder gerade wegen des medizinischen Fortschritts Angst, die Sorge um die Gesundheit mausert sich zu einer leicht manipulierbaren Angst, und das Alter macht uns mehr Angst als je einer anderen Generation zuvor. Vereinsamung und allein gelassen zu werden scheinen in einer Gesellschaft, in der jeder von Kommunikation, Kontaktbörsen, Beziehungsvermittlung und Vernetzung spricht, die meisten Menschen »online«, aber immer weniger da sind, zu einem besonderen Anlass von Lebensangst zu werden. Die Angst, krank zu werden, wird zunehmend zu einer überwältigenden Angst vor dem Leben. Sie verliert auf diese Weise ihre Wächterfunktion und kann den konkreten Dialog über den Zustand eines Lebens nicht eröffnen.

Mehr als die Hälfte der Deutschen hat Angst vor schwerer Krankheit oder davor, im Alter ein Pflegefall zu werden. Unter den Krankheiten ist statistisch gesehen Krebs mit 73 Prozent der Spitzenreiter, gefolgt von Schlaganfall, Alzheimer/Demenz und Herzinfarkt. Dass die Seele ernsthaft streikt und mit psychischen Erkrankungen wie Depressionen, Angstzuständen, Psychosen, Schizophrenie, Abhängigkeiten oder bipolaren Störungen auffällig wird, fürchten dagegen nur 36 Prozent. Die Angst vor einer Demenzerkrankung, vor allem der Alzheimererkrankung, nimmt im Rahmen der Debatte über die demografische Welle zu und ist ein Beispiel für die manipulierte Angst vor Krankheit.

Wie Cerberus, der Höllenhund aus der griechischen Mythologie, ist – angeheizt durch den Glauben, Gesundheit sei machbar und Krankheit vermeidbar – die Angst vor Krankheit hinter den Menschen her. Sie kontrolliert und vergleicht die epidemiologischen Zu- und Abgänge für bestimmte Krankheiten und sucht die Spitzenreiter, berechnet die Lebenserwartung mit und ohne Behandlung, überprüft Gesundheitsmotivation, Widerstandsverhalten und Krankheitsrisiken im Alltagsleben.

Das Leben und der Mensch selbst sind zum Risikofaktor geworden, angeklagt des Vergehens gegen die Gesundheit. Die Angst, ständig gefährdet zu sein, etwas zu vergessen oder nicht früh genug erkannt zu haben und schlecht informiert zu sein, treibt die Menschen um. In Massen strömen sie deshalb zu Ärzten und in Apotheken, zu Heilkundigen oder Heilsbringern der anderen Art.

Wer sich ständig fragt, ob er noch gesund sei, wer alles an medizinischer Unterstützung in Anspruch nimmt, was ihm zusteht, wer immer nach den neuesten Medikamenten fahndet, der ist jedoch auf dem besten Weg, seine Gesundheit aufs Spiel zu setzen. Wer sich allerdings nie fragt, was ihm seine körperlichen und seelischen Befindlichkeitsstörungen mitteilen wollen, der ist ebenfalls in Gefahr. In beiden Fällen ist eigenes Denken gefragt.

Cerberus, das mythologische Ungeheuer, wurde zumeist dreiköpfig, aber auch mit bis zu hundert Köpfen dargestellt. Er hatte die Aufgabe, den Eingang zur Unterwelt zu bewachen, damit kein Toter herauskam und kein Lebender eindrang.

Im übertragenen Sinn werden auch die Bereiche Gesundheit und Krankheit mit Diagnosen, Gutachten, widersprüchlichen Informationen und Therapievorschlägen überflutet. Sie kommen Höllenhunden gleich, die Sinnesfreuden, Wertetabellen, Bewegungsprofile, Lebensgefühle und Ängste der Menschen rund um die Uhr überwachen und kontrollieren, ohne den Fragen und besonderen Bedürfnissen kranker Menschen wirklich auf die Spur zu kommen, ohne neue Spiel-, Denk- und Bewegungsräume zu entwickeln und ohne einen »Vorrat an Seelenruhe« für weitere Krisenzeiten von Leib und Seele anzulegen.

Ohne Leib kein Leben

Der Leibhaftigkeit der menschlichen Existenz kann niemand ausweichen. Der Leib ist ständig bei uns und in jedem Augenblick für uns da. Der Leib fühlt Schmerz, Hunger und Müdigkeit, Entspannung, Liebe und Glück. »Leiblichkeit ist ein nicht abgrenzbarer Modus unserer Existenz. Als ein Grundphänomen ist der Leib selbst an der Konstitution aller Phänomene mitbeteiligt – als ein gemeinsamer Stil, als ihre Färbung oder ihr Hintergrund … Leiblichkeit ist die grundlegende Weise menschlichen Erlebens«, schreibt der Psychiater, Psychotherapeut und Philosoph Thomas Fuchs.[42] Wenn wir über Gefühle wie Liebe, Angst, Vertrauen oder Verzweiflung sprechen, fühlen wir die Authentizität unserer leibhaftigen Existenz. Wir kämen nicht darauf, Empfindungen wie das Erleben von Trauer an einem Körperteil oder einem Organ festzumachen. Die Ursache und Quelle eines Schmerzes mögen wir bei der Durchleuchtung des Körpers entdecken. Den Schmerz selbst aber können wir nicht abbilden, er drückt sich als existenzielles Gefühl über unseren Leib aus.

In diesem Szenarium des nicht abgrenzbaren Modus der Leiblichkeit handeln Körper und Organe sehr wirkungsvoll, allerdings weder leicht kontrollierbar noch wirklich durchschaubar. Sie mischen sich täglich ins leibhaftige Leben ein, zu dem sie gehören und dem sie dienen, verbinden sich mit Gefühls- und Leidenslandschaften der Seele sowie mit der Vielzahl von Denkaktionen, Denkblockaden oder Zickzackkursen des Geistes. Sie antworten im Krisenmanagement einer Störung höchst individuell, unvorhersagbar, im eigenen Rhythmus und kreativ auf das, was sich ihnen an Herausforderungen stellt.

Gesundes Leben und Gesundheit sind im Fall von Ein- und Umbrüchen nicht schnell umzugestalten oder wiederherzustellen, Krankheit ist nicht leicht zu verstehen, zu bewältigen und zu heilen. Diese Einsicht stimmt auf subtile Weise mit dem klugen Friedrich Nietzsche überein. Es geht auf den Wegen von Gesundheit zu Krankheit – und umgekehrt, von der Krankheit zu einer neuen Gesundheit – nicht um ein Galopprennen, sondern um eine selbstreflexive Wanderung durch das unwegsame Gelände von Körper, Geist und Seele. Blinder Aktivismus, schnelle Eingriffe, einfache Erklärungen sind wenig hilfreich und verhindern, dass ein wirklicher Dialog mit den kranken Menschen stattfindet, in dem die Hoffnungen wie die Bedenken des Erkrankten selbst auf den Tisch kommen. Gesundheit und Krankheit, so forderte Nietzsche, müssen im Horizont der je eigenen Existenzbedingungen, Strebungen und Voraussetzungen als etwas begriffen werden, dem gegenüber der Einzelne eine aktive Verantwortung hat. Jeder kann seine Rhythmen, Bedürfnisse und Lebensgewohnheiten reflektieren, beeinflussen und umgestalten. Es geht Nietzsche darum, »Krankheit an den Pflug zu spannen« und für die eigene Gesundheit fruchtbar zu machen, sie nicht auszugrenzen, sondern als Anstifterin zu nutzen: »Nie etwas zurückhalten oder dir verschweigen, was gegen deinen Gedanken gedacht werden kann! Gelobe es dir! Es gehört zur ersten Redlichkeit des Denkens. Du musst jeden Tag auch deinen Feldzug gegen dich selber führen.«[43]

Wenn die Organe ihr Schweigen brechen und die Seele streikt, tritt eine Krankheit mit ihren Befindlichkeitsstörungen gleichberechtigt als eine Weise des Menschseins auf die Lebensbühne. Sie will nicht nur hingenommen, sondern neben der bevorzugten Gesundheit als komplementäre Ausdrucksform des Lebendigen angenommen und verstanden werden, damit wieder heil und neu zusammengefügt werden kann, was aus der Balance geraten ist.

Im Diskurs über Gesundheit und Krankheit geht es um den qualitativen Zustand der leibhaftigen Existenz des Menschen, der entsprechend der äußeren Lebensumstände und der Zustände, Konflikte und Störungen im Innenraum des Körpers ständiger Veränderung unterworfen ist. Als Subjekt des Geschehens, so hat der Mensch schon im vorgeburtlichen Prozess und auch danach gelernt, muss er angesichts der Tatsache, dass er eine »Krisenexistenz« lebt, Sorge dafür tragen, dass Körper, Geist und Seele den an sie gestellten Anforderungen gewachsen sind, nicht über- oder unterfordert werden und in einem umfassenden Sinn die Lebens-Mittel bekommen, die sie so nähren, dass sie ihre Aufgaben auch erfüllen können und Beachtung finden, wenn sie ausfallen oder streiken.

Der lebendige Leib manifestiert sich im Dialog mit dem konkreten Leben als Energie und Energieverlust, als Bewegung und Bewegungsmangel, in jedem Fall immer aktuell als spezifische Zeitgestalt in der leiblichen Existenz der Person. Der Kranke erlebt seine Krankheit als diese konkrete Zeitgestalt, die mit Befund und Befinden sein Leben bewegt und Körper, Organe, Gefühle und Gedanken in Mitleidenschaft zieht.

»Leib« oder »Leben« stellt sich nicht als Alternative. Ohne Leib kein Leben, aber ohne Lebendigkeit auch keine leibliche Existenz, die den Menschen offen mit der Welt in Berührung und seine Potenziale zur Entfaltung bringt. Leben ist körperliches Berührtsein mit all den ambivalenten Folgen, die das nach sich zieht. Der Biologe und Philosoph Andreas Weber nennt Lebendigkeit deshalb auch eine »erotische Ökologie«[44]. Leben in intensiver Form, so schreibt er, ist immer eine Praxis der Liebe, und das Erotische verankert die tiefe Sehnsucht nach einer Praxis sinnstiftenden Berührtseins in unserer verkörperten Existenz.[45] Über Berührungen nehmen wir vom Anfang bis zum Ende unseres Lebens Beziehung auf, sind gerührt, manchmal hin und weg, bleiben unberührt oder rühren einen Menschen zu Tränen. Nur selten wird uns bewusst, in welchem Maß die leiblichen Erfahrungen unser Erleben und die gemeinsamen Lebenswelten prägen. Wer körperlich nicht berührt wird, ist in Not und der großen gesundheitlichen Gefahr der sinnlich spürbaren Vereinsamung und Isolation ausgesetzt. Und das betrifft bei Weitem nicht nur kranke, alte und sterbende Menschen, die darunter leiden, dass durch die professionellen Handgriffe, denen sie sich aussetzen müssen, ihr Leib nicht zu spüren bekommt, was eine lebendige Berührung auszulösen vermag. Die Möglichkeit, die Welt wirklich »anzufassen« und mit allen Sinnen zu erspüren und zu berühren, fehlt besonders unseren Kindern als Experimentierfeld leibgebundener Sinnlichkeit. Dieses Fehlen gefährdet Halt und Bodenhaftung, Lebensfreude und Lebensmut und damit Gesundheit als eine Lebenskompetenz, die weiß, worum es geht.

Wie man sich bettet, so liegt man – der Leib als Medium der Existenz

Von der Wiege bis zur Bahre ist Leben mit dem Prozess leiblicher Einbettung in die jeweilige Lebenswelt beschäftigt, indem alle Erfahrungen in leiblichen Gedächtnisstrukturen verankert werden, die dem Menschen den Umgang mit Dingen, Situationen und anderen Menschen ermöglichen. Die Erfahrungen von Füttern und gefüttert werden, Sehen und gesehen werden, Hören und gehört werden, Tragen und getragen werden, Berühren und berührt werden hinterlassen Eindrücke und Spuren davon, wie Leben lebt und was dem individuellen Leben des Menschen dient.

Bewegungsvermögen, Wahrnehmungsmuster und Gewohnheiten gehen uns durch Nachahmung, Wiederholung und Übung in »Fleisch und Blut« über. Sie prägen sich als Dispositionen und Kompetenzen ein und helfen uns, den »aufrechten Gang« zu erlernen, mit allem, was für Körper, Geist und Seele dazugehört. Sie helfen uns aber eben auch, Gesundheit und Krankheit wie andere Lebenszustände zu lernen, zu ergänzen, zu differenzieren und zu verändern. »Dieses Gedächtnis des Leibes ist die Grundlage unserer Vertrautheit mit der Welt«, schreibt Thomas Fuchs.[46] »Wie man sich bettet, so liegt man«, heißt es im Volksmund. Dass man allerdings auch gebettet und dabei nicht immer gut »gelagert« wird, ist die andere Seite der Medaille.

Unsere embryonale Geschichte hat deutlich gemacht, dass die Biologie des Menschen nicht nur ein Subjekt hat, sondern dass der Mensch qua Leib ein natürliches und zugleich ein soziales Subjekt ist. Unverwechselbar, einzigartig und seiner selbst bewusst werdend einerseits, ist der Mensch als leibhaftige Existenz ohne Koexistenz, Stoffwechsel und Austausch mit den jeweiligen Lebenswelten (wie am Anfang mit dem Mutterleib) nicht denkbar. Alles, was wir erleben, ist nicht nur an den physiologischen Körper als unsere biologische Basis gebunden, sondern hängt auch maßgeblich davon ab, wie wir in der Welt agieren, wie wir sie leibhaftig zu fassen bekommen, oder wie diese auf uns einwirkt. Was den einen erschüttert, lässt einen anderen kalt. Was die einen an Leid und Schmerz ertragen, ist für andere unvorstellbar. Was dem einen das Rückgrat bricht, stärkt den anderen.

Zwischen die Möglichkeit, zu leben, und ihre jeweilige Realisierung tritt der Leib als Medium unserer Existenz. »Mein Leib ist also nicht der Körper, den ich sehe, berühre oder empfinde, sondern er ist vielmehr mein Vermögen, zu sehen, zu berühren und zu empfinden«, so Fuchs weiter.[47] Fühlen, wahrnehmen, Denken und Tun brauchen die Tätigkeit des leibhaftige Subjekts, das bereit ist, in Beziehung zu treten und sich vom Leben »berühren« zu lassen. Diese Fähigkeit ist kein Reflex, und das Vermögen ist nicht angeboren, sondern es muss in einem langen Prozess der Aneignung und Auseinandersetzung mit der Welt gelernt und immer wieder angepasst werden. Wenn es gelingt, führt es, wie an jedem Kind zu beobachten ist, zu einer leibhaftigen Vertrautheit mit sich selbst und der Welt. Kommt diese Vertrautheit irgendwann abhanden, strauchelt der Mensch und fühlt sich verloren.

Jede Krankheit verlangt diese Auseinandersetzung auf verschiedenen Ebenen. Eine medikamentöse Behandlung mit ihren Nebenwirkungen, eine Operation, die Sprachstörung nach einem Schlaganfall, die Beeinträchtigung der Motorik, die seelische Eintrübung bei einer Depression, die Desorientierung bei einer Demenz zwingt den Betroffenen in die »Berührung« mit der Krankheit und verlangt nach neuen und andere Formen seiner »Einbettung« ins Leben. Menschen mit Behinderungen oder mit Langzeitfolgen ihrer Erkrankungen, Menschen in außergewöhnlichen Lebenssituationen, in denen nichts mehr selbstverständlich ist, sind auf ihre Weise Meisterschüler des Lebens, das sie praktisch »neu« erfinden müssen.

Leibliche Existenz und Kultur – Anpassung und Widerstand

»Die besondere Offenheit und Plastizität des menschlichen Leibes ermöglicht also seine Kultivierbarkeit und ist umgekehrt eine entscheidende Voraussetzung für die Entwicklung der Kultur«, stellt Fuchs fest.[48] Zwischen Anpassung und Widerstand, Förderung und Dressur bewegt sich der Mensch durch Kultur und Zivilisation. Jeder Mensch muss sich gerade in Zeiten von Krankheit, Krisen und Verlusten durch seine eigene Tätigkeit und Willensbekundung erneut zur »Unternehmerin oder Führungskraft« seines Leibes machen, im »Gestaltkreis von Wahrnehmung und Bewegung«,[49] wie Viktor von Weizsäcker aus anthropologischer Sicht fordert, aktiv nach neuen Antworten auf die jeweiligen Lebensfragen suchen, seinen Körper kennen- und beherrschen und seinen Leib »bewohnen« lernen. Wie schwer diese Antwortsuche sein kann, zeigt das folgende Beispiel.

144

Leon leidet aufgrund seiner homosexuellen Neigungen an starken Schuldgefühlen. Er war ungefähr dreizehn Jahr alt, als er erstmals mit homosexuellen Praktiken in Berührung kam. Kurz darauf stellten sich bei ihm Störungen ein. Er sah Zickzacklinien, die Konturen der Gegenstände verschwammen vor seinen Augen, es war, als ob sie in der Hitze flimmerten. Störungen dieser Art werden als Skotom bezeichnet; sie sind die Folge einer Blutgefäßverengung im Sehzentrum des Gehirns. Doch das Skotom bildete lediglich den Auftakt für Migräneanfälle. Leon litt an entsetzlichen Kopfschmerzen und an Übelkeit. Er hatte das Gefühl,»als ob man ihm eine Eisenstange in die Augenhöhle trieb«. Mit 27 Jahren zeigten sich dann Symptome einer Sialorrhö, die sich als exzessive Speichelbildung im Mundbereich äußert. Er musste dauernd ausspucken, um ein»Überlaufen« des Mundes zu verhindern. Als er dreißig wurde, verschwanden das Skotom, die Migräne und die Sialorrhö. Dafür begannen sich peptische Magengeschwüre zu bilden. Mit 35 unternahm er eine lange Reise zu Simon, einem Mann, zu dem er sexuelle Beziehungen unterhielt. Auf dem Weg zu ihm hatte er drei Unfälle, wobei er sich einmal mit dem Wagen überschlug. Als sie sich dann endlich trafen, überfiel ihn plötzlich die Zwangsvorstellung, Simon wäre betrunken und würde aller Welt verkünden:»Leon ist homosexuell.« Kurz darauf fühlte Leon eine entsetzliche Angst und so etwas wie einen Eissturm in seiner Brust. Es waren die Vorboten eines Herzanfalls.[50]

Symptome sind Hilferufe des Lebens. Im vorliegenden psychosomatischen Fallbeispiel wenden sie sich an einen jungen Mann namens Leon, dessen leibliche Existenz durch das Verschweigen seiner Homosexualität zum Gefängnis geworden ist. Ihm verschwimmt alles vor den Augen, ein klarer Blick endet im Zickzackkurs; der Kopfschmerz hämmert gegen die Stirn und will raus; aus Ekel spuckt er vor sich selbst aus; der Magen zieht sich zu Geschwüren zusammen, und die Angst, entdeckt und bloßgestellt zu werden, vereist das Herz. Leon lebt in einem »Zuchthaus« von Gedanken, Gefühlen und Befürchtungen. Körper und Organe brechen aus und machen das seelische Leiden und die Denkblockaden über Symptome sichtbar. Sie wollen vor allem mit Leon, nicht vorrangig mit den Ärzten »sprechen«, ihm etwas mitteilen, das nicht hinter den medizinischen Diagnosen verschwinden soll.

Ein »Coming out« – aus der Kammer herauskommen, sich bekennen, sich offenbaren – zeigt, wie schwierig es ist, sich zwischen leiblicher Identität und öffentlicher Kultur zu bewegen, wenn ein Dissens zwischen ihnen liegt. Wie schwer und folgenreich es nicht nur für Leon ist, den individuellen Prozess einzuleiten, sich seiner eigenen gleichgeschlechtlichen Empfindungen und geschlechtlichen Identität bewusst zu werden, die damit verbundene Abweichung von der gesellschaftlich festgelegten Geschlechterrolle zu akzeptieren, sich kritisch mit ihr auseinanderzusetzen und das Recht auf Selbstbestimmung in Anspruch zu nehmen, zeigen anhand des Themas Homosexualität auch die Beispiele Prominenter aus Politik, Wissenschaft oder Wirtschaft. Besonders nachdrücklich aber weisen die würdelosen, demokratiefeindlichen und vor allem krank machenden Auseinandersetzungen im Lebens- und Arbeitsalltag von Schülern, Sportlern, Lehrern, Ärzten und unseren nahen wie globalen Nachbarn darauf hin.

Krankheiten wie AIDS, Depression, Schizophrenie, Sucht und neuerdings auch Demenz zeigen, wie schwer es der Öffentlichkeit fällt, die seelischen und körperlichen Ausdrucksformen bestimmter Krankheiten als das zu nehmen, was sie zunächst einmal sind: die eigenwillige und freie Gestaltungsarbeit von Leib und Leben.

Körper sein und Körper haben – der Leib als Medium des Betroffenseins

Die Anpassung und »leibliche Einbettung« des Menschen in die Lebenswelt, die ihm zur Verfügung steht, ist in unterschiedlicher Weise gefährdet. Krisen wie lebensbedrohlicher Hunger, Isolation, Gewalt, traumatische Erfahrungen und Krankheiten können den Boden brüchig machen oder ihn den Betroffenen ganz entziehen. Immer mehr Menschen müssen erleben, dass sie ihre materielle Existenzgrundlage verlieren, durch Hunger und Krankheit gefährdet sind, Millionen sind auf der Flucht und wissen nicht wohin.

Der Mensch gestaltet seine Leiblichkeit nicht nur, er ist ihr auch ausgesetzt, muss sie erleiden und ertragen. In diesem Sinn widerfährt uns Leiblichkeit als »Naturgewalt«, wenn unverhofft und bedrohlich ein unerträglicher Schmerz den Körper schüttelt, Herzklopfen den Atem rasen und aussetzen lässt, Todesangst einen Schock auslöst, Schwindel und Ohnmacht uns zu Boden reißen und wir uns nicht mehr aufrecht halten können. In solchen Augenblicken erfahren wir den Leib als Medium des Betroffenseins, der Verletzlichkeit und Endlichkeit. Lähmungen, Krämpfe, Ohnmachten, Sprachstörungen, Herzinfarkt, Schlaganfall und andere Ausfälle machen deutlich, dass der menschliche Leib nicht autark ist, die leibliche Existenz in jedem Augenblick schwer erschüttert werden kann und die beängstigenden Erfahrungen den Menschen nicht so schnell wieder loslassen.

Vor allem Schmerzen gehen in das Gedächtnis des Leibes ein und entfalten dort eine nachhaltige Wirkung. »Gebranntes Kind scheut das Feuer«, lautet die sprichwörtliche Verbindung von Schmerz und Gedächtnis. »Der Leib entwickelt ein Gedächtnis seiner Verletzbarkeit und damit seiner Grenzen«[51] und weckt uns »aus dem Traum unserer ungestörten Identität mit der Umwelt«[52].

Im Schmerz schützt sich der Leib durch Anspannung, Schonhaltung, Rückzug oder indem er gefährliche Situationen meidet. Ein schmerzender Rücken verführt zu den merkwürdigsten Schonhaltungen. Schmerz fühlt sich in vielerlei Hinsicht wie eine Einengung an, er saugt die Gedanken geradezu an, und je nach Art des Schmerzes bringt die Intensität des Erlebens einen Menschen an den Rand des Erträglichen. »Außer sich vor Schmerz« gewesen zu sein, ist eine Erfahrung, die lange »akut« bleibt, weil der Schmerz seine ganze vitale Kraft und Lebendigkeit zum Ausdruck gebracht hat. An Zahnschmerzen dieser Art können sich viele Menschen erinnern. Reißend, bohrend, pochend, ziehend, dumpf und schrill bringt der Schmerz Organe und ganze Körperregionen zum Sprechen. »Wer nicht hören will, muss fühlen« ist jener Satz, der viele Menschen an die enge Verbindung von Schmerz und sozialer Disziplinierung sowie die schmerzhafte Zurichtung des Leibes in Erziehung, Schule, Militär, Gefängnis und anderen Institutionen erinnert.

Das Schmerzgedächtnis steht oft in enger Verbindung zum Beziehungsgedächtnis, und beide reaktivieren sich, wenn es um die Beschreibung dessen geht, was Menschen körperlich, aber auch seelisch und als soziale Demütigung erlebt haben. Viele Patienten mit chronischen Schmerzstörungen haben früher schwere Schmerzen im Zusammenhang mit Gewalterfahrungen erlitten, als Kinder körperliche Strafen und dabei den Wechsel von Zuneigung und Züchtigung, Zuckerbrot und Peitsche erlebt, die sich tief ins Leibgedächtnis eingegraben und als »psychogene« Schmerzen etabliert haben. Das Gesicht der Peiniger verankert sich und steht für den erlittenen Beziehungsschmerz. Die Forschungen über die traumatischen Erfahrungen, die Menschen in Kriegen und auf der Flucht machen mussten, haben die interdisziplinäre Schmerzforschung weitergebracht. Sie konnten zunehmend das Geheimnis der Wirkung und Wege aufzeigen, mit denen der Schmerz sich nachhaltig in der leiblichen Existenz des Menschen eingraben konnte und vielleicht in der therapeutischen Bearbeitung besänftigen oder gar auflösen lässt.

Fünfzig Jahre nach dem Zweiten Weltkrieg erinnert sich der jüdische Schriftsteller Aharon Appelfeld körperlich an die Kriegszeit:

>*Immer wenn es regnet, wenn es kalt wird oder stürmt, kehre ich ins Ghetto zurück, ins Lager oder in die Wälder, in denen ich so lange Zeit verbracht habe. Die Erinnerung hat im Körper anscheinend lange Wurzeln ... Alles, was damals passierte, hat sich den Zellen meines Körpers eingeprägt. Nicht meinem Gedächtnis. Die Zellen des Körpers erinnern sich anscheinend besser als das Gedächtnis, das doch dafür bestimmt ist ... Der Krieg sitzt mir in allen Gliedern ... Hände, Füße, Rücken und Knie wissen mehr als die Erinnerung. Wenn ich aus ihnen schöpfen könnte, würden mich die Bilder nur so überfluten.*«[53]

Bedürftigkeit, Weltoffenheit und das Ausgesetztsein des Menschen bieten eine große Angriffsfläche. Sie machen ihn abhängig und »beeindruckbar«. Mit der Außenseite unseres Leibes werden wir für andere sichtbar, zum »Körper für andere«, wir werden erreichbar, angreifbar und damit zum potenziellen Träger sozialer Symbolik. Als kranker, zu magerer oder zu dicker, behinderter, geschundener, schmerzender Körper, als schöner, gesunder, kräftiger, weiblicher, männlicher, schwarzer oder weißer, junger oder alter Körper fällt dieser durch ein spezifisches, mehr oder weniger sichtbares Merkmal auf, das zum Anziehungspunkt der Beobachtung, spontaner Zuneigung oder Ablehnung werden kann. Wenn Menschen Pech haben, wird ihr ganzes körperliches Sein auf dieses eine Merkmal reduziert, das nun bewusst und unbewusst Projektionsfläche für Beurteilung, Verurteilung, Wohlwollen, Ächtung, Sorge, Kontrolle oder Voyeurismus wird. Die Gefahr, die dabei entstehenden Fremdbilder, die weltweit Grundlage von Rassismus, Sexismus und anderen Formen der Menschenverachtung sind, zur Grundlage des eigenen Körper- und Selbstbildes zu machen, zeigt sich in den besonderen gesundheitlichen Gefährdungen, die wir auf der individuellen wie gesellschaftlichen Ebene im Jugend-, Diäten- oder Schönheitswahn oder in den zunehmenden Ängsten vor körperlichem Leistungsabfall, Krankheit oder Alter beobachten können. Die Aufforderung »Fit und gesund bis hundert« hat etwas von einer Kampfansage an sich, zumindest für die, die schon mit sechzig Jahren aus unterschiedlichen Gründen nicht mehr fit aussehen und sind.

Ein Körper *sein* und einen spezifischen Körper *haben* macht ganz offensichtlich einen Unterschied. Krank *sein* und eine Krankheit *haben* ebenfalls. Der Soziologe Helmuth Plessner sprach vom »unaufhebbaren Doppelaspekt der Gleichzeitigkeit der leiblichen Existenz«. Auf der einen Seite steht das Leib-Sein, das Körper, Geist und Seele umfasst, und das dem Menschen die Möglichkeit unmittelbaren Erlebens beschert, welches so nur diese eine Person haben kann. Auf der anderen Seite steht der Aspekt, dass der Mensch gleichzeitig einen Körper hat, den er anschauen, nützlich einsetzen und auch distanzierter wahrnehmen und reflektieren kann, der aber eben auch von außen für andere wahrnehmbar und nutzbar ist. Der Begriff »lebendige Arbeitskraft« enthält den Aspekt des Körper-*seins*, nämlich lebendig zu sein und sich auch so zu fühlen, und den Aspekt des Körper*habens*, nämlich mit einem Körper als Arbeitskraft einsetzbar zu sein. Wie die Innen- und Außenseite der Leiblichkeit, so stehen sich beide Aspekte gegenüber und bleiben doch eine Einheit.

Im Kranksein erlebt der erkrankte Mensch unmittelbar, was mit ihm los ist. Wenn er von seiner Krankheit spricht, kommt der Aspekt der Distanziertheit und darüber eine neue Wahrnehmung seiner selbst ins Spiel. Im Spiegel einer Krankheit nimmt man den eigenen Körper anders wahr. Auch der Blick der Ärzte auf den erkrankten Körper verändert den Blick des Patienten. Er vergleicht sich mit anderen Kranken oder versucht, die medizinischen Krankheitsbeschreibungen zu verstehen und einzuordnen. Im Bewusstwerden dieser anderen körperlichen Wahrnehmung entstehen Gefühle wie Scham, Befangenheit, Empfindlichkeit oder Schuld. Der eigene Leib setzt sein Gesehen-Werden mithilfe der Fremdbilder und Diagnosen in Haltungen um, und auch diese können in »Fleisch und Blut« übergehen. Sich für eine Krankheit selbst schuldig zu fühlen oder sie als Schuld eines anderen zu sehen, zeigt eine unterschiedliche Haltung und Einstellung und ist ein relevanter subjektiver Befund hinter dem medizinisch gesehen objektiven Befund. Ob ein Erkrankter seinen Körper »sachlich« als eine zu reparierende Maschine sieht und erlebt oder sich mit einem Sinngeschehen konfrontiert fühlt, das ihm nicht nur eine Reparatur, sondern auch einen Sinneswandel abverlangt und eine Wende im eigenen Leben einleiten will, führt zu einer Haltung, die auch als Halt im Chaos der Gefühle dient. Leib und Lebenswelt bilden somit eine Einheit.[54]

Die Geschichte der Zivilisation, der Körper- und Krankheitsbilder tritt in ihrem jeweiligen historischen Ausdruck als eine Zeitgestalt auf, die uns deutlich macht, dass im menschlichen Leib und seiner individuellen Originalität und Einmaligkeit Sozialität und Kulturalität von Anfang an angelegt sind und weitergetragen werden. Als Krisenexistenz ist der Mensch mit all seinen Krankheiten und Gesundheiten in der jeweiligen Gesellschaft und Kultur zu Hause, denn aus ihnen bezieht er im körperlichen, seelischen, geistigen Stoffwechsel den »Stoff«, den es braucht, um mitten in der jeweiligen Zeit- und Gesellschaftsgeschichte ein Mensch mit eigener Lebensgeschichte zu werden.

Innere Ordnungen und Arbeitsweisen

Körper, Geist und Seele sind keine vorfabrizierten, abrufbaren »Fahrgestelle« unserer leiblichen Existenz, mit denen wir effektiv, nach geregelten Fahr- und Zeitplänen, mit Führerschein und krankenversichert, TÜV-überprüft, auf Autobahnen, Sackgassen und Feldwegen durchs Leben gurken. Während die Kuh, wie der Kulturhistoriker Egon Friedell einst sagte, aus allem Milch und Dünger, die Biene aus allem Honig und Wachs, der Melancholiker aus allem Trauer macht, so bestehen Aufgabe und Funktion von Körper, Geist und Seele darin, aus allem unser Leben zu machen.

Der Körper ist sich selbst bewegender und von eigenen Interessen durchdrungener Leib und führt ein Eigenleben, das seinen Fortbestand gewährleisten soll. Auch der Geist fragt nicht ständig, ob und wie er denken darf, und die Seele klärt nicht vorher mit dem Verstand ab, ob sie sich freuen oder ab wann sie leiden soll.

Im Organismus herrscht so etwas wie bedingte Freiheit, selbst wenn wir nicht immer lieben, was dabei herauskommt. Körper, Geist und Seele sind jedenfalls keine Reflexmaschinen, sondern tun ihre Arbeit in leidenschaftlicher Bewegtheit, müssen mit Widersprüchen umgehen, sich ergänzen, gegenseitig vertreten und auch erleiden lernen, was ihnen zustößt. Noch ehe wir eine aufsteigende Unruhe als Angst erkannt haben, hat diese den Leib schon unter Druck gesetzt und ihn mit Adrenalin überflutet, damit irgendetwas gegen die gefühlte Bedrohung unternommen oder die Flucht vorbereitet wird, die der Mensch im Angesicht der Gefahr am liebsten antreten würde. Schneller, als wir denken können, erobert eine Wut mit den entsprechenden körperlichen Reaktionen ein Konfliktfeld und bringt im Ausbruch das Fass zum Überlaufen, das schon lange randvoll war. Eine Tumorbildung wird aus unerfindlichen Gründen in der Leber angehalten und tritt »spontan« den Rückzug an, eine multiple Sklerose rennt von Schub zu Schub, weil der Betroffene ohnehin nur noch den Rollstuhl vor Augen hat, wie der Arzt Bernie Siegel als »Prognose Hoffnung« aus seiner therapeutischen Praxis zu berichten weiß.[55]

Natürlich liegt dem funktionierenden Organismus, dem Herz, der Leber, dem Gehirn, eine »gesetzmäßige« Ordnung zugrunde, aber die Organe funktionieren »antilogisch«, wie Viktor von Weizsäcker in seiner *Pathosophie* schreibt. Sie stellen sich mit jedem Atemzug, mit jedem Herzschlag, mit jedem Gedanken, jedem Gefühl leidenschaftlich oder bedächtig verhandelnd auf den Menschen ein, mit dem sie sein Leben gestalten. »Das Leben scheint die Logik nicht zu lieben, und im Überschwang kann es sie verachten, überrennen oder hassen.«[56]

Wer etwas über das Leiden des Menschen, über Krise, Krankheit und Co. erfahren will, muss zunächst verstehen lernen, dass er sich auf schwankendem Boden bewegt und eher als Archäologe zu Ausgrabungen und Spurensicherung denn als Naturwissenschaftler auf der Suche nach exakten Ergebnissen unterwegs ist. Nie begegnet er in der Krankheitsbiografie eines Menschen lediglich einem »objektiven Befund«, der als messbarer Sachverhalt unabhängig vom erkrankten Menschen als dem Subjekt des Geschehens verstanden werden kann. Nur der Betroffene weiß letztlich bewusst oder unbewusst um den Zusammenhang von Befund und Befinden, der sich hinter einer Migräne, einem Herzinfarkt oder einer Querschnittslähmung auftut, den Menschen aus der Balance gebracht hat und Hinweise auf die Herausforderung enthält, wieder gesund zu werden. Wenn die Organe ihr Schweigen brechen und die Seele streikt, berichten sie nicht nur von somatischen Veränderungen und seelischen Auffälligkeiten, sondern von einem Wandlungsprozess, der mehr oder weniger die Veränderung und Zukunft der gesamten Lebensqualität eines Menschen in den Blick nimmt.

Im Zustand der Gesundheit, den die WHO als »umfassendes körperliches, geistiges, seelisches, soziales und spirituelles Wohlbefinden« definiert, fühlen Menschen sich relativ stark, haben Zugang zu ihren Fähigkeiten, können Herausforderungen annehmen und sich belasten. Körper, Geist und Seele nehmen sich in ihren unterschiedlichen Belangen gegenseitig wahr und vermitteln das Gefühl, im Gleichgewicht zu sein oder es wieder herstellen zu können. Gedanken und Gefühle stehen sich nicht fremd gegenüber, sondern stärken das Handlungsvermögen und sorgen dafür, dass Menschen vor allem in Krisen mit sich selbst und anderen Menschen in gutem Kontakt bleiben. In bewegter Balance bleiben lebenskompetente Menschen auch in außergewöhnlichen Situationen für notwendige Veränderungen offen, halten nicht verbissen fest, was verändert werden muss, können Hilfe annehmen und die Unterstützung wahrnehmen, mit der die sozialen Netze sie tragen.

»Zu schön, um wahr zu sein«, mag sich mancher denken, der dieses umfassende Verständnis von Gesundheit als Lebenskompetenz nicht nur zu Kenntnis nimmt, sondern für einen Augenblick konkret auf sich selbst bezieht. Aber dieses Leitbild der WHO sollte zunächst vor allem dem Versuch dienen, die Vorstellung von Gesundheit aus der Umklammerung und Verengung durch die naturwissenschaftliche Medizin zu lösen und ist – wie alle Leitbilder und theoretischen Konzepte – keine Beschreibung der Realität.

Für meinen eigenen Versuch, Gesundheit und Leben theoretisch wie praktisch aufeinander zu beziehen und dem Subjekt des gesunden oder kranken Menschen und seiner Lebendigkeit den Platz einräumen zu helfen, den sie verdienen, eröffnete dieses und andere Leitbilder den Zugang zu den Dimensionen und Prinzipien, aus denen sich die Lebendigkeit des Lebens im Zusammenspiel der Kräfte begründet und die jedem Menschen grundsätzlich als Potenzial und zu entwickelnde Kompetenzen zur Verfügung stehen. Auch im Zustand der Krankheit stehen vielen Menschen diese Kompetenzen zur Verfügung und können ihnen helfen, sich bewusst mit dem eigenen Leben auseinanderzusetzen und neue Wege zu finden. Auch wenn er medizinisch ohne Befund ist, kann sich ein Mensch bezogen auf die Lebendigkeit und Qualität seines Lebens angeschlagen, müde und perspektivlos, also gar nicht gesund fühlen, während ein Kranker sich trotz seiner Befunde relativ stark oder sogar gestärkt fühlen kann, seine Ressourcen mobilisiert, Phantasie entwickelt, im Kontakt mit sich und seiner Umwelt bleibt und sich Hilfe holt.

Gesundheit wie Krankheit sind um der Qualität des Lebens willen am dynamischen Gleichgewicht eines Systems interessiert, das auf Selbstregulation und Interaktion der dem biologischen und geistigen Leben zugrunde liegenden Prinzipien beruht. Wenn dieses System nicht gefördert, wenn es unterlaufen, außer Kraft gesetzt oder nachhaltig geschädigt wird, dann kommt es über die Reduktion der Lebensgrundlagen und Gestaltungsmöglichkeiten über kurz oder lang zu Befindlichkeitsstörungen verschiedener Art, zu Widerstand, Rückzug oder Krankheit.

Die beiden »Gestaltkreise« verdeutlichen, worum es bei der Förderung des menschlichen Wohlbefindens geht und wodurch es gefährdet ist. Über viele Jahre habe ich unter meiner Fragestellung »Wie lebt das Leben?« und der Frage, welche Strukturen, Prinzipien und Risiken den Prozessen von Gesundheit und Krankheit zugrunde liegen, die großen Paradigmenwechsel in den Naturwissenschaften studiert. Ich habe die Theorien und Analysen der Humanmedizin, Psychosomatik und biografischen Medizin, der Anthropologie, der Sozialwissenschaften und der Philosophie auf der Suche nach Antworten abgeklopft und bin am Ende erstaunlicherweise auf einige vergleichbare Grundprinzipien und Bedingungen gestoßen, mit denen sich der Zusammenhang von Gesundheit und Krankheit beschreiben und verstehen lässt.

Lebensprozesse stehen im systemischen Zusammenhang einer Einheit und suchen mit einer spezifischen Dynamik immer wieder neu nach einer Balance zwischen den Polen, wie ich sie beispielhaft exemplarisch im Medizinrad beschrieben habe. Das Modell von Yin und Yang, das als Zeichen fast zum Alltagswissen geworden ist, ist eine gute Darstellung der systemischen Beziehung der polaren Energien, die das Lebendige prägen. Die Polarität in der Einheit finden wir auch im Modell des menschlichen Organismus wieder: im Ein- und Ausatmen, im Aufnehmen und Abgeben der Verdauung und vor allem in den beiden Antagonisten unseres vegetativen Nervensystems, dem Sympathikus und dem Parasympathikus, die das Gehirn mit allen inneren Organen, den Muskeln, dem Adersystem und der Haut verbinden. Die Antagonisten arbeiten als System mit einer gewissen Arbeitsteilung und regeln wie zwei lebensnotwendige Gegenspieler Aufbau und Abbau, Erregung und Hemmung innerhalb der Lebensvorgänge. Die gegensätzliche Aufgabenstellung verlangt nach einer hoch sensiblen Balance und macht die Arbeit schwierig. Während ein Organ auf Hochtouren läuft, muss ein anderes gedämpft werden – Erregung und Anspannung auf der einen Seite, Hemmung und Entspannung auf der anderen. Um die Leistungsfähigkeit des Organismus zu erhöhen und zu erhalten, ist die eine Reaktion genauso notwendig wie die andere. Ein einseitiges Überwiegen der einen Reaktion wird auf Dauer die Leistungsfähigkeit des Organismus genauso herabsetzen wie ein Überwiegen der anderen. Im Lebendigen geht es um die Betonung der Verschiedenheit auf der einen Seite und um Ausgleich und Gleichgewicht auf der anderen Seite. Gesundheit ist deshalb im Kontext der Argumentation, die ich in diesem Buch versuche, ein auf Selbstregulation beruhendes dynamisches Gleichgewicht, das auf bestimmten Prinzipien fußt. Werden diese Prinzipien und Strukturen nicht gefördert, werden sie verletzt oder gar aus den Angeln gehoben, so werden die Lebensgrundlagen reduziert, die

Spannkraft von Körper, Geist und Seele herabgesetzt, und das Wohlbefinden gerät in Gefahr.

Die folgenden Grafiken sollen die Grundprinzipien einer »gesunden Lebensentwicklung« und ihrer Gefährdung noch einmal genauer in den Blick nehmen.

Gestaltungsprinzipien des Lebens

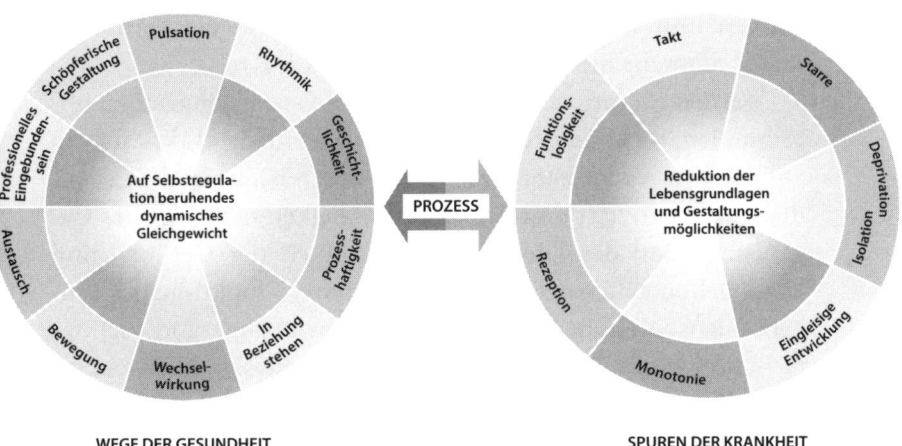

WEGE DER GESUNDHEIT   SPUREN DER KRANKHEIT

Sich berühren lassen, Beziehungen aufnehmen, gestalten und wahrnehmen sind keine Reflexe und mechanische Reaktionen des Lebens, sondern sie benötigen Methoden und Gestaltungsprinzipien, mit deren Hilfe der lebendige Austausch des Lebens gelingt und lebendig bleibt. Wie jeder Mensch an sich selbst wahrnehmen kann, brauchen wir, wie in den beiden Kreisen dargestellt, Rhythmus und Pulsation nicht nur im Herzschlag und Atemrhythmus, sondern auch im Schlaf- oder Verdauungsrhythmus. Wer seinen eigenen Rhythmus verliert, verliert auf Dauer auch seine Leistungsfähigkeit. Ohne »schöpferische Gestaltung«, ohne dass wir Spielräume nutzen und kreativ mit

157

Über- und Unterforderung umgehen, und ohne dass wir das Recht auf kreative Mitgestaltung wahrnehmen, ist der Weg gesundheitlicher Gefährdung beschritten. Ohne »Austausch«, »Bewegung« oder »Wechselwirkung« fände die Lunge keinen Sauerstoff, der Magen keine Nahrung, die Liebe kein Gegenüber, und ein umfassender Bewegungsmangel und Kontaktverlust würde das Leben lahmlegen. Leben ist Beziehung und braucht Bezüge, entwickelt sich durch alle Lebensphasen hindurch in Prozessen und muss zu seiner jeweiligen Geschichtlichkeit und seiner spezifischen Einbettung in die Gattungs- und Zeitgeschichte stehen (Seite 157, linker Kreis).

Werden Pulsation und Rhythmus im Gegenzug gestört, unterbunden, nicht gefördert und überwiegend zu »Takt« und in »Starre« verwandelt (Seite 157, rechter Kreis), so ist die Lebendigkeit, Kreativität und Anpassungsfähigkeit nicht nur des Organismus und des Körpers, sondern auch der Gefühls- und Denkwelten gefährdet. Statt »Austausch«, »funktionelles Eingebundensein«, »Bewegung«, »Wechselwirkung« und »schöpferische Gestaltung« erleben wir dann eingleisige Entwicklungen, Ausgrenzungen und Isolation, Fundamentalismus und Verarmung auf allen Ebenen der menschlichen Existenz. Monotonie und Rezeption reduzieren die Lust auf Beziehungen, senken das Interesse an Selbst- und Mitgestaltung und bereiten den Weg zu mehr oder weniger sichtbaren Lebensstörungen, die sich als Passivität, Resignation, Sinnverlust, Gleichgültigkeit, Gewaltbereitschaft oder als Begleiterscheinungen und Ursachen in der Vielfalt körperlicher, seelischer und sozialer Störungen und Erkrankungen zeigen.

Statt uns auf das Leben, seine Lebendigkeit und seine Gestaltungsprinzipien zu konzentrieren, der eigenen Lebensreflexion und Lebensfähigkeit zu vertrauen, die sich bis heute immer wieder als starke Kraft und Halt erwiesen hat, entwickeln wir immer mehr wissenschaftliche, politische und andere Glaubensgemeinschaften, um dem Leben beweisbar beizubringen, wie es zu leben hat. Statt »Ehrfurcht vor dem Leben«, womit weder Unterwerfung noch gnadenlose Bewunderung gemeint ist, steht das Leben im Diskurs über Gesundheit und Krankheit ständig vor Gericht und ist angeklagt wegen Widerstand gegen die Gesundheitsbehörden und nicht genehmigten Demonstrationen. »Wir sind nicht davon überzeugt«, schreibt Nietzsche weit vorausschauend, »ein wahrhaftiges Leben in uns zu haben.« Und weiter: »Zerbröckelt und auseinandergefallen, im Ganzen in ein Inneres und ein Äußeres halb mechanisch zerlegt, mit Begriffen wie mit Drachenzähnen übersät, Begriffs-Drachen erzeugend, dazu an der Krankheit der Worte leidend und ohne Vertrauen zu jeder eigenen Empfindung, die noch nicht mit Worten abgestempelt ist: als eine solche unlebendige und doch unheimlich regsame Begriffs- und Wortfabrik habe ich vielleicht noch das Recht von mir zu sagen cogito ergo sum, nicht aber vivo, ergo sum.«[57]

Warum, wieso, weshalb?

Wenn die Organe ihr Schweigen brechen und die Seele streikt, stellen Kinder und Erwachsene unterschiedliche Fragen. Was machen die Organe, wenn sie nicht krank sind? Stirbt die Seele mit dem Körper? Warum gibt es Krankheiten und wer denkt sie sich aus? Warum halten Krankheiten sich nicht an Terminkalender und schlagen oft wie ein Blitz aus heiterem Himmel ein? Wie kommunizieren Organe miteinander, und funktionieren sie bei jedem Menschen gleich? Warum können Menschen ohne Magen oder mit einem halben Darm weiterleben? Kann jedes Organ wehtun? Warum werden transplantierte Organe abgestoßen? Wo genau wohnen Geist und Bewusstsein? Sind Augen die Fenster der Seele, und wo bleibt sie, wenn der Mensch stirbt? Können die Organe der Seele helfen, wenn sie streikt, und kann die Seele etwas für den Körper tun? Wie überträgt sich Angst auf den Blutkreislauf? Gibt es einen »normalen« Blutdruck, ein »normales« Gewicht, eine »normale« Wirbelsäule? Und warum gibt es von jedem Menschen nur einen einzigartigen, unvergleichbaren Fingerabdruck? Gibt es ein Trostpflaster für Organe, eine Narkose für die Seele, Pillen gegen Falschdenker?

Warum, wieso, weshalb? Fragen über Fragen. Und nicht nur Kinderfragen. Die Organe leben, arbeiten, fragen und antworten in unserem Körper, solange wir leben. Sie begleiten uns durch alle Lebensphasen hindurch und lernen, mit uns zu leben. Eine Gebrauchsanweisung für diesen gemeinsamen Lernprozess gibt es nicht. Kein Herz, keine Leber, keine Wirbelsäule, kein Gehirn und keine Seele weiß, was auf sie zukommt, wenn sie sich in ihrem Entstehungsprozess auf einen konkreten Menschen und dessen ihm selbst unbekanntes, zukünftiges Leben einlassen muss. Die Organe werden »eingebettet«, sind leibhaftige Mitbewohner, Mitstreiter und Träger unseres Lebens. In der beschützenden Obhut unseres Körpers übernehmen und erfüllen sie jeweils bestimmte lebensnotwendige Funktionen, regulieren das Netzwerk der Verbindungen und machen den Körper zur wichtigsten Funktions-, Arbeits- und Betriebseinheit menschlichen Lebens. Als lebendige Wesen sind wir an der Entstehung, Entwicklung und Veränderung der Organe, ihrer Systeme wie Nerven-, Hormon- oder Immunsystem und des Körpers als einer »Werkstatt des Lebendigen« beteiligt.

Den Prozess der selbstverständlichen Zusammenarbeit mit unseren Organen nehmen wir genauer wahr, wenn diese ihr Schweigen brechen, den Körper aufwühlen, das Denken lähmen und Gefühle zum Toben bringen. Dann herrscht Unruhe im Lebenshaus, Probleme wollen auf den Tisch. Bisher unbekannte Fragen suchen an der Grenze zwischen Gesundheit und Krankheit nach Antworten.

Wie laut, sichtbar und schmerzhaft muss der Hilferuf unseres Lebens sein, damit wir reagieren? Auch wenn das gestörte Gleichgewicht, Herzrasen, Schmerzen oder das Zittern der Beine sich nicht mehr übersehen lassen, bleibt das Gespräch darüber schwierig. Wie die Angst bändigen, der Neigung zur Bagatellisierung oder Übertreibung entgegenwirken, die richtige Hilfe suchen und finden? Wann ist welche Grenze erreicht oder überschritten?

Die meisten Menschen kennen solche Fragen aus eigener oder aus der Erfahrung mit Angehörigen oder Freunden, die in körperliche, seelische oder soziale Konflikte gerieten. Die meisten wissen auch, wie schwer es ist, Grenzsituationen zu erkennen und Entscheidungen zu treffen. Mit diesen Fragen aber wird eines schon deutlich: Wenn die Organe ihr Schweigen brechen und die Seele streikt, dann geht es nicht nur um einen einzigen, klaren Befund, sondern auch um die Befunde hinter dem möglichen Befund.

Das Orchester der Organe komponiert und spielt

Stellen wir uns vor, unser Körper würde zu einer Vollversammlung der Organe einladen, jedes dieser Organe müsste über seine spezielle Arbeit berichten und würde anschließend mit uns als den Besitzern der Organe persönlich über das Arbeitsergebnis sprechen wollen. Immerhin gäbe es mindestens neunundzwanzig Wortmeldungen von Organen, die ihrerseits in Systemen wie dem Verdauungs-, Atmungs- und Kreislaufsystem zusammenarbeiten und hoch differenzierte Aufgaben übernehmen. Die Haut als größtes Organ nimmt bis zu zwei Quadratmeter Platz in Anspruch; die Muskulatur bei einem Erwachsenen wiegt dreißig Kilogramm und mehr. Bis zur Geburt haben wir zusammen mit dem mütterlichen Organismus wie früher im Buch beschrieben eine stattliche Mannschaft zusammengestellt, die uns als ABC unseres Leibes durch das Abenteuer Leben begleitet und keine Minute zum Stillstand kommen darf.

Das ABC der Organe

Augen, Arm und Anus
Bauchspeicheldrüse, Blut, Beine, Blase
Cortis, Colon
Darm, Drüsen, Daumen
Eierstöcke, Ellenbogen, Enddarm
Ferse, Fuß, Finger
Gallenblase, Gehirn, Gelenke, Gebärmutter
Herz, Haut, Hoden, Hand, Hüftgelenk
Immunsystem, Innenohr
Knochen, Knochenmark, Kreislauf
Lunge, Leber, Lymphsystem
Magen, Muskeln, Milz, Mund
Nerven, Nase, Nieren, Nacken
Ohr mit Innenohr und Labyrinth
Pankreas, Puls, Plazenta, Penis
Querfortsätze der Wirbel
Rücken, Rachen
Schilddrüse, Skelett, Speiseröhre
Thalamus, Thorax, Thymusdrüse
Uterus, Unterleib, Unterschenkel
Verdauungssäfte, Vorderfuß
Wirbelsäule, Wade, Wange
Zellen, Zunge, Zwerchfell, Zwölffingerdarm.

Dieses Alphabet der Organe kennen die meisten Organbesitzer. Wie die Organe aussehen, wo sie genau liegen, wie sie im großen Orchester des menschlichen Organismus zusammenwirken, wer wann komponiert und wer zu einer anderen Zeit dirigiert, ist schon weniger bekannt. Die Vielfalt der Krankheiten, die sie entwickeln können, gehört eher zum Gruselkabinett des Lebens, macht hilflos und ängstigt. Nicht umsonst fürchten viele Fachärzte besonders die Krankheiten, auf die sie spezialisiert sind, und würden ungern in der eigenen Abteilung liegen, wenn sie daran erkrankten.

Ob und welchen Sinn die schöpferische wie wirkungsreiche Tätigkeit des großen Organorchesters hat, bleibt meistens im Dunkeln. Haut ein Organ jedoch plötzlich mit einem Tumor auf die Pauke, dann spielt es im Leben eines Patienten mit Sicherheit die erste Geige.

Funktionelle Aufgabe, Bedeutung und spezifische Möglichkeiten, die Organe im gesunden Zustand haben, werden meistens deutlicher, wenn die Organe aus der Anonymität heraustreten und mit Störungen auffallen. Wie kreativ sie dabei sein können, zeigen uns zum Beispiel die Sinnesorgane. Augen können sehen, wegsehen, übersehen, schielen, erblinden, sind kurz- oder weitsichtig, können einen grauen oder grünen Star entwickeln, sich entzünden, den Innendruck erhöhen und vieles mehr. Lust und Leid, Kritik, Hass, Abneigung oder Aggression lassen sich wortlos mit dem Blick ausdrücken. Augen sind so etwas wie das Spiegelbild der Seele. Starke Emotionen sind in der Lage, das Sehen zu stören, wie im Fall von Leon. Wenn eine gequälte Seele in Krankheit ausweicht und sich das Sehsystem aussucht, kann es zu teilweisem und vollständigem Verlust der Sehleistung kommen, ohne dass eine organische Ursache erkennbar wird. Psychosomatisch gesehen treffen im System Auge das äußere und das innere Sehen aufeinander, Organfunktion und psychische Reaktion sind im Gespräch.

Auch Kopf und Hals sind bevorzugte Orte für das Wechselspiel von Emotion und Körperreaktion. Die großen Hirnnerven sind eng mit dem vegetativen System verbunden, die Schleimhautoberfläche der oberen Luft- und Speisewege ist als vitales Kommunikationsorgan für das Immunsystem essenziell.

Gesichts-, Hals- und Schlundmuskulatur sowie die Schleimhäute haben eine Vielfalt von Funktionsstörungen zu bieten. Bei Missempfindungen der Rachen- und Halsregion wie der »Frosch«, »Kloß« oder »Knödel« im Hals, beim funktionellen Gesichts-, Hals- und Kopfschmerz, Zungenbrennen, vermehrtem Räusperzwang, belegter Stimme oder extremer Mundtrockenheit spricht die psychosomatische Medizin von einem »funktionellen« oder »psychogenen« Globus, in dessen Zentrum wesentlich ein »unphysiologischer« Spannungszustand der Schlund- und der inneren Kehlkopfmuskulatur steht.

In den letzten Jahren hat zudem das Krankheitsbild »Tinnitus« mit seinen vielfältigen Variationen nicht nur darauf aufmerksam gemacht, wie schwer physiologische von pathologischen Ohrgeräuschen zu unterscheiden sind, sondern auch darauf, wie variabel und emotional abhängig die individuelle Reaktion auf den Tinnitus ist.

Ohren können hören, weghören, überhören, sich in die kompliziertesten Musikstücke einhören, die Stille hinter der Stille hören, dicht machen und auch abstürzen. Beinmuskeln können stehen, gehen, springen, tanzen, schleichen, zutreten, flüchten, standhalten und von einem auf den anderen Augenblick schmerzen und ihre Arbeit verweigern. Folgt man der Botschaft, die der weise Fuchs im Märchen *Der kleine Prinz* von Antoine de Saint-Exupéry in die Worte fasst: »Man sieht nur mit dem Herzen gut«, dann kann das Herz noch ungleich viel mehr zum Ausdruck bringen als die anderen Organe. Als Symbol steht es in vielen Mythen, Märchen, religiösen Texten und auch im Glauben vieler Menschen für das hohe Lied der Liebe, für eine Empfindung, die sich mit dem christlichen Begriff der »Agape«, der göttlichen Liebe, bezeichnen lässt. Für Saint-Exupéry war das Herz nicht der zentrale Ort für Gefühlsregungen oder die Ansammlung von Empfindungen, die sich gegen die Vernunft richten, sondern ein Erkenntnisorgan, in welchem die geistige Liebe mit der menschlichen Vernunft zu-

164

sammenklingt. Nicht nur das Herz, sondern auch die anderen Organe sind in den Mythen der Völker, in ihren Heilkunden, in den heiligen Büchern wie der Bibel, in Philosophie und Literatur zu Metaphern der Lebenskunst geworden: die Prüfungen »auf Herz und Nieren«, »mit Engelszungen reden«, eine »ehrliche Haut« sein, »Auge um Auge, Zahn um Zahn«, das »innere Auge« oder das »böse Blut«, das jemand erzeugt.

Wenn die Organe ihr Schweigen brechen und die Seele streikt, gibt es viel zu erzählen. Darm, Leber und Bauchspeicheldrüse verwerten als Verdauungssystem gemeinsam die Nahrung. Sie müssen hinnehmen, wenn der Mensch Hunger leidet, sich falsch ernährt, begeisterter Fleischesser bleibt oder Vegetarier wird. Sie sind für Einverleibung, Verarbeitung, Integration und Ausscheidung zuständig und müssen damit umgehen lernen, wenn ein Mensch »alles in sich hineinfrisst«, »sauer wird« oder ihm das Essen vor Schreck »im Hals stecken bleibt«.

Lunge und Atemwege bilden das Atmungssystem, sind für die Assimilation des Lebens zuständig und signalisieren bei schwerer Atemnot Todesangst. Wem »die Luft wegbleibt«, wer »die Luft anhält«, wem es »den Atem verschlägt« oder wer eine »atemberaubende Situation« erlebt, der verbindet sich in seinem Erleben mit diesen Organen.

Herz, Blutgefäße und Blut bilden das Kreislaufsystem, in dem es vor allem um Fließen und Widerstand und um die Symbolisierung des Lebens geht. Der Mensch ist »mit ganzem Herzen bei der Sache«, »hört auf sein Herz« oder sperrt sich mit einem »Herz aus Stein« gegen das Mitgefühl für einen Menschen, der in Not geraten ist.

Rücken, Muskulatur und Wirbelsäule sind die Organe der Aufrichtung, der Beweglichkeit, der Haltung zur Welt. Hier »nimmt man Haltung an«, »zeigt Rückgrat«, »steht mit dem Rücken zur Wand« oder »staucht« jemanden zusammen.

Die Haut ist das Organ für Kontakt und Abgrenzung. Sie umhüllt den ganzen Körper und grenzt den Menschen ab, sie ist Berührungsfläche zwischen Innenleben und Außenwelt und macht Gefühle sichtbar. Manches »geht unter die Haut«, manchmal ist der Mensch »aufgekratzt«, anderen »juckt das Fell« und wieder andere haben »eine dünne Haut« oder ein »dickes Fell«.

So wie ein Symphonieorchester mit Streichern, Flöten, Pauken und Trompeten bestückt sind, so spielt das Orchester unseres Organismus laut und leise, in Harmonien und Disharmonien unsere Lebensmelodien oder stört mit einer Krankheit die Stimmung. Organe, die wie das Herz und der Kreislauf für Fließen und Widerstand zuständig sind, geraten mit Bluthochdruck oder einem Herzinfarkt unter Druck. Die Haut, die für Kontakt und Abgrenzung zuständig ist, kann mit Allergien und Ekzemen den Kontakt unterbrechen. Die Sinnesorgane, die für Wahrnehmung und Verstehen sorgen, streiken manchmal mit Entzündungen, Kurz- und Weitsichtigkeit. Rücken- und Bewegungsmuskeln verlieren ihre Beweglichkeit, die Wirbel entgleisen. Das Verdauungssystem verweigert sich und streikt mit Durchfall oder Verstopfung. Die Atmung, die für die Assimilation des Lebens zuständig ist, kommt außer Atem und kann im asthmatischen Anfall Todesangst auslösen. Unser Organorchester braucht eine aufmerksame Zuhörerschaft!

Die Gestaltsprache der Organe

Der Mensch wird krank, bevor er krank ist und die Krankheit diagnostiziert wird. Seine Krankheit ist Teil seiner Geschichte, aber die Geschichte des kranken Menschen ist mehr als die Geschichte seiner Krankheit. Dem »objektiven Befund«, den wir in diagnostischen Daten und Bildern erfassen, wohnt ein Subjekt inne, dem Produkt ein Produzent. Die Krankheit wird vom erkrankenden Menschen »gemacht«, sie ist sein Werk – ob er sie nun besonders liebt oder nicht, ein bewusstes Verhältnis zu ihr entwickeln kann oder vor ihr davonläuft, von ihr genesen kann oder an ihr stirbt. Auch dies ist ein »objektiver Befund«.

Befunde sind Bilder, die ein biografisches Geheimnis in sich tragen, auch wenn sie noch so exakt auf dem Bildschirm erscheinen oder dem Diagnostiker die entscheidende Sicherheit für die nächsten Schritte der medizinischen Intervention geben. Der Krankheitsbefund aus dem Labor oder auf dem Röntgenbild ist die statische Moment- und Detailaufnahme des dynamisch-bewegten und hoch komplexen Prozesses eines Menschen in der Krankheit.

Wir können am ausschnitthaften und in dieser Weise exakten CT-Bild nicht erkennen, ob der Weg dieses Menschen von seiner Gesundheit in seine Krankheit ein langer oder ein kurzer Weg war, wie es im Spiel der Lebensprinzipien letztendlich zu diesem Befund gekommen ist, durch welche Landschaften und Zustände seines Lebens er führte, oder ob es ein Ziel gab, das der Patient auf diesem Weg verfehlte. Wesentliches hinter dem Befund bleibt unsichtbar. Die Geschichte des Befundes und seines Trägers bleibt zunächst im Dunkel; beide müssen in anderer Weise als in einer empirischen Datenerhebung jenseits von Zahlen und Messdaten ausgelotet und ›erhoben‹ werden.

Während das kranke Organ, die Funktionsstörung, der Tumor oder die Infektion in der medizinischen Diagnostik immer deutlicher hervortreten und die wissenschaftliche Analyse bestimmen, treten der erkrankte Mensch als Einheit, das Gesamtgeschehen seiner Krankheit, seine subjektiven Wahrnehmungen und Sinndeutungen, seine Biografie immer mehr in den Hintergrund. Aus dem »kasuistischen Original«[58] ist der »Fall« geworden, an dem vor allem in der Befundung das pathologische Substrat als das Verallgemeinerbare interessiert. Soziale und subjektive Sinnkontexte und Bedürfnishorizonte wurden dabei entweder als medizinisch uninteressant entwertet oder als neue objektive Daten wie Geschlechtszugehörigkeit oder soziale Herkunft epidemiologisch herangezogen.

Es liegt auf der Hand, dass in der Bewertungsskala der Beschreibung einer Krankheit für die Diagnoseschlüssel der klassischen naturwissenschaftlichen Medizin die Symptome ein umso höheres Prestige haben, je körperlich lokalisierbarer und objektivierbarer sie sind. Auf der Suche nach einer Erklärung für das beunruhigende Geschehen in der leiblichen Existenz sind auch die Patienten heilfroh, wenn klar zu sein scheint, »was los ist«. Lieber mit einer klaren Diagnose als im Niemandsland des Zweifels leben!

Zu leugnen, dass der naturwissenschaftliche Weg der Krankheitsanalyse gerade durch seine Verengung auf das Organgeschehen und seine Spezialisierung zu großen diagnostischen und therapeutischen Erfolgen geführt hat, für den die Patienten wie die Ärzte dankbar sind, wäre ideologische Bilderstürmerei. Dass aber die Medizin so wenig darüber weiß, welche wesentlichen Entscheidungen über Art, Verlauf und Ausgang einer Krankheit möglicherweise schon gefallen sind, bevor ein Mensch »anerkannter Patient« wurde, und was mit ihm im Prozess der Behandlung, seiner Gesundung, der Chronifizierung der Krankheit oder seines Sterbens nachträglich passiert, wenn er die Orte der Akutmedizin und der ersten Behandlungen verlassen hat, stellt eine Quelle der mannigfachen medizinischen Unsicherheiten, Behandlungsfehler und auch Fehldiagnosen dar.

Biografische Medizin: Krankengeschichten erklären den subjektiven Befund

Die biografische Medizin möchte die Quellen, die hinter der Quelle von Behandlungsfehlern und Unsicherheiten liegen und in denen sich das notwendige Wissen für eine bessere Patientenorientierung befindet, öffnen. Auch in anderen Bereichen ist mehr als deutlich geworden, dass die Menschen als Subjekte ihrer eigenen Geschichte aus den wissenschaftlichen und politischen Diskursen immer mehr ausgeschlossen wurden und nur noch als statistisch erhobenes Datenmaterial oder als »pathologische Fälle« in die Analysen eingingen. Dass die Gesundheitsreform weitgehend ohne Beteiligung der Patienten oder die Schulreform ohne wirkliche Einbeziehung der Schüler und Eltern vollzogen wird, macht sie nicht klüger und vor allem für die Betroffenen nicht besser und wirksamer.

Biografisches Wissen ist in seiner Essenz ein radikal personenbezogenes Wissen, das auf keinem Röntgenbild erscheint und in keinem noch so gut ausgerüsteten Labor ermittelt werden kann. Es muss während der biografischen Arbeit ans Tageslicht kommen, medizinische Daten einarbeiten, die wesentlichen Töne zum Klingen bringen, aber vor allem muss es eine Sprache finden, sich Gehör verschaffen und gehört werden, um zu wirken.

Die Geschichte einer Krankheit ist in die Geschichte des erkrankten Menschen eingebettet. Beide unterscheiden und überlagern sich, fragen nach dem Sinn des Einzelgeschehens im Gesamtgeschehen und ringen um die subjektive wie um die übergreifende Wahrheit. Der objektive Befund, den die Medizin ermittelt, hat ein Subjekt vor Ort, einen »Mitarbeiter«, einen Menschen aus Fleisch und Blut, mit Herz und Verstand, mit Hoffnung und Verzweiflung, der bewusst und unbewusst an der Entstehung und Gestaltung seiner Krankheit beteiligt war und dies auch nach der Diagnose und im Prozess der Genesung bleiben wird – selbst wenn die Diagnostiker und behandelnden Ärzte zu überhören versuchen, was er beizutragen hat.

Das Leben nötigt den Menschen zur Beteiligung, wie wir gesehen haben, sonst wäre er gar nicht auf der Welt. Deshalb ist Krankheit auch keine Schuld, keine Strafe Gottes, sondern wie Gesundheit schlicht und einfach eine Weise des Menschseins. Der Ort des »objektiven Befundes« ist die biografische

Arbeitsstelle und Wirkungsstätte des erkrankten Menschen, und eben dort beginnt auch die biografische Arbeit, wenn sie nach dem »Warum jetzt?« und dem »Warum hier?« mit dem Fragen mitten in der lebendigen Biografie beginnt.[59] Was kann der erkrankte Mensch selbst lernen, was können seine Helfer in Medizin und Therapie lernen, und was können wir, die wir dies hier lesen, lernen, wenn wir diesseits und jenseits der Befunde den Blick weiten? Worüber spricht die Krankheit des Kranken? Welche Forderungen stellt die streikende Seele, und wer soll verhandeln? Wie könnte sich der professionelle Zugang zum erkrankten Menschen verändern, wenn er nicht nur als »Befund« auf das fachliche Interesse stieße, sondern als fühlender, denkender und leidender Mensch einbezogen und zur kompetenten Mitarbeit aufgefordert würde? Und wie könnte das geschehen?

Ein erster und besonders wichtiger Schritt ist die Veränderung der wissenschaftlichen und professionellen Haltung gegenüber dem erkrankten Menschen. Wer nach der Verborgenheit der Gesundheit in der Krankheit sucht,[60] sich theoretisch und methodisch dem zunächst Unbestimmten zuwendet, der braucht eine Haltung der Unbefangenheit und Offenheit gegenüber dem Kranken und seinen Symptomen, seinen Erfahrungen, Wahrnehmungen und Erzählungen. Die Erlebnisse des erkrankten Subjekts gehören zum Wesen der Krankheit. Hier – so Viktor von Weizsäcker[61] – haben wir dessen Krankheitsdeutung, finden wir dessen Sichtweise und Auffassung der Pathogenese. Wissenschaft fängt immer mit dem Fragen mitten im Leben an, und deshalb richten sich die Fragen zum Krankheitsgeschehen an den erkrankten Menschen, der mitten im Erleben seiner Krankheit steckt. Mit welcher Körperhaltung der Patient in die Sprechstunde kommt, welche Worte er wählt, was er berichtet und was nicht, kann einen entscheidenden Zugang zu ihm eröffnen und stellt sozusagen den Anfang für das Arztgespräch dar. Nur so tritt die Geschichte des kranken Menschen, die Krankengeschichte, mit ihm zusammen in den Mittelpunkt. Sie öffnet eine andere Tür als die Geschichte der Krankheit, die man in der Krankenakte nachlesen kann.

Die biografische Methode ist keine kausale Erklärung, sondern eine Art der beobachtenden Wahrnehmung, mit der die Bauordnung der Erkrankung in Verlauf und Formbild verständlich wird. Es geht um Tendenzen, Spannungsstrukturen, Wendepunkte, kausale Bedingtheiten und subjektive Begründungen, um Verhältnisse von Vernichtung und Erhaltung, Prozesse des Symptomwandels, der Bewegung zwischen Individuellem und Universalem, Kulturbedingtheit und die Auseinandersetzung zwischen Gattungs-, Lebens- und Gesellschaftsgeschichte.

Was in der biografischen Pathogenese manchmal wie ein bloßer Anstoß oder Einbruch aussah und als dramatisches Lebensereignis zum Motor des Geschehens hochstilisiert wurde, entpuppt sich bei genauer Betrachtung als ein dramatischer Stellungswechsel in einem Zweikampf zwischen seelischer und körperlicher Erscheinungsweise. Wie zwei Schachspieler scheinen sie zu ringen, was sie nicht täten, wenn nicht zu den Spielregeln die Unvorhersehbarkeit des nächsten Gegenzuges gehörte.[62] Das Subjekt – der erkrankte Mensch, der seine Krankheit gestaltet und auf seine Weise zum Ausdruck bringt – ist der Spieler. Er drängt dem Arzt im Patientengespräch, dem Forscher im narrativen Interview und letztlich sich selbst das psycho-somatische, soziale und geistige Rätsel des biografischen Krankheitsgeschehens auf, das auch ihm selbst noch nicht bewusst ist, aber im Prozess der biografischen Arbeit deutlich werden kann.

Wenn wir mit dem erkrankten Menschen fragen: »Warum gerade diese Krankheit? Warum gerade jetzt und hier, mit diesem Verlauf und diesem Ausgang?«, dann sind wir auf eine zunächst verdunkelte Welt hinter der naturwissenschaftlichen Welt verwiesen. Gleichzeitig aber müssen wir »über Tage« arbeiten, wie man im Bergbau sagt.[63]

Was in der Erzählung und im Gespräch Stück für Stück an der Oberfläche erscheint, sich ordnet und strukturiert, dem Kranken selbst und den Begleitern durchschaubarer und verständlicher wird, ist die biografische Konstruktion, in die ein Mensch sein Leben eingearbeitet hat. Nur in der Biografie erscheint die Krankheit als einheitliches Ereignis, in der nicht getrennt ist, was zusammengehört, in der Körper, Geist und Seele gemeinsam und auf Augenhöhe an der Verhandlung teilnehmen. Es geht nicht darum, wer angefangen hat, Psyche oder Soma. Bei genauer und vor allem geduldiger Betrachtung erweist sich nichts in der Biografie als willkürlich, sondern entstammt strukturierten Zusammenhängen.

Der Krankheit als ereignishafter, biografisch begründbarer Einheit muss die Therapie als eine Art ereignishafter Umbruch entsprechen – und das ist mehr, als die Symptome zum Verschwinden zu bringen. Mit dem erkrankten Menschen zusammen müssen wir die Spuren verfolgen, die in seine Krankheit führen, und die »Tatorte der Neurose«[64] aufsuchen.

Ein Baum der Erkenntnis

Viktor von Weizsäcker hat in seinem Gesamtwerk ein umfassendes Bild der Gestaltbewegung der menschlichen Krankheit zusammengetragen und seinem Konzept einer anthropologischen, integrierten und biografischen Medizin zugrunde gelegt. Für mich ist dabei ein »Baum der Erkenntnis« entstanden, der mein Denken über Gesundheit und Krankheit nachhaltig beeinflusst hat und mir bei der Bewältigung meiner eigenen schweren Erkrankungen Hilfe und Trost war. Der Baum ernährt sich über seine Wurzeln interdisziplinär, denn die menschliche Krankheit kann nicht nur aus dem Blickwinkel einer wissenschaftlichen Disziplin, etwa der naturwissenschaftlichen Medizin, erklärt werden. In den »dicken Ästen« des Baumes finden sich die zentralen Fragestellungen, um Krankheit und Genesung als Gestaltbewegung des Subjekts begreifen und die Konsequenzen für Theorie und Praxis ziehen zu können.

Im Bild des Baumes und seiner Äste erklärt: Wenn Krankheit mehr ist als ein Organdefekt, sondern Ausdruck einer Arbeit des Subjekts (erster Ast), braucht die Medizin mehr Patienten – statt Organorientierung und empathischer Begegnung (zweiter Ast), muss den Kranken als Experten und seine Situation als Tatort einbeziehen (dritter Ast) und auf dem Weg von der ätiologischen, wesentlich nur an den Ursachen der Krank-

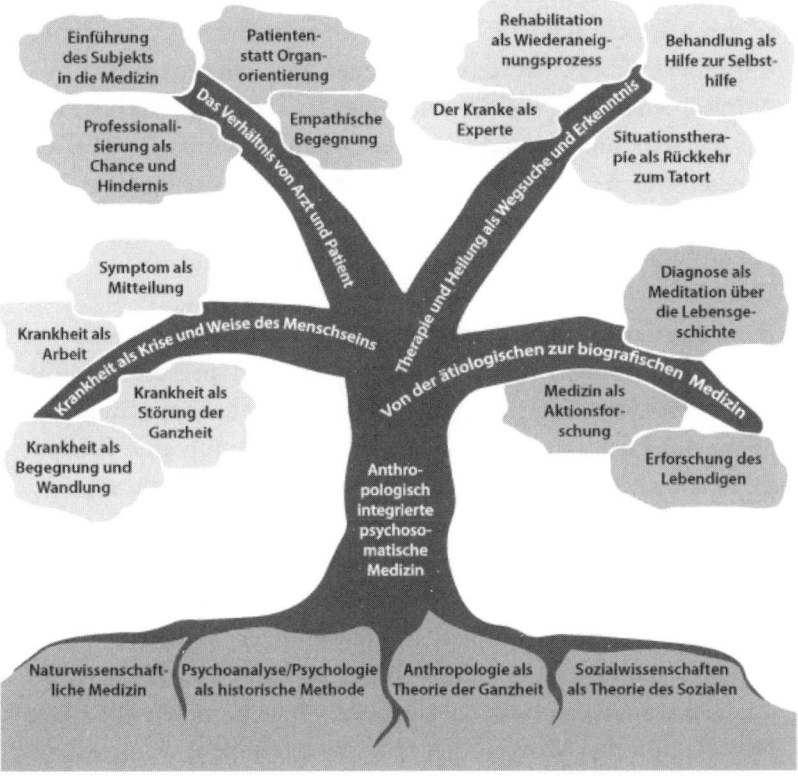

Krankheit und Genesung als Bewegung des Subjekts

(nach Viktor von Weizsäcker)

heit interessierten Medizin zur biografischen, auch an den Lebensbewegungen des Kranken interessierten Medizin eine Art Aktionsforschung betreiben, die sich der Lebendigkeit des Geschehens aussetzt (vierter Ast).

Die Krankheit eines Menschen weist nicht nur auf die körperlichen oder psychischen Symptome oder das kranke Organ hin, sondern erörtert die Geschichte eines Subjekts, das das Geschehen sowohl erleidet als auch mitgestaltet. Jede einzelne Biografie erzählt von dieser grundlegenden Struktur des Menschseins und gleichzeitig von der unendlichen Variation, mit der das Individuum sich dieser Existenz stellt. »Kranksein ist eine Weise des Menschseins«, schreibt Viktor von Weizsäcker.[65] Er interpretiert Krankheit damit weniger als eine pathologische Normabweichung, sondern als eine Art Ordnungsverlust, den die entstehende Gesundung wieder beheben muss. »Wer das Leben verstehen will, muss sich am Leben beteiligen«, fährt Viktor von Weizsäcker fort. »Wir sagen aber auch, wer sich am Leben beteiligen will, muss es verstehen.«[66]

Beim akuten Ausbruch einer Krankheit treffen in der Zeitachse des Lebens biografische Vergangenheit und persönliche Zukunft auf die Gegenwart. Die bisherige Lebensordnung, vor allem das Basisgefühl »Gesundheit«, wird durch eine Erkrankung infrage gestellt, von Drohgebärden der Symptome umstellt und aufgemischt. Gesundheit und Krankheit treten sich mehr oder weniger entschlossen gegenüber, müssen miteinander über die Zukunft des Kranken, seine Genesung oder die Unheilbarkeit der Krankheit streiten und verhandeln.

Das Wesentliche der Gesundheit wie der Krankheit ist die Tatsache, dass sie etwas darzustellen versuchen. Wie die Bläue und die dunklen Wolken den Himmel darstellen, wenn wir sagen, der Himmel sei »blau« oder »bewölkt«, so stellen Gesundheit und Krankheit den Zustand eines Lebens dar, wenn wir sagen, ein Mensch sei »gesund« oder »krank«. Hinter jeder Gesundheit verbergen sich Anteile einer möglichen Krankheit, hinter jeder Krankheit lauert die Gesundheit auf ihren Einsatz, um das Blatt zu wenden und die Wolken am Lebenshimmel aufzulösen.

Der Mensch muss seine Krankheit ebenso wenig lieben wie andere Zumutungen des Lebens – etwa eine ungewollte Trennung, den Verlust des Arbeitsplatzes oder einen unerfüllten Kindwunsch. Wenn er eine Krankheit akzeptiert, bedeutet das, dass er eine Wirklichkeit anerkennt, an der er selbst gestaltend und erleidend mitgewirkt hat. Die Hirnforscher nennen dies »Selbstwirksamkeit«. Die Wahrnehmung, Einbettung und Entflechtung der Krankheit im biografischen Kontext veranschaulicht, in welcher Weise Krankheiten und Symptome somatische Schwachstellen und Orte wählen, den Wert von seelischen Stimmungen, moralischen Positionen oder geistigen Kräften annehmen. Dadurch entsteht in der Biografie so etwas wie ein gemeinsamer Boden für den körperlichen, seelischen und geistigen Anteil der menschlichen Position.[67] Die Niederlagen und die Leidenschaften unseres Lebens verorten sich auf diesem biografischen Boden. Dort finden sie ihre eigene Sprache, dort wird vergessen und erinnert, verworfen und für wichtig befunden, im ständigen Dialog gestaltet. Genau darum geht es im Folgenden.

IV. Wenn die Organe ihr Schweigen brechen und eine Krankheit spricht

Wenn eine Krankheit »ausbricht«, geht es im wahrsten Sinn des Wortes um einen Ausbruchsversuch. Heimlich, still und leise, manchmal mit Warnsignalen, ist es im Leibesinneren des Menschen nach Auseinandersetzungen von Körper, Geist und Seele mit den Lebensweisen und Lebensumständen zu einem »Sachverhalt« gekommen, der sich nicht mehr beruhigen lässt. Er manifestiert sich als Befindlichkeitsstörung oder Krankheit und meldet Gesprächsbedarf an. Das Engegefühl in der Brust, die ständige Müdigkeit, der pochende Kopfschmerz hatten als Vorboten einer Krise schon zur biografischen Auseinandersetzung aufgerufen, aber zunächst niemanden gefunden, der sich ernsthaft darauf einlassen wollte oder konnte.

Leben steht aus unterschiedlichen Gründen nicht nur gegenwärtig unter großem Zeit- und Ergebnisdruck. Die meisten Menschen sind auch dann, wenn es in ihrem Leben kracht, es nicht gewohnt und oft auch nicht gewillt, sich selbstkritisch ihren Alltagsroutinen, ihren stagnierenden Liebes- und Partnerbeziehungen, den Binnenstrukturen der Erwerbs- und Familienarbeit, dem nachbarschaftlichen Gefüge, dem beunruhigenden politischen Geschehen oder den eigenen Visionen achtsam, neugierig, gefühlsbereit und in dialogischer Weise mit einem entsprechenden Zeitbudget zu nähern. Der Austausch zum jeweiligen Thema ist kurz und bündig, die Beteiligten kommunizieren in Statements und Absprachen, per Mail oder Anrufbeantworter.

Mit einer Krankheit ist das auf Dauer nicht zu machen. Weder kommt sie termingerecht, noch verspricht sie, schnell wieder zu gehen. Sie hat keinen Respekt vor Arbeits- und Urlaubsterminen, vor Alter und Geschlecht, kümmert sich nicht um finanzielle Folgen, um Einwilligung, Einverständnis oder versicherungsrechtlichen Schutz.

Wenn die Krankheit da ist, stößt die Willkür ihrer Vorgehensweise zunächst an eine Grenze. Zusammen mit ihrem Träger erfährt sie, dass Eile nichts mit Weile zu tun hat. Brustkrebspatientinnen erleben das so: Knoten getastet, am nächsten Tag Mammografie, dann Operation, gleich anschließend Chemotherapie und Bestrahlung, Perücke kaufen, ab in die Rehabilitation, zurück in Familie, Arbeit, Beruf oder Frühverrentung.

»War da sonst noch was?« Für empathische Begegnung gibt es weder Raum noch Zeit. Fast wie bei der archäologischen Freilegung einer bisher unbekannten Siedlung aus grauer Vorzeit müssen wir uns der Krankheit, der verbliebenen Gesundheit und der Geschichte des kranken Menschen nähern, wenn wir fragen, ob da sonst noch etwas war oder ist. Jenseits der Röntgenschirme und Bilderfluten der Medizin muss sich der Kranke an diesen Ausgrabungen beteiligen. Nur er kennt die Ecken und Kanten hinter den Befunden, die persönlichen und vor allem die »Verwundungen hinter den Wunden«, die er mit sich herumträgt.

Dieser Zugang braucht Zeit und Geduld, weil Krankheit ohnehin viel mit dem Ertragen und Erdulden von unterschiedlichsten Lebensschmerzen zu tun hat. Die Ungeduld mit uns selbst und dem, was uns aufzuhalten scheint und zum Widerstand bringt, ist sicherlich der größte Widersacher, der uns hindert, uns Zeit für den biografischen Aufruhr zu nehmen, und der uns mit einer schweren Krankheit herausfordert.

Manche nennen es Empathie. Das geduldige Annehmen und die offene Auseinandersetzung mit einer Krankheit sind für niemanden leicht, weder für die Betroffenen, die Angehörigen noch die professionellen Teams, die zusammen und abgestimmt die Sorge um die Genesung übernehmen sollen. Menschen werden nicht als empathische und dialogfähige Wesen im Umgang mit Krankheit geboren, aber sie können, müssen und dürfen es lernen, wenn sie ihrem Leben gerade in seinen Leidenszeiten Beistand leisten oder ihre professionelle Arbeit gut machen wollen. Es gibt ein Menschenrecht auf Krankheit und auf eine Zeit zum Kranksein, die dazu da ist, das Leiden zu mindern, zu behandeln und gleichzeitig Schritte in die Verborgenheit der Gesundheit zu wagen. Die Würde des Kranken ist, wie die Würde des gesunden oder sterbenden Menschen, unantastbar. Was das in der jeweiligen Praxis konkret bedeutet, bleibt herauszufinden. Der nötige Dialog und die erforderliche Empathie mit allem, was die Krankheit im Gepäck hat, entstehen an den jeweiligen Orten, an denen wir dem Kranken begegnen. Nur so kann er seine Kräfte finden, seine Schwächen respektieren, seine Liebe zum beschädigten Leben prüfen, seine Schmerzen und Verluste aushalten, das Vertrauen wie die begründete Hoffnung auf Zukunft ermitteln.

Im biografischen Aufruhr einer Krankheit erfahren wir aus den Krankengeschichten und den lebendigen Erzählungen der Kranken, was Menschen zum Leben antreibt, welche Affekte und Leidenschaften die Lebensflamme entzünden, anheizen, glühen, aber auch verglimmen lassen. Sie hüten und bergen durch alle Rückzüge, Enttäuschungen und Hindernisse hindurch die Lust und den Willen, gesund zu sein, aus sich herauszugehen, sich weit zu machen statt sich wie im Krankwerden zu verengen und Ohnmacht, Hilflosigkeit und Autonomieverlust als die wirksamsten Krankmacher zu erleben. Die Arbeit, die die Affekte leisten, ist keine genetische Reaktion und verlangt keine besonderen Erleuchtungen, sondern braucht Menschen, die die Lebendigkeit ihrer Gefühle ernst nehmen und sich auch dann mit ihnen ins Leben hineinbegeben und selbst tätig werden, wenn Körper und Seele streiken und auf erfolgreiche Verhandlungen setzen. Neugier, Wut, Ekel oder Angst sind Affekte, die man spürt und die nach einem Ausdruck suchen und arbeiten, auch wenn wir sie zu verdrängen suchen. »Hoffnung erträgt kein Hundeleben«, schreibt Ernst Bloch in der Einleitung zu *Das Prinzip Hoffnung*. Leben auch nicht! Lebensangst, Erstarrung und Verpanzerung blockieren den Weg zu den eigenen Kräften, weiß jeder Mensch, der Krisen bewältigen muss.

Wir kennen den Preis nicht, den es kostet, ein selbstbestimmtes Leben im Dialog mit allem, was lebt, zu führen und empathische Zuwendung zu entwickeln. Wir kennen auch den Preis nicht, den es kostet, mit dem biografischen Aufruhr im eigenen Haus umzugehen, Ursachen und Wirkungen unterscheiden zu lernen, die Krankheit an die Hand zu nehmen und nicht nur auf ihre »militärische Vernichtung« mit Operation und Medikamenten zu vertrauen, sondern ihr zuzuhören und unsere Mitarbeit anzubieten.

Einbruch im Haus der Gesundheit

Jeder »Einbruch« ins Leben eines Menschen hat ein Umbruchsszenarium an seiner Seite. Veränderungen sind eingetreten und verlangen vom Betroffenen eine Reaktion. Die Diagnose einer Krankheit ist ein solcher Einbruch. »Organe« haben ihr Schweigen gebrochen, Körper und Seele signalisieren kleine oder größere »Zusammenbrüche« in ihren Systemen, es herrscht Aufruhr. Der Schenkelhals gebrochen, die Geduld mit der offenen Beinwunde am Ende, das Herzkranzgefäß dicht, der Tumor erkannt, der letzte Satz in der Ehekrise gesagt. Dem

Einbruch, Umbruch, Zusammenbruch soll ein »Aufbruch«, am besten in die Genesung, folgen. Wie das gehen kann, wo man anfängt und wohin es führt, ist jedoch unklar.

Unerfahren oder in Krisen geübt, müssen Menschen im biografischen Aufruhr den Absturz in die Krankheit abfangen und damit rechnen, dass andere Abstürze folgen, wenn eine Therapie nicht anschlägt, oder wenn gerade jetzt der familiäre Zusammenhalt zerbricht, was sich längst angedeutet hatte. Auch wenn eine Diagnose das Ende der Lebensreise ankündigt und »nichts mehr zu machen ist«, bleibt die Frage, was zu tun sei, denn auch Sterben will angenommen und gelernt sein. Der amerikanische Arzt und Psychologe Joseph Henderson spricht vom Geist der Demut, der erforderlich ist: »Wer dem Tod ins Auge sieht, muss die alte Botschaft wieder lernen, dass der Tod ein Geheimnis ist, auf das wir uns in dem gleichen Geist der Demut vorbereiten müssen, wie wir einst gelernt haben, uns auf das Leben vorzubereiten.«

Wer angesichts einer tiefen körperlichen, seelischen oder sozialen Erschütterung den Boden unter seinen Füßen verliert und im Wanken nach dem »Wohin« fragt, war ja bereits auf einem Lebensweg unterwegs und kam irgendwo her! In diesem »Woher«, das ihn trug, gab es eine Lebensordnung, ein irgendwie geregeltes Einkommen, ein gewisses Maß an Selbstvertrauen, sozial verträgliche Verhaltensweisen, Glauben an das Machbare, Lust auf Zukunft. Es gab sozusagen ein belebtes und bewohnbares »Zuhause«, die berühmten Standbeine im Leben.

Vor allem »Diagnosen« einer schweren Krankheit gleichen einem Überfall, der den Hausfrieden erschüttert. Sie sind wie Einbrecher, die stehlen oder verwüsten. Der Mensch steht daneben und kann erst einmal nichts tun. Wie ein Fremdkörper dringt die Diagnose unter die Haut und trübt die Wahrnehmung. »Das geschieht doch jetzt nicht mir«, zweifeln viele.

»Der Laborbefund wurde verwechselt!« – »So schlimm wie es aussieht, kann es doch gar nicht sein!« – »Sterben muss jeder!« Man spricht vom »Blitz«, der einen getroffen hat, vom »Schlag«, den man erlitten hat, von einem »Anfall«, der einen zu Boden geworfen hat, oder von einer bösartigen »Attacke aus dem Hinterhalt«. Durch die Erkrankung erfährt der Mensch, dass die Organe in seinem Körper eine Sprache sprechen, die er nicht versteht. Ebenso verständnislos erlebt er in einer Psychose, einer Depression, einer Demenz oder einer großen Angst die verschiedenen Arten, in der die Seelenkräfte den Aufstand proben und sich dabei der körperlichen Energien, Kräfte und Ausdrucksgebärden bedienen.

Jede Krankheit ist, wie Viktor von Weizsäcker es nennt, eine »unvollendeten Schöpfungstat«, sie ist für den erkrankten Mensch eine Unterbrechung des Gewohnten. Sie ist etwas Neues, Unerwartetes, läuft den Lebensplänen zuwider, ist zunächst unverständlich. Der Erkrankte betritt Neuland. Das gilt sowohl für Krankheiten wie Demenz, die unauffällig und langsam, vielleicht mit einem Unbehagen, einer gedanklichen Schwäche oder Müdigkeit beginnen, wie für die plötzlich hereinbrechenden akuten und auffällig schmerzhaften Leiden wie den Herzinfarkt.

Trotz anderer oder ähnlicher Krisen, die ein Mensch auf seinem Lebensweg zu bewältigen hatte, macht eine schwere Krankheit ihn in vielfacher Weise wieder zum »Anfänger«. Die Konfrontation mit der Diagnose verlangt dem Betroffenen von Anfang an große Kraftanstrengung und Konzentration ab, auch dann, wenn er ein krisenerfahrener Kranker, Wiederholer einer Krankheit oder ein chronisch Kranker ist. Weder er noch die neue Krise sind eine exakte Kopie dessen, was schon einmal stattgefunden hat. Das Lesen alter Krankheitsberichte mag vielleicht dem behandelnden Arzt helfen, dem Kranken selbst nutzen sie nichts. Beide, Kranker und Krankheit, bleiben »kasuistische Originale«, wie Viktor von Weizsäcker es nennt.

Leben kennt keine Kopie. Es drückt sich in der Lebendigkeit seiner Variationen und Improvisationen aus. Das gilt für den Prozess der Erkrankung wie den der Genesung, der im Augenblick der Diagnose beginnt. Gestaltungs- und Spielmöglichkeiten scheinen reduziert, schon vorab erleben und befürchten Menschen Einschränkung, Verengung und mögliche Erstarrung der Lebensbewegungen. Bereits das Wort »MS, Multiple Sklerose« löst die Phantasie »Rollstuhl« aus. Der Schockzustand, in den viele Menschen im Moment der Diagnose geraten, muss sich langsam auflösen. Es gilt, innere »Bewegungsfreiheit« und Distanz zum formalisierten Krankheitsverlauf zu schaffen und Zugang zu den eigenen Kräften, Ideen, Hoffnungen und Hürden zu ermöglichen, damit die Krankheit, der Krankheitsverlauf und der Prozess der Genesung da bleiben, wohin sie gehören: beim erkrankten Menschen.

Das ist auch und vor allem für den professionellen Umgang mit erkrankten Menschen und ihren Krankheiten von Bedeutung. Nicht nur der »unterversorgte«, sondern auch der »überversorgte Kranke« kann auf Dauer für sich und seine Begleiter zum Problem werden. Oft steht der Kranke sich selbst im Weg, weil er mit seinem Schicksal hadert, darauf pocht, versorgt zu werden und zu keiner noch so kleinen eigenen Verhaltensänderung bereit ist. Jede Art von »Überversorgung« ist mit Kontrolle verbunden und geht in der Regel mit Kontrolle, Bevormundung, Entmündigung und dem Verlust von Selbstständigkeit einher. So wertvoll die Erfindung des Rollators als Unterstützungshilfe beim Gehen ist – er hat, wie Experten berichten, das »selbstständige« Gehen und Stehen der Nutzer eher verschlechtert, weil sie das Gerät übermäßig als bequemen Ersatz für die eigene Anstrengung und Übung einsetzen.

Kinder, Partner – besonders Ehefrauen –, pflegende Angehörige oder alte Menschen, die Hilfe brauchen, können ein Lied von den unterschiedlichen Arten der Überversorgung singen. Wer den unruhigen, an Demenz erkrankten Menschen zu schnell mit zu vielen Beruhigungsmitteln versorgt, seine Bewegungslust wegen des Weglauf-Risikos einschränkt und andere Lebenswünsche auf das Maß reduziert, das für die »Organisation der Krankheit« im öffentlichen Raum des Gesundheitssystems angemessen erscheint, der »agiert« in die Krankheit hinein und produziert Symptome, die später der Krankheit selbst und nicht dem Umgang mit ihr zugerechnet werden.

In den nächsten Abschnitten dieses Kapitels will ich Sie auf die Reise zu den Einbrüchen und Erschütterungen mitnehmen, die Menschen im Dschungel verschiedener Diagnosen erleben mussten. Dorthin, wo sie zu verstehen versuchten, was ihnen im biografischen Aufruhr der Krankheit geschehen ist, und was es im Erleiden einer Krankheit zu lernen gibt. Auf der Landkarte der biografischen Aufstände will ich Punkte markieren, die dem einen oder der anderen unter uns, ob gesund oder krank, zum Ort des Nachdenkens werden können. Es geht um das »Lernen im Ausnahmezustand« einer Krankheit[68] und um die »Kunst, krank zu sein« – im Verhältnis zum anderen Teil der Lebenskunst – der, gesund zu sein.

Der fremde Gast

»Die Nachricht kam abrupt, unvorbereitet. Nichts wies auf eine Krebserkrankung hin, andere Diagnosen waren im Spiel, bis eine Computertomografie allen Spekulationen ein Ende bereitete. Metastasierungen im gesamten Körperskelett, unheilbar.« Mit diesen Sätzen beginnt das im Jahr 2011 erschienene autobiografische Buch *Sterben lernen* des Pädagogen und Kindertherapeuten Wolfgang Bergmann, in dem er seine Gedanken, Gefühle und die Versuche beschreibt, mit dieser unheilvollen Diagnose umzugehen.

Mit Nachrichten dieser oder leichterer Art über den Befund einer Krankheit, ihren Schweregrad und die Behandlungs- oder Heilungsperspektiven werden täglich Millionen Menschen irgendwo auf dieser Welt konfrontiert. Die Zahlen vieler Krankheiten steigen, die Behandlungserfolge verbessern sich, aber jeder Mensch, den die Nachricht einer Erkrankung erreicht, geht seinen eigenen Weg.

Die Organe haben ihr Schweigen gebrochen, die Seele streikt, der Geist verliert die tröstliche Orientierung an der Gewissheit, man sei gesund, auch wenn die Brüchigkeit dieser Sicherheit und Zweifel an einer unerschütterlichen Gesundheit im Untergrund der Seele Wache schieben. Schließlich gibt es Naturkatastrophen, Unfälle und Bäume, die dem gesündesten Menschen bei Sturm auf den Kopf fallen und ihn töten können. Die gewohnte Perspektive, dass das Leben einfach weitergeht, alles bleibt, wie es war, und Körper, Geist und Seele »ohne Befund« bleiben, ist nach der Diagnose einer Krankheit plötzlich dahin. Ein fremder Gast hat unangemeldet das Haus betreten, stellt sich mit einem Namen wie »Krebs im Endstadium«, »Herzinfarkt« oder »schwere Depression« vor, lässt sich ungefragt in einem der geliebten Ruhesessel nieder und wartet nun darauf, angemessen begrüßt, empfangen und »behandelt« zu werden. Das Lied des Kabarettisten: »Guten Morgen, liebe Sorgen, seid ihr auch schon alle da. Habt ihr auch so gut geschlafen, ja dann ist ja alles klar«, könnte den Stimmungseinbruch mildern, der von dem Überraschungsgast ausgeht. Aber beim Überfall einer dramatischen Krebsdiagnose hört der Spaß auf. Tür zuknallen, Bodyguard rufen, Anzeige wegen Hausfriedensbruchs, Duell auf Augenhöhe, Lösegeldsumme anbieten, zum Tanz einladen, nichts davon geht. Eine Brustkrebspatientin überlegt:

Ob
ich ihn
einfach
an der Garderobe
abgebe
meinen Krebs
und dann
die Marke
verliere

da hängt
er dann
mutterseelenallein
der Arme[69]

Was sich bisher auf dem sicheren Boden der eigenen Gesundheit als machbar, verhandelbar, käuflich, sinnvoll und sicher erwies, scheint im Fall der Diagnose einer schweren Krankheit zunächst verloren. Wohin kippt die Seele, was machen die Gedanken? Die Krankheit verweigert sich der Gewissheit und der lebendigen Hoffnung, davongekommen zu sein. Die üblichen routinemäßigen Lebensplanungen treten zurück. Zum Seeleninhalt und der Hoffnung auf Zukunft werden das Geheimnis der verborgenen Gesundheit und die persönlichen Fragen, warum man krank geworden ist, welche Hoffnungen auf Genesung bestehen und was jetzt zu tun sei. Die Antworten sind, wie zu erwarten, sehr unterschiedlich.

Für Wolfgang Bergmann war Schreiben in allen Lebenskrisen hilfreich. Es machte ihn lebendig. So greift er auch im Hospiz noch zur Feder und schreibt mit letzter Kraft das erwähnte Buch. Bis zuletzt will er auch als Sterbender dem »Geheimnis des Welträtsels« auf der Spur bleiben, wie es in der Einleitung heißt. Sein Dialog mit den leibhaftigen Erzählungen seiner

Krankheit, ihren Offenbarungen in der Sprache der Organe bringt ihn oft an die Grenze des Aushaltbaren, aber er will verstehen, was das Krankheitsgeschehen ihn lehrt, so ausgeliefert er sich auch fühlt und ist.

Ach, es kommt nicht mehr auf mich an. Nichts an meinem Charakter und meiner Biografie verändert oder hemmt auch nur das unbeirrbare Hin-zum-Sterben, wann immer und wie immer es sein mag. Ein Prozess rollt auf mich zu, so unergründlich unbarmherzig wie der, den Kafka beschrieb. Eine anonyme Macht ohne Gesicht und Gestalt lagert sich über alles Lebende, staubig und dumm, sprachlos. Der Tod zeigt mir in seiner unbegreiflichen Banalität, angesichts jeglicher entschwundenen Sinnhaftigkeit, wie überlegen er ist. Wir erschrecken davor. Einen tieferen reißenden Schreck kann man nicht verarbeiten – man kann ihn nur irgendwie aushalten. Oder verstummen. So wie ich jetzt.[70]

Die Gedanken der meisten Patienten richten sich während der Behandlungen einer Krankheit nicht auf die sogenannten »großen Fragen«, sondern auf das konkrete körperliche Geschehen und die seelischen Einbrüche und Stimmungen. Fast nichts ist wie gewohnt, Leib und Seele werden zur großen Herausforderung. So auch bei dem sterbenden Wolfgang Bergmann:

Die eigene Haut wird einem fremd, die eigenen Muskeln, das eigene Fleisch, es verfällt ja viel zu bald. In jedem allerwinzigsten Moment spüre und fühle ich mich und erstarre vor Furcht. Kränkend diese Bestrahlungen, der hilflose eigene Körper unter Tonnen von Metall, Geräte, die surren und sich drehen, mächtig und überwältigend, sie senden Radioaktivität in den Körper. In ihrer Potenz

ist sie tödlich und richtet sich gegen die tötende Aggres-
sivität, mit der mein Körper sich selber zerfrisst. In zwei
Negativitäten eingespannt atme ich müde und gekrümmt
unter dieser Vormacht der Maschinen. Wo überall man
Schleimhäute hat, die sich entzünden, da kann man sich
nur wundern![71]

Die Organe haben auf vielen Ebenen ihr Schweigen gebrochen.
Das rote Fleckchen mit weißen Stippchen auf dem Rücken ist
Bergmann aus früheren Krankheitsanzeichen vertraut: Herpes
Zoster, zu Deutsch Gürtelrose. Mit seiner brennenden, jucken-
den Symptomatik drängt sich das Herpesvirus auf die Haut
und versucht sein schmerzhaftes Werk in den Nervenbahnen zu
beginnen, aber Bergmann entwickelt die spezifische Gelassen-
heit, die Kranke oft entwickeln, wenn sie gar nicht mehr wissen, wohin sie vor lauter Symptomen und Schmerzen ihre Aufmerksamkeit richten sollen:

Aber ach, es, das einst Gefürchtete, das mich so zu ge-
waltigem Tablettenkonsum anhielt, um die Angriffe ab-
zufangen, um die Schmerzen, die durch die Nerven in
das Bein strömten, abzutöten ... das einst Schreckliche
ist jetzt nur noch ein Untersymptom ... Na ja, Herpes
Zoster, der kann Schmerzen verursachen, das ist be-
kannt, aber was sollen Schmerzen schon heißen ange-
sichts des Zerbröselns der Knochen, die auf Nerven-
stränge drücken in all meinen Gliedern ... Verglichen mit
dem Krebs ist der arme Herpes ein Schwächling, den er-
ledigen wir nebenbei.[72]

Wenn sie gestellt werden, machen Diagnosen keine Aussagen über das, was *ist*. Sie geben der Existenz einer Krankheit nur einen Namen. Sie sagen auch nichts darüber aus, was *wird*! Sie stoßen den Kranken in die unbekannte Entwicklung der Krankheit, die er bis zu ihrem Ende oder – wie bei Bergmann – bis zum eigenen Ende leben, bewältigen und aushalten muss. Diagnosen sind Namen für ein Geschehen, das noch nicht abgeschlossen ist, sondern weitergeht und am »laufenden Band« verstanden werden muss. Sie zetteln Gespräche mit dem Leben und kritische Dialoge mit dem Kranken über sich selbst an.

Welcher Art die Anamnesen waren, die der Diagnose vorausgingen, bleibt oft verborgen. Welchen spezifischen Zugang haben professionelle Begleiter zu den Wechselbildern von Diagnosen, und wer spricht mit denen, die an der Seite des erkrankten Menschen durch die Zeiten des Krankseins, der Genesung oder des Sterbens gehen, die bleiben oder sich entfernen? Gerade über ihre Erfahrungen, Erlebnisweisen, ihre Erkenntnisse, ihre Missverständnisse und Ängste wird viel zu wenig gesprochen! Sie sind wichtige »Kronzeugen« im biografischen Aufruhr der Krankheit, erleben die Wirkungen einer »Diagnose« auf den Kranken, auch in der Wirkung auf sich selbst. Sie hören dem Leidenden und dabei auch ihren eigenen inneren Stimmen zu, tragen die Verzweiflung wie die Hoffnung mit, dass man irgendwie verstehen lernen kann, warum einem das geschieht, was geschieht. Im Mitsein wird der Mensch in »Mitleidenschaft« gezogen, und nur dadurch kann jenes Mitgefühl entstehen, das dem Leidenden auf Augenhöhe begegnet und nicht zu jenem äußerlichen Mitleid wird, das Patienten kaum ertragen können.

Albert Camus, der mit seiner lebenslangen Lungenerkrankung wusste, wovon er sprach, brachte es für sich auf den Punkt: »*Die Krankheit ist ein Kloster mit seiner Ordensregel, seiner Askese, seinem Schweigen und seinen Erleuchtungen.*«

In meinen eigenen schweren Erkrankungen und in der Begleitung von Menschen unterschiedlichen Alters mit heilbaren und unheilbaren Krankheiten hat mir dieser Satz wie ein Geländer auf den Stufen zu einem besseren Verstehen des »Welträtsels« Krankheit und Gesundheit Halt gegeben.

Gefahr im Verzug – die Fahndung läuft

Wenn die Lage zum Zeitpunkt der Diagnose nicht ganz so ernst ist wie bei der Krebsdiagnose von Wolfgang Bergmann, wenn es nicht unmittelbar um »Alles oder Nichts« geht, wenn die Krankheit als behandelbar und Gesundung als möglich erscheint, ist die subjektive Bedrohung und Verunsicherung zwar eine andere, aber sie ist trotzdem da. Mehr oder weniger lautstark haben Organe samt Seele und aufgeschrecktem Geist verkündet, dass etwas nicht in Ordnung ist. Ein Verdacht steht im Raum, die Recherche beginnt. Der fremde Gast steht vor der Tür, und wie den Krebs von Ulla Roth kann man auch diesen Gast nicht abweisen, irgendwo an einer Garderobe abgeben und Arzt und Apotheker vorab nach Wirkungen und Nebenwirkungen fragen.

Wenn der Verdacht, erkrankt zu sein, sich durch die medizinische Diagnose erhärtet, wird der Versuch, dies zu akzeptieren und die Suche nach Behandlungsmöglichkeiten zu einem dramatischen Notruf, auch wenn manche Empfänger der schlechten Nachricht »cool« bleiben und sich wenig anmerken lassen. Computer und Labore melden mit diagnostischen Daten und Befunden sachlich: »Gefahr im Verzug! Es muss gehandelt werden!« Die Zeit scheint stillzustehen und gleichzeitig davonzulaufen, wenn eine Frau oder ein Mann das befürchtete Ergebnis einer Untersuchung erfahren. »Als ich mitgeteilt bekam, dass ich Krebs habe, sah ich aus dem Fenster des Arztzimmers und in meinem Kopf war ein großes schwarzes Loch«, berichtet eine Patientin. »Verzweifelt versuchte ich, einen Gedanken zu fassen, aber da war keiner.«

Warten ist eine der größten Geduldsübungen auf der Suche und im Umgang mit Diagnosen. Eine andere Patientin berichtet: »Warten, die Hände werden feucht, in den Achselhöhlen sammelt sich der Schweiß; Angst beherrscht mich. Die Wartezeit kommt mir endlos vor in der kleinen Kabine.«

Angst, Unsicherheit, Gleichgültigkeit, Wut, Schuldgefühle und unterschiedliche Verhaltensweisen beherrschen die Situation des Anfangs. Es fällt schwer innezuhalten, wenn die Diagnose wie ein akuter Notfall daherkommt und alle Beteiligten zur Eile drängen, noch bevor die soeben Diagnostizierten persönlich ein Gefühl für die Bedeutung des Geschehens bekommen, die Sachlage beurteilen und die auf sie einstürmenden Fragen und Gefühle wahrnehmen, geschweige denn zur Sprache bringen können. Manchmal verlangen Ärzte, aber auch Angehörige unverzüglich Entscheidungen, obwohl sich die Fachleute noch widersprechen und die Fragen der Patienten aus Angst noch nicht gestellt oder noch nicht beantwortet worden sind.

Die Zeit unmittelbar vor und nach der Diagnose ist für viele eine Zeit der inneren Monologe, der Gespräche mit Ärzten, Angehörigen und Freunden. Es ist wie bei einer mysteriösen Premiere. Man sitzt in der ersten Reihe des eigenen Theaters, der Vorhang ist noch unten und welches Stück gespielt werden soll, ist auch unbekannt. Vor allem Männer schweigen sich durch die Wartezeit, lassen ihre Frauen sprechen, und nur selten treten sie in den Dialog mit ihren Gefühlen. »Ein Indianer kennt keinen Schmerz«, lautet der dumme Spruch dazu. Und dass sie dann auch nicht weinen, erzählen Eltern ihren kleinen Söhnen, die tapfer sein wollen.

Brust ab! Entscheidung muss sein

Etappe für Etappe gehen die Fragen der Betroffenen im diagnostischen Prozess und rund um die Behandlungsplanung weiter. Wichtige Fragen vom Anfang gehen verloren, bleiben als »Nebensache« und »zu subjektiv« auf der Strecke. Sie stören die vorherrschende Betriebsamkeit und möglicherweise den »Betriebsfrieden«, wenn es mit der Einigung zwischen Arzt und Patient hapert.

Ist die Diagnose klar und akzeptiert, richtet sich die Sorge auf die Therapie und ihre Nebenwirkungen. Hat dann die Behandlung begonnen, fragen sich die Patienten, ob die Therapie anschlägt. Ist sie beendet, gilt die Sorge der Frage, wie lange die Wirkung anhält, wie groß die Gefahr ist, dass die Krankheit wiederkommt, welche Risikofaktoren bekämpft werden müssen, und ob der Kranke im Alltagsgeschäft seines Lebens durchhält und verträgt, was der Gesundung dienen soll.

Die Diagnose beherrscht für eine Zeit den Alltag und bettet sich als Krankheit ins Leben ein. Ihre Drohgebärden sind unendlich und lassen die Menschen nicht los: Metastasierung gleich oder später, Bewegungseinschränkungen, Sprachstörungen, unkalkulierbare Medikamentenwirkungen, Impotenz, Inkontinenz, Gebrechlichkeit, Kontrollverluste, Pflegebedürftigkeit, Arbeitsverlust, Zahlungsunfähigkeit und Verarmung.

Auf allen Ebenen der menschlichen Existenz herrscht Aufruhr, und der Körper läuft Gefahr, zum Kriegsschauplatz für rasche Interventionen zu werden. Je schneller und genauer die diagnostische Rasterfahndung läuft und die Ergebnisse auf die Patienten niederprasseln, ohne dass sie sie verstehen und einordnen können, desto größer ist die Gefahr, dass die erkrankten Menschen im Strudel von Informationsflut, inneren Vorbehalten, ungewohntem Entscheidungsdruck, Zweifel und Ängsten immer hilfloser werden.

Besonders Brustkrebspatientinnen berichten häufig von dem

ungeheuren Druck, der aufkommt, wenn der medizinische Befund eine Eigendynamik entwickelt und für nichts anderes mehr Zeit und Raum bleibt. Wenn die Vorschläge und Ratschläge von allen Seiten auf die betroffene Frauen einstürzen und sie im Aktionismus selbst nicht zur Besinnung kommen, entsteht oft das ohnmächtige Gefühl, die Einzige zu sein, die nicht mehr weiß, wo es langgeht. Im medizinischen Alltag erleben Patientinnen das wie folgt: »Dann hat der Frauenarzt mich sofort zum Röntgenarzt hinübergejagt – ich bin im Galopp hin, weil mir die ganze Geschichte dann schon ein bisschen suspekt war.« – »In wenigen Minuten sollte ich mich entscheiden. Brust ab oder nicht. Ich war ein Grenzfall. Der Arzt gab mir zwei Stunden.«

Sobald aus einem Verdacht medizinische Gewissheit geworden ist, sehen Diagnostiker und Ärzte eine akute Gefahr und treiben zur Eile an. Wer zum Arzt geht, muss anscheinend sofort behandelt werden. Auch die meisten Patienten haben das Gefühl, mehr oder weniger plötzlich von einem Tumor überfallen worden zu sein und setzen dieses Gefühl im Angesicht der Röntgenbilder und Laborbefunde in Eile um.

Aber was wissen wir wirklich über die Krankheit, die Dynamik ihrer Entstehung, über biografische Zusammenhänge? Und fragen wir nach den Vermutungen und dem eigenen Wissen der Erkrankten, nach ihrer Bereitschaft, sich auf die Behandlungsvorschläge nicht nur einzulassen, sondern sie mit zu gestalten? Was bedeuten die exakten Bilder einer Mammografie, eines CT oder der genaue Laborbefund für die Patienten? Bilder werden zum Ersatz für die Wirklichkeit! Was erleben und fühlen schwangere Frauen eigentlich über ihre Schwangerschaft, wenn sie jenes kleine Ultraschallbild als Beweismittel mit sich herumtragen, aber sich kaum damit beschäftigen, welches Wunder sich gerade in ihrem Leib anbahnt? Angesichts der Untersuchungskette für Schwangere nimmt das Gefühl zu, jede Schwangerschaft sei eine Risikoschwangerschaft und für Mutter und Kind eine ständige gesundheitliche Gefährdung.

Die Abstraktion des Geschehens mittels ständiger Kontrolle durch bildgebende Verfahren lenkt vom sinnlichen Erleben ab.

Nicht ein Organ ist krank geworden, sondern der ganze Mensch. Nicht der Darm ist an Krebs erkrankt, sondern der ganze Mensch hat die Krankheit. Reichen einer Frau zwei Stunden, um die Entscheidung für oder gegen eine Brustamputation zu treffen? Wie viele Monate oder Jahre brauchte die Entstehung einer Brustkrebserkrankung, und wie viel Zeit und Arbeit wird es brauchen, um den »Überfall« zum Zeitpunkt der Diagnose zu verarbeiten und in die eigene Lebensgeschichte zu integrieren? Biografische Anamnesen machen medizinische Diagnosen nicht fragwürdig, sondern sie zeigen, wie bedeutsam es für die Betroffen sein kann, der »Sprache« und den Wirkungen ihrer Organe mit der Gewissenhaftigkeit, dem Interesse und der Zuwendung nachzugehen, die das eigene Leben braucht, um sich auch in der Krise bei dem jeweiligen Menschen wohlzufühlen. Manchmal gibt es Brücken, die die individuelle Krankheitsarbeit leichter machen und anspornen. Eine Patientin berichtet:

»Letztendlich kann ich meinen Vorfahrinnen danken, dass ich noch lebe. Ohne die Angst, die Erinnerung an qualvolles Sterben und seelisches Leiden hätte ich meinen Körper nicht aufmerksam beobachtet, hätte vielleicht den kleinen Knubbel in der rechten Brust nicht ernst genommen. Ganz sicherlich jedoch hätte ich ohne diesen familiären Hintergrund die Müdigkeit für ein Symptom der späten Vierziger, die plötzlichen Herzrhythmusstörungen als Überarbeitung und Hinweis auf einen natürlichen Alterungsprozess hingenommen. Trotz der vier Sonografien und der Mammografie konnte ich mich nicht beruhigt abwenden von meiner Brust und dem Knubbel darin.«

Die Krankheit hat einen Zeugen

Jede Krankheit, die unser leibliches und seelisches Zuhause betritt, erzeugt dort Unruhe, Unbehagen oder Unmut. »Die Krankheit ist ein plumper Versuch, zur Gesundheit zu kommen«, heißt es bei dem krankheitserfahrenen Friedrich Nietzsche,[73] der lebenslang diesem fremden Gast in unterschiedlichen diagnostischen Kleidern Einlass gewähren musste. Durch alle Leidenserfahrungen und konkreten Bedrohungen hindurch freundete sich der Philosoph letztendlich mit seinen vielen Krankheiten an. In der lebenslangen Auseinandersetzung mit ihnen lernte er mit therapeutischem Gewinn viel über das von Bergmann angesprochene Geheimnis des Welträtsels, der Geburt, des Sterbens und das, was wie die Krankheit dazwischen liegt.

Der Mensch, der krank zu Bette liegt, kommt mitunter dahinter, dass er für gewöhnlich an seinem Amte, Geschäfte oder an seiner Gesellschaft krank ist und durch sie jede Besonnenheit über sich verloren hat: er gewinnt diese Weisheit aus der Muße, zu welcher ihn seine Krankheit zwingt.[74]

Weise Erkenntnisse, Geduld und gar Muße lassen im Augenblick des aktuellen Aufruhrs, den die Diagnose im Schlepptau hat, noch auf sich warten. Unverzüglich aber stellen sich in der diagnostischen Konfrontation mit der Krankheit die Fragen ein, die die Kinder und Enkel der Frage aller Fragen nach dem »Wohin denn nur?« sind: Was ist zu tun oder zu lassen? Was erscheint sinnvoll? Was lohnt sich, was ist bezahlbar? Auf welche Weise ist dem undurchschaubaren Geschehen, das zum Aufschrei der Organe und zum Streik der Seele geführt hat, aufklärend entgegenzutreten? Aber auch: wie kann man am

194

besten abtauchen? Wie kann man verdrängen und verbergen, was nicht als Tageslicht soll? Dient es wirklich der Genesung und tut es einem selbst gut, als Zeuge des eigenen Lebens aufzutreten, Zeugnis abzulegen und sich vor fremden Ärzten und Therapeuten zu outen? Wird das Gesagte möglicherweise gegen den Kranken verwendet? Und wer oder was müsste auch noch in den Zeugenstand, um Hinweise zu geben, welches Ereignis vor und rund um den Erkrankungsprozess von Bedeutung für den Kranken war?

Diagnosen sind wie öffentliche Bekanntmachungen. Ab jetzt gibt es Mitwisser, Zeugen und Berater. Die Diagnose hat wie ein fremder Gast das eigene Leben betreten, kann nicht des Hauses verwiesen und an den Ort ihrer Entstehung zurückgeschickt werden. Aber jetzt gibt es Mitwisser, denn als Patient ist man auffällig geworden

Diese Art der Hausbesetzung ist nicht leicht zu akzeptieren. Der Fremde stellt sich unaufgefordert und anmaßend als guter Bekannter vor, sogar als »Familienmitglied« mit genetischen und anderen Beweisen, will von jetzt auf gleich offiziell und nicht mehr verschwiegen im Untergrund dazugehören, will Freud und Leid mit dem Kranken teilen.

Die Geschichten, die die Organe und die Seele im Paket der Krankheit mitgebracht haben und erzählen wollen, wurzeln im gelebten und ungelebten Leben des erkrankten Menschen, sind Teile seiner Lebensgeschichte und erzählen auch über die Hintergründe der »medizinisch gesehen riskanten« Lebens- und Verhaltensweisen eines Rauchers, eines Alkoholikers, eines gestressten Managers oder einer Übergewichtigen, mit denen der Betroffene bereits auf seine Lebensprobleme zu reagieren versucht hatte. Mit dem Erscheinen der Krankheit und ihrer Entdeckung tritt an die Oberfläche, was vielleicht über Jahre in der Lebenswerkstatt von Körper, Geist und Seele als Konfliktmaterial zusammengetragen, nicht integriert und abgewehrt werden konnte und nun »rauswill« und zum Aufruhr anstiftet: Lebens-,

Beziehungs- und Arbeitsverhältnisse bleiben innerlich auch dann noch lebendig, wenn sie äußerlich als vergangen erscheinen. Ihre Kränkungen und Verletzungen wirken im Inneren nach, bleiben aber unbeachtet.

Wer nahe genug an die Kante eines Vulkankraters herantritt, in dem sich die Eruptionen einer tiefen Krise zeigen, ahnt manchmal, dass die Landschaften der Störung gleichzeitig die Kräfte bergen, die auf dem Weg der Heilung behilflich sein können, und die es zu entdecken, zu stärken und zu ermutigen gilt. In welchen Konflikt oder Balanceverlust wir auch schauen – Gesundheit und Krankheit begegnen sich in ihrer jeweiligen Verborgenheit als komplementäre Kräfte im gleichen Leben. Aufstand und Diagnose fordert auf, herauszufinden, warum die Balance zwischen den Kräften verloren ging und in Krankheit umschlug. Es gilt, die Forderungen des Streiks von Körper und Seele zu studieren, als betroffene Person zusammen mit professionellen Begleitern und anderen Helfern in Verhandlungen einzutreten und der Gesundheit wieder auf die Beine zu helfen.

Wenn das Fass überläuft: Krankheit als Ordnungsverlust

Manchmal dreht eine Seele zunächst einmal »durch« oder »ab«, wenn das Fass des Erträglichen überläuft. Sie will nicht wahrhaben, was sie verstehen soll, nicht sehen, was sie sieht, nicht hören, was sie hört. Aber alles in ihr fühlt und schreit um Hilfe.

Mit einem solchen Überfall und seinen diagnostizierten Folgen macht uns das folgende Beispiel bekannt. Eine Frau tobt, schreit, rennt aufgelöst durch die Gegend, klammert sich an den Mann, der gehen will oder an die Ehe, die zerbrochen ist. Alte Wunden, die die Ehe nicht heilen konnte, brechen auf und bluten mit. Wegen Eigen- und Fremdgefährdung wird die Frau in ärztliche Behandlung überwiesen. Ärzte können keine Ehen retten und keine neuen auf Rezept verordnen, aber sie sind aufgerufen und können versuchen, den akuten Streikausbruch von Körper und Seele zu »beruhigen«. Nicht immer gelingt das gleich. Der Arzt und Therapeut Heinrich Huebschmann berichtet:

In die Sprechstunde kommt eine Frau, deren Mann sie soeben verlassen hat. Drei Wochen zuvor hatte er ihr mitgeteilt, dass er sich scheiden lassen wolle, nach 14 Ehejahren. Die Frau ist unfruchtbar wegen eines Unterleibleidens, das sich nach der Eheschließung herausgestellt hat. Der Mann hatte das Problem verdrängt, weil er in seinem Beruf sehr gefordert wurde und Karriere machen wollte. Nun aber will er eine Familie mit Kindern gründen und eine 20 Jahre jüngere Arbeitskollegin heiraten. »Ich geh kaputt«, sagt die Frau.[75]

Der zunächst aufgesuchte Arzt diagnostizierte eine »abnorme Erlebnisreaktion« und stellte ein Rezept aus. Die verordneten Tranquilizer sollten laut Beipackzettel und Werbeprospekt gegen Bitterkeit, Unsicherheit, Existenzangst und Ungerechtigkeit antreten und für eine Erleichterung der Anpassung durch »affektive Abschirmung«, Einschränkung des Reizeinfangs, psychische und physische Ruhigstellung sorgen. Es läuft anders. Entscheidungsunfähig, verlangsamt und müde sucht die Patientin nach einiger Zeit einen anderen Arzt auf. Aus der abnormen Erlebnisreaktion ist inzwischen eine Depression geworden. Der psychisch ausgetickte Gast, wie ich die Krankheit nenne, der als Ersatz für den verlorenen Ehemann das Haus der »sitzen gelassenen« Ehefrau betreten und auffällige Reaktionen gezeigt hatte, war mit medikamentöser Hilfe »abgeregt«

worden, hatte sich aber im Gewand einer Depression als Untermieter im Seelenhaus der Patientin niedergelassen.

Die Patientin entschied sich für einen offenen Dialog mit ihrem inneren Erleben und machte sich erzählend klar, was hinter der »abnormen Erlebnisreaktion« ihrer Meinung nach stand. Das »Medikament«, das letztlich half, war die seelische und geistige Auseinandersetzung mit dem fremden Gast und in der Folge die Veränderung der persönlichen Einstellung der Frau zu sich selbst und der Situation, in die die Ehe geraten war. Sie wagte das Gespräch mit ihrem Mann, trat für ihre Rechte ein, befreite sich durch die Einwilligung in die Scheidung aus der festgefahrenen Situation, wurde berufstätig und schuf für sich selbst den Frieden, mit dem sie nun leben konnte.

Als biografischer Aufruhr will Krankheit nicht nur mit Ärzten reden, nicht in diagnostischen Datenbanken eingefangen und zum Schweigen gebracht werden. Vielmehr legt sie mit aufmüpfigem Verhalten, phantasiereichen Befindlichkeitsstörungen, mit verdeckten Befunden zu den Zuständen im jeweiligen Leben und ausdrucksstarken Symptomen »Punkte zur Tagesordnung« auf den Verhandlungstisch, die nicht unter »Verschiedenes« abgehandelt werden können, sondern die Hauptpunkte sind.

Wie bei jedem »öffentlichen« Streik um die gesellschaftlichen und politischen Belange des Zusammenlebens üblich, geht es auch im »privaten« Streik von Körper, Geist und Seele eines Kranken um spezifische Forderungen, um konkrete Verhandlungspartner aus den verschiedenen Lebens- und Arbeitsbereichen, um ihren und den eigenen Anteil am Krankheitsgeschehen und um die Hoffnung des Kranken auf eine einvernehmliche Lösung der Konflikte und Wiederherstellung einer Balance.

Worum es dabei im Einzelnen gehen kann, überdenkt eine an Brustkrebs erkrankte Patientin mit Blick auf ihre bisherige Lebensweise und nähert sich dabei Nietzsches Gedanken über eine »Besinnungspause«, die eine Krankheit uns für jene Überlegungen gewährt. Sie beziehen sich beispielsweise auf die bisherige Geschäftigkeit in Arbeit und Gesellschaft. Arbeit, vor allem Erwerbsarbeit, ist für viele Menschen mehr als ein Broterwerb. Sie bedeutet eine Art Legitimation der eignen Existenz und ist oft genug der einzige Ort, an dem die Menschen die Anerkennung finden, die jedes Leben braucht.

»Hab mich nur noch über meine Arbeit definiert oder überhaupt über Leistung definiert, was ich alles tue und was ich alles kann, und ich hab alles gut gemacht ... Dass ich Existenzberechtigung hatte, wenn ich etwas leiste, wenn ich etwas tue. Und wenn ich dann noch was oben draufsetze und noch mehr tue, dann habe ich eine »Berechtigung« da zu sein, und wenn ich nichts mehr tun kann und mich eine Krankheit dann so hinrafft, habe ich keine Möglichkeiten mehr, darf ich eigentlich auch nicht mehr existieren.«[76]

Anders, aber ebenso bedeutungsvoll, stellt sich die Notwendigkeit einer Besinnungspause für einen achtundvierzigjährigen Pianisten dar, sich beim Brotschneiden in den Finger schneidet und daraufhin seinen Beruf zwei Monate lang nicht ausüben kann. Kurz nach dem Unfall spricht er in der Therapie aus, worum es bei ihm geht: »Jetzt werde ich mein Problem lösen, jetzt habe ich Zeit für meine Frau und meine zehnjährige Tochter.«

Einige Monate vor dem Unfall hatte sich der Pianist für eine Psychotherapie entschieden, weil er seine Ehe für gefährdet hielt. Er gebe zu viele Konzerte und reise zu viel herum, berichtete er. Seine Ehe leide unter diesen Aktivitäten. Seine Ehefrau mache nicht mehr mit, und er wisse nicht mehr ein noch aus. Er liebe seinen Beruf, welcher Reisen verlange, aber er liebe auch seine Frau, die Häuslichkeit wolle.[77]

Eine verborgene Dynamik im Leben des Patienten macht dem Finger das Klavierspiel für eine bestimmte Zeit unmöglich, weil etwas Existenzielles nach Zeit verlangt und auf Besinnung drängt. Kein außerirdisches Wesen hat Brot und Messer vor den Pianisten gelegt, damit er sich schneiden konnte oder musste. Unschuldig lag der Laib Brot da, und dann geschah das, was dem Leib des Pianisten die Pause brachte. Keine Causa im Sinne einer Ursache, sondern einfach eine Gelegenheit, die dem Leben zugutekam.

Die Krankheit wirbelt Staub auf, überprüft bisherige Stationen der Lebenswanderung, fragt nach Befindlichkeitsstörungen oder Zeiten des Wohlergehens, verlangt Beschleunigung oder Verlangsamung, schlägt Umwege vor oder beabsichtigt, die Veränderung von Lebenszielen, Gewohnheiten, Denk- und Verhaltensmustern einzuleiten. Die Ambivalenzen, Schwierigkeiten und die damit verbundene Herausforderung empfinden zwei Brustkrebspatientinnen so:

Ansprüche

Gib dein Bestes! Was mag das sein?
Gib dein Bestes!
Tönte es jahrzehntelang von draußen
Leg dich ins Zeug, um Erwartungen
anderer zu entsprechen.
Und jetzt?
Gib dein Bestes!
Flüstert es leise heut von drinnen
Leg deine Wunschträume frei und
folge ihnen beharrlich
Um die Zeit, die dir bleibt
Mit kostbarem Leben zu füllen[78]

Dass wir ungefragt zur Welt kamen, habe ich als die offene Frage nach dem Sinn des Lebens am Anfang unseres Lebens gedeutet. In der Krankheit ringt sie um Antwort.

»Wenn ich anfangen kann, mitzuarbeiten daran, dass ich gesund werden will, dann werde ich auch gesund ... Wo ... wo liegt der Sinn meines Lebens, dass ich noch leben darf? Wo, wo liegt jetzt, eh ... meine Aufgabe, ne? Sie liegt ganz sicher immer noch in dem Bereich, der mit dem Krebs zu tun hat.«[79]

Der Leib – ein mächtiger Gebieter

Wenn die Organe ihr Schweigen brechen und beispielsweise eine »Gesichtslähmung« den Fluss der Worte behindert, wenn die »kleinen, invasiven Tumore« einer Krebserkrankung weitere Gebiete erobern, wenn »Durchblutungsstörungen« die Füße blau werden lassen und den Patienten mit Amputation bedrohen, die »Hexe« Bandscheiben quetscht und zum »Vorfall« bringt, wenn Herzkranzgefäße ihre rhythmische Plastizität verlieren und dem pulsierenden Blut den ungehinderten Durchfluss verweigern oder Metastasen ein Skelett wie das von Wolfgang Bergmann durchlöchern, dann teilen die zuständigen Körperorgane samt Immun-, Nerven- oder Hormonsystem zunächst nichts anderes mit als einen Sachverhalt, den sie »produziert« haben.

Dynamik und Geschehen hinter dem sichtbaren und akuten biografischen Aufruhr sind zunächst verborgen. Krankheit und Tod müssen von sich aus keine Arbeitsberichte und Begründungen vorlegen. Als Verletzlichkeit und Endlichkeit sind sie Ausdruck der Natur des Lebens und mit festem Wohnsitz gemeldet. Keine Krankheit liefert von selbst eine Antwort auf die

Fragen: »Warum bin ich krank geworden?«, »Warum bin ich jetzt und hier mit einem Herzinfarkt ins Krankenhaus gekommen?« oder »Wie heilt eine Krankheit, wie lange dauert das, und habe ich das statistisch zu erwartende Glück, dass viele Menschen mit gleicher Diagnose durchkommen?«.

Informationen, Begründungen, Erklärungen und Interpretationen, warum und wie geschieht, was geschieht, gibt es viele. Arztbriefe und Laborberichte gehören dazu. Die Krankheit wurde nach bestem Wissen evidenzbasiert analysiert und erkennungsdienstlich behandelt, ist da zu lesen. Aber der Kranke braucht seine eigene Erklärung, muss aus allem, was die Fachleute, die Angehörigen und die Nachbarn sagen, seine eigene Krankengeschichte erarbeiten.

Wer an einer konkreten körperlichen Krankheit leidet, für den ist schwer zu begreifen, dass es sich in diesem Geschehen um Grundsätze des Lebendigen und Weisheiten des Welträtsels zwischen Geburt und Tod handeln soll, wie Nietzsche in *Also sprach Zarathustra* behauptet:

Hinter deinen Gedanken und Gefühlen, mein Bruder, steht ein mächtiger Gebieter, ein unbekannter Weiser – der heißt Selbst. In deinem Leib wohnt er, dein Leib ist er. Es ist mehr Vernunft in deinem Leib als in deiner besten Weisheit ... »*Ich*«, *sagst du, und du bist stolz auf dieses Wort. Aber der Größere ist, woran du nicht glauben willst, dein Leib und seine große Vernunft, die sagt nicht Ich, die tut Ich.*

Die große Vernunft des Körpers sagt also nicht, sondern handelt und tut. Woher sie auch kommen mag, für wen sie auch spricht, weshalb die Organe bis gestern anscheinend geschwiegen haben und die Seele zufrieden war: im Handeln, Umsetzen, Gestalten manifestiert sich gerade auf der Ebene des Leibes eine schöpferische Lebendigkeit, die zu verstehen, zu meistern und auszuhalten alles andere als vergnüglich und leicht ist.

Was genau schickt ein Schicksalsschlag, und wer schickt ihn? Sind wir Sender und Empfänger zugleich? Was fängt ein Mensch mit scheinbaren »Zufällen« an, wenn eine Krankheit denn ein solcher ist? Welche fremden Agenten und Aktivisten sind am Werk? Die Gene? Die Kindheit? Der Krieg? Von welchem »Ich« sprechen wir, wenn wir den Werdeprozess einer Krankheit ansprechen und sagen: »Ich bin krank geworden!« Welches andere »Ich« spricht, wenn wir uns der Gegenwart des Krankseins zuwenden und sagen: »Ich bin krank und bleibe im Bett!« Oder: »Ich bin nicht so krank, wie der Arzt meint!« Und überhaupt: Wer redet hier eigentlich, und wer hat was zu sagen?

Wenn die Organe zur Kenntnis geben, wer der Gebieter ist

Der Magen knurrt oder bildet Geschwüre, der Atem pfeift, bellt und röchelt durch die erkrankten Bronchien, die Knochen knirschen unter Rheuma, Arthrose oder Übergewicht. Die Beine zittern infolge einer Parkinsonerkrankung oder verlieren ihre Standfestigkeit mit dem Beginn einer Multiplen Sklerose. Das Gesicht verfärbt sich – aus Liebe, aber auch angesichts einer Anhörung vor Gericht oder bei einem Ohnmachtsanfall. Schmerzen stechen, ziehen und drücken wie Betonplatten bei einem Herzinfarkt auf die Brust. Wo immer sie als Alarmanlage oder Botschafter einer Not gebraucht werden, sind sie da. Der Schädel brummt, der Darm gluckert, zeigt sich wie beim Darmkrebs nicht mehr in der Lage, so weiterzumachen wie bisher, und arbeitet manchmal tapfer auch dann weiter, wenn man ihm große Teile weggenommen hat. Die Haare fallen bei Chemotherapie aus und fordern Patientinnen oft mehr heraus als die Krankheit selbst. Eine chronische Wut kocht in verschiedenen Organen hoch und setzt sie unter Druck. Ohren pfeifen so lange, bis sie im Hörsturz abstürzen, und im Endstadium einer Krebserkrankung kann die Galle platzen.

Mechthilde Kütemeyer berichtet aus ihrer Praxis:

Der Eid beim Eintritt in die Bundeswehr kommt nicht zustande, weil dem jungen Mann im entscheidenden Moment die Sprache versagt: Mit den Körpersymptomen einer hysterischen Aphasie hat sich der »Gegenwille«, der Verweigerungswille, den er unterdrücken wollte, durchgesetzt.

Eine dreiundsiebzigjährige Frau bekommt hohes Fieber, dessen Ursache selbst im Krankenhaus nicht geklärt werden kann. Wochen später erinnert sie sich und erzählt. Am Tag des Beginns ihrer Körperhitze hat sie beobachtet, wie ihre Schwiegertochter alte Wäsche aus den Schränken aussortierte. Ihre Angst und ohnmächtige Wut über diese Abschiebeaktion – sie hatte sich offensichtlich mit der »alten« Wäsche identifiziert – hat sich nicht verbal, sondern körperlich geäußert.[80]

In jedem seiner Zustände spricht der Körper mit seinen Befunden auch das Befinden, die subjektive Wahrheit eines Menschen an. Er vermutet und zeigt an, wie es ihm wirklich geht. Dies anzuerkennen und verstehen zu lernen, ist weder für die »Symptomträger« noch für die professionellen Behandler leicht. Kranke wollen ihre Symptome in erster Linie loswerden, Ärzte wollen sie als Zeugen der Störung zum Verschwinden bringen oder wenigstens eindämmen, damit der Patient wieder gesund erscheint und aus dem Ausnahmezustand herauskommt.

Leib und Körper wissen und empfinden, wie es um den Menschen steht, wie es ihm geht, und bringen das in jedem Augenblick fühlbar zum Ausdruck: Hunger, Durst, Müdigkeit, Erschöpfung, Wachheit, Verletzungen, aber auch Zustände von Wut, Freude, Ehrgeiz, Verbissenheit, Leidenschaft, Liebe und Hass setzen ihre Bedürfnisse in körperliche Reaktionen um und verlangen in unterschiedlicher Form nach Befriedigung. Ein Muskelkater klärt über Muskeln auf, die man nie gespürt oder selten eingesetzt hat, eine neue Liebe meldet ihre Erregung über das Zittern in den Beinen an, der Nacken versteift, weil der Schreibtischstuhl körperfeindlich ist oder der Chef dem Betroffenen ständig über die Schulter schaut.

Solche Symptome verweisen auf die Funktions- und Arbeitsweise wie die Alltagssprache des Körpers und seiner Organe und sind zunächst als Mitteilungen einzuordnen. Was Intensität, Zeitpunkt, Inhalt und Ort zu bedeuten haben, muss herausgefunden werden.

Vorhang auf, Bühne frei

Krankheiten bestimmen Inhalt, Ort, Zeit und Verlauf für die Inszenierung des biografischen Aufruhrs. Das Drehbuch liegt seit Längerem in der Schublade der Lebensgeschichte des Patienten. Mit der medizinischen Diagnose wurde ein Kapitel aus dem Drehbuch bereits veröffentlicht. Nun aber muss der Kranke selbst als mündiger Mitstreiter für seine Gesundheit auf der Bühne erscheinen und eine aktive Rolle übernehmen. Titel des heimlichen Drehbuchs ist seine Krankheit, die Inszenierung hat längst begonnen, ab jetzt spielt und schreibt er bewusst mit.

Den überraschenden Auftritt auf der Bühne seiner Krankheit schildert ein Patient dem behandelnden Arzt während der Rehabilitation, und zusammengefasst erfahren wir, was und wie sein Weg in die Krankheit auch für ihn offenbar wird:

Ein neunundfünfzigjähriger Stadtinspektor wurde morgens um 5 Uhr aus dem Schlaf heraus von seiner Herzerkrankung überrascht. Es geschah in der Weihnachtsnacht. Er erwachte plötzlich mit einem Wärmegefühl und einem Schweißausbruch. Es folgten Brechreiz und ein Druckschmerz um den Brustkorb herum. Er stand auf und machte Freiübungen, indem er – ein trainierter Sportsmann – die verschiedensten Körperhaltungen einnahm, bis zum Kopfstand.[81]

Aber die Freiübungen helfen nicht. Die Beschwerden des Stadtinspektors setzen sich fort, seine beflissenen Übungen auch. Er macht mit seiner Art, Krisen zu bewältigen, weiter wie bisher. Zwei Wochen später erhält er die Mitteilung, dass er einen schweren Herzinfarkt habe, verweist aber verblüfft darauf, dass er vor Kurzem noch sein Sportabzeichen gemacht und vor Weihnachten noch am Reck geturnt habe. Seinen Pflichten kommt er überall nach, denn im bisherigen Drehbuch seines Lebens gibt es klare Prinzipien.

Nicht immer schlägt eine Krankheit wie der berühmte Blitz aus heiterem Himmel ein. Krankheiten kommen mit und ohne Vorboten, zögerlich tauchen manchmal Vermutungen auf, und mitten im Alltagsgeschehen macht sich mehr oder weniger überraschend eine Unruhe breit. Irgendwann ertönt die Klingel, die Vorstellung beginnt. Wie ein Fremdkörper erscheint die Krankheit auf der Bühne des eigenen Lebens, wird notgedrungen begrüßt, vielleicht aber auch erst einmal übersehen und ignoriert, wie im Fall des Stadtinspektors, denn schließlich darf nicht sein, was nicht sein kann. Sportabzeichen, andere Beweise wie Vorsorge und regelmäßige Überprüfungen des Gesundheitszustandes und auch die eigene Entscheidung, sich nicht beunruhigen zu lassen, können dazu verführen, die Alarmsignale zu überhören. Davon erzählt das nächste Beispiel

Ein sechsundvierzigjähriger Kalkulator in einem Pro-
duktionsbetrieb für chemische Erzeugnisse spürte, nach-
dem er schon während einiger Wochen ein lähmungsar-
tiges Gefühl im linken Arm gehabt hatte, plötzlich
abends auf dem Heimweg von der Arbeitsstätte einen
»wahnsinnigen« stechenden Schmerz in der Brust und
im linken Arm. Er konnte seine Aktentasche nicht mehr
halten. Der Schweiß brach ihm aus. Er musste stehen
bleiben und konnte erst nach einiger Zeit weitergehen.
Für den Weg, für den er sonst eine halbe Stunde brauch-
te, waren zwei Stunden nötig. Zu Hause angekommen,
ließ der Schmerz nach. Er rauchte eine Zigarette und
dachte, dass die Sache schon vorübergehen werde. Am
folgenden Vormittag erlitt er einen zweiten Anfall. Aber
noch immer suchte er keinen Arzt auf. Erst ein Arbeits-
kollege riet ihm, den Werksarzt zurate zu ziehen. Dort
bekam er einen dritten Anfall, sodass ihm vor Schmerzen
die Tränen kamen und er fast ohnmächtig wurde.[82]

Es folgen drei Monate Krankenhausaufenthalt. Nach der Diagnose hat der Mann nie gefragt. Als ein Arbeitskollege ihn
schließlich aufklärte, wollte er die Diagnose nicht glauben. Er
war und blieb der Meinung, dass der Herzinfarkt eine Mana-
gerkrankheit sei, »etwas für Führungskräfte«.

Manche Patienten werden beim ersten Alarmzeichen von
Schlaganfall oder Herzinfarkt von ihren Ehepartnern, Arbeits-
kollegen oder Hausärzten sozusagen ins Krankenhaus »ver-
schleppt«, wie sie es ausdrücken. Schnelle Reaktionen können
viele Leben retten.

Bei Parkinsonkranken, MS-Patienten, vielen Krebspatien-
ten oder den unter Demenzverdacht stehenden älteren Menschen ist die Eröffnungsszene nicht so blitzartig. Sie treten oft
einen endlos erscheinenden langen Marsch durch die Institu-

tionen der etablierten Diagnostik an. Wieder andere Kranke sind vor Scham- und Schuldgefühlen wie gelähmt und bleiben mit ihrer Depression, einer sichtbaren Hauterkrankung oder der Angst vor einer gefährlichen Infektion wie AIDS oder Tuberkulose zu Hause und warten ab, bis es fast zu spät ist.

Ein wie im Fall von AIDS »bekennender Kranker« zu sein, bedeutete in den Achtzigerjahren, gnadenlose Diskriminierung und den »sozialen« vor dem »physischen« Tod in Kauf zu nehmen. »Es handelt sich hier um einen vierzigjährigen Aidspatienten mit einer schweren homosexuellen Infektion«, stellte ein junger Arzt während einer Fachtagung einen Patienten vor![83]

Die Patientin im nächsten Beispiel hat es bedingt leichter. Seit ihrem siebenundzwanzigsten Lebensjahr hat die Erzieherin es mit Depressionen zu tun und erzählt, wie schwer es sein kann, den fremden Gast mit dem Namen Depression, der sich im eigenen Leben niedergelassen hat, an die Hand zu nehmen und mit ihm zum Arzt zu gehen:

>*Ich habe überhaupt keinen Sinn mehr gesehen, ich habe nur noch gelebt für die anderen, ich habe überhaupt keinen Sinn gesehen, überhaupt zu leben. Und das ist fast nur nachts gekommen und am Tag hab ich es dann nicht zugegeben, dass ich zum Arzt bin, sondern ich hab halt so weitergelebt, wie das alle Menschen von mir erwartet haben.*«

Die kranke Seele ist nicht gern gesehen

Krankheiten machen es erkrankten Menschen unterschiedlich schwer, sich mit den Bildern hinter den Befunden und denen der öffentlichen Meinung auseinanderzusetzen. Die Erzieherin gehört zu der größer werdenden Patientengruppe, deren seelische Erkrankungen wie Schizophrenie, Psychosen, Traumatisierung, schwere Angstzustände oder eben Depressionen keine tödliche Bedrohung darstellen, aber dennoch »unheimlicher« als andere Erkrankungen erscheinen.

Patienten in den offenen und geschlossenen Abteilungen unserer psychiatrischen Einrichtungen sind »hinter Gittern«, die man als solche nicht erkennt. Sie haben keine »Lobby«, genauso wenig wie ihre Ärzte, Psychotherapeuten, Sozialarbeiter und Angehörigen. Kein anderer Bereich im öffentlichen Gesundheitssystem erscheint mir so »vergessen« wie die Begleitung und Versorgung von seelisch kranken Menschen. Die Zeugnisse und Diagnosen seelischen Leidens an der Gesellschaft, an ihren Strukturen und am eigenen Leben verschwinden dermaßen im Nebel der Medikamente, dass »Ohnmacht«, »Ausgrenzung« und »Stigmatisierung« den Alltag vieler Patienten bis ins hohe Alter bestimmen. Eine ganze Kindergeneration wird mit Psychopharmaka krankgeschrieben. Das halte ich für einen Schandfleck, der jeden von uns angeht und den die engagierte Jugendpsychiaterin Charlotte Köttgen aus Hamburg immer wieder unter die Lupe genommen hat. Vielleicht springt das zunehmende Interesse am Formenkreis der Demenz und ihrer Arten der Verdunkelung der Seele und der Verwirrung des Geistes ein wenig auf die anderen seelischen Erkrankungen über.

Obwohl seelische Krankheiten weltweit zunehmen und die Weltgesundheitsorganisation ihnen bereits die Spitzenposition unter den Krankheiten des 21. Jahrhunderts zugestanden hat, könnte man durchaus von einer Tabuisierung sprechen. Wenn am kommenden Sonntag Krankheiten zur Wahl stünden, würde die Bevölkerung den körperlichen Krankheiten den Vorrang vor den seelischen einräumen. Sie scheinen »klarer«, »behandelbarer«, sind mit Organbefund besser zu lokalisieren.

Die Seele steht mit ihren Krankheiten immer eher unter »Anarchieverdacht«. Ohne rationale Argumente erscheint sie willkürlicher, löst geheimnisvolle Symptome in Körper und

Geist aus und ist nicht »operabel«. Dass sie selbst »verrückt« werden und mehr als die gewohnten Stimmen hören könnten, glauben die wenigsten Menschen, die der messbaren Normalität der Gesundheit hinterherlaufen. Die inzwischen bekannter gewordene Krankheit »Demenz« hat in ihrer Erscheinungsvielfalt das relativ sichere Gefühl, den »Verstand nicht verlieren« und seelisch nicht erkranken zu können, fragwürdig gemacht. Vernunft, Logik, Berechenbarkeit, Kontrolle und Urteilsfähigkeit, der Menschen liebste Kinder, scheinen aus bisher unbekannten Gründen ihren Geist aufzugeben. Die Angst, im höheren Alter an Demenz zu erkranken, ist nicht nur größer geworden, sondern wird an den eigenen Großeltern, Eltern und Betroffenen im eigenen Umfeld greifbarer.

Beim Namen genannt: Diagnosen schlagen zu und ein

Jeden Tag und überall auf der Welt stellen Ärzte Diagnosen. Manche sind eindeutig, viele andere nicht. Manche Untersuchungsergebnisse lassen zudem lange auf sich warten und versetzen die Untersuchten in einen schwer erträglichen Wartezustand.

Ist die Diagnose endlich da, bestätigen sich für manche Patienten die eigenen Vermutungen. Sie wissen nun, was sie haben, und leiten die nächsten Schritte ein. Anderen geht die Diagnose zu weit, das Gesagte scheint übertrieben, nicht abgesichert genug, manchmal landen Untersuchungsergebnisse ungelesen im Papierkorb, über nicht wenige Diagnosen bricht ein Expertenstreit aus, zweite und dritte Meinungen werden empfohlen. Ob der Erkrankte versteht, was er liest, glaubt, was er hört, entsetzt ist oder der Diagnose vertraut, ist nicht vorhersagbar, ist aber von entscheidender Bedeutung für die eigene Einstellung zur Krankheit, den Beginn oder die Ablehnung von Behandlungen. Wie mag wohl eine Diagnose auf eine Patientin wirken, die sich wie folgt liest:

>>*Histologisch besteht der erstbeschriebene Knoten aus invasivem malignem epithelialem Tumorgewebe, klein- bis mittelgroßzellig, mit Hyperchromasie und mittelgradiger Pleomorphie und desmoplastischer Stromareaktion; mit herdförmiger lymphozytärer Stromainfiltration. Zum Teil sind Tumorzellen in Einzelreihen in faserdichtes Stroma gelagert. Resektionsflächen in den untersuchten Proben tumorfrei, stellenweise mit quergestreifter Muskulatur basal. Angrenzendes Mammaparenchym zeigt hochgradige fibrös-hyaline Stromaverbreiterung. Der zweite beschriebene Knoten besteht aus gleichartigem invasivem Tumorgewebe mit Carcinoma lobulare in situ-Komponente. Angrenzendes Mammaparenchym teilweise fibrös-zystisch, stellenweise mit dem Bild einer sklerosierenden Adenose.*<<

Das diagnostische Urteil fühlt sich für die Patientin vernichtend an, auch wenn sie es kaum versteht und wohl niemand wirklich eine Prognose wagen kann: Multiple Lymphknotenmetastasen. Wer versteht das, und wer macht sich mit ihr zusammen Gedanken darüber, woher sie die körperliche, seelische, geistige und soziale Kraft nehmen wird, um die Diagnose anzunehmen und die Krankheit an die Hand zu nehmen?

Bis zur Diagnose und ihrer Beurteilung war die Krankheit verborgen, mögliche Symptome hatten keinen Namen, das gestörte Wohlbefinden keinen Befund. Jetzt ist sie – ob früh genug oder schon zu spät – aus der Dunkelheit des Verdachts herausgetreten, bekommt wie in unserem Beispiel den Namen >>Mammakarzinom<< und taucht die geheimnisvoll stille Landschaft zwischen Gesundheit und Krankheit in ein grelles Licht.

Es herrscht Aufruhr. Mit rasender Geschwindigkeit erobert die Diagnose das Leben einer Frau, besetzt ihr Denken, Fühlen und Handeln und versucht, sie auf ihren pathologischen Befund zu reduzieren. Regie führt die Angst, bei vielen schon die Todesangst. Aus einer Frau ist plötzlich eine Brustkrebspatientin geworden, deren Urteilsfähigkeit, gesunder Menschenverstand und Lebenshoffnung zwischen hektischer Informations- und Interventionsflut, medizinischer Geheimsprache und der Unmöglichkeit, das Geschehen zu definieren, ertränkt zu werden droht. Die Brust hat sich in einen alles beherrschenden Knoten verwandelt, der Explosionsgefahr signalisiert und nach Intervention und Entschärfung ruft.

Nicht die umgehend notwendige, qualitativ ausgewiesene medizinische Diagnostik ist das Problem im Umgang mit dem erkrankten Menschen, sondern die Art und Weise, wie sich dieser Umgang in der Mitteilung und im Gespräch über Diagnosen manifestiert. Die medizinisch gerechtfertigte Reduktion der Diagnose auf die sogenannten »harten Daten«, wie die naturwissenschaftlich beweisbaren Fakten genannt werden, macht im Augenblick der Datenübermittlung aus dem lebendigen Beispiel eines erkrankten Menschen einen »Fall«, an dem außer dem medizinischen Befund fast nichts mehr interessiert. Nach der medizinischen Mitteilung geht es jetzt um das Gespräch mit dem Arzt, und viele Ärzte folgen diesem Auftrag, auch wenn dieser in ihrer Ausbildung kaum zum Thema wird.

Täglich werden Frauen im Augenblick der Diagnose »Mammakarzinom« mit sich selbst, ihrem bisherigen Leben und indirekt und vorab auch mit ihrer bisher unerkannten Krankengeschichte konfrontiert. Jede von ihnen beginnt mit ganz unterschiedlichen Voraussetzungen einen ganz spezifischen Teil ihrer Lebensreise. Keine kann sich auf die Geschichte einer anderen Frau verlassen, keine in den Schuhen einer anderen gehen. Die Geschichte der Krankheit ist etwas anderes als die Geschichte des erkrankten Menschen, hat uns die bio-

212

grafische Medizin Viktor von Weizsäckers gelehrt. Die Frauen aber werden als »anerkannte Patientinnen« wie statistische Größen nach pathologischen Schweregraden und Metastasenlevel sortiert, steigen unvorbereitet in eine »Patientenkarriere« ein, deren Ablauf, Siege und Niederlagen niemand kennt, und ihre Lebenserwartung bemisst sich nach statistischen Wahrscheinlichkeiten. In vielen Traueranzeigen liest man dann vom »tapferen Kampf bis zuletzt«, den der oder die Verstorbene am Ende leider verloren hat. Als sei Krankheit eine Niederlage, Gesundheit ein Sieg, und der Tod am Ende des Lebens eine Überraschung. Wie auch sonst im Leben, bleiben wir in Gesundheit und Krankheit lebendige und keine logischen Beispiele des Lebens, selbst wenn der entsprechend programmierte Computer in einem zertifizierten Brustzentrum in kürzester Zeit Diagnose mit histologischem Befund, evidenzbasiertem Therapievorschlag sowie den besten Behandlungsort ausspuckt und sogar berechnen kann, was die Behandlung kostet, und ob sie sich noch lohnt.

Eine dreiundvierzigjährige Patientin beschreibt in einem Interview ihr Verhältnis und ihre Einstellung zu ihrer Krebsdiagnose am Ende von Chemotherapie und strahlentherapeutischer Behandlung: »Ich habe den Krebs dann in eine Schublade gesteckt und wollte die Schublade nie wieder aufmachen.«[84] Sie mache einen »starken Eindruck«, hatte der behandelnde Gynäkologe ihr mit auf den Weg gegeben, und brauche »so etwas« wie Psychotherapie nicht.

Die Patientin fühlte sich geschmeichelt und glaubte auch selbst, dass sie »das« schon packen werde. Organisch war aus Sicht der Ärzte nach der Behandlung bei ihr alles in Ordnung, aber die Seele streikte weiter, und andere »Organe« meldeten sich zu Wort. Nach neun Monaten ging es der Patientin »hundeelend«, sie brauchte Hilfe und wechselte in eine psychoonkologische Praxis. Hier konnte sie nun endlich von ihren zunehmenden Befindlichkeitsstörungen jenseits ihrer Befunde sprechen.

Sie leide unter fürchterlichen Panikattacken mit Atemnot und der panischen Angst zu ersticken, erzählt sie. Sie zittere am ganzen Körper und gehe nicht mehr allein aus dem Haus. Jegliche Anforderung an sie erfülle sie mit Angst und Entsetzen. Sie ziehe sich immer mehr aus dem sozialen Leben zurück. Mittlerweile reagiere ihr Partner sehr besorgt auf ihre »Verwandlung«, sie selbst habe keine Lebensqualität mehr. Sie fühle sich wie auf einer Achterbahn und wisse nicht, wo ihr der Kopf stehe. Zum ersten Mal in ihrem Leben sehe sie kein Licht mehr am Ende des Tunnels, obwohl sie schon viele »Baustellen« in ihrem Leben gehabt habe. Das erste Mal denke sie nun öfter daran, sich das Leben zu nehmen.[85]

Umstellt von medizinisch gesicherten Diagnosen und vom persönlichen Umfeld und den Ärzten zur Eile getrieben, geraten viele an Krebs erkrankte Männer und Frauen während der ersten, besonders aktionistischen Phase ihrer Krankheit unter Druck. Ohne Besinnung und im Bestreben, alles schnell erledigen zu wollen und niemandem die Zeit zu stehlen, spüren viele Patienten dennoch Erklärungsnot und laufen, wie das Beispiel der zitierten Brustkrebspatientin zeigt, potenziell Gefahr, später »komorbide«, das heißt zusätzliche psychische Störungen oder Zweiterkrankungen auszubilden, die die Krankheit potenziell mit im Gepäck hatte.

Aus der alles bewegenden Frage: »Warum gerade ich?« und der großen Sehnsucht, im Meer der vielen Vermutungen der eindeutigen Ursache der Krankheit auf die Spur zu kommen, wird schnell die Frage, was man wohl falsch gemacht haben könnte. Krankheit erscheint weniger als existenzieller Tatbestand menschlichen Seins, sondern als ein Ereignis, für das es Schuldige zu suchen gilt. Und schon geht vornehmlich bei Frauen eine moralische Beschuldigungskampagne gegen sich selbst, bei Männern eher eine Rasterfahndung nach den objektiven, vor allem messbaren Risikofaktoren und Belastungen los. Zu viel Arbeit, zu viel Stress – Allgemeinplätze haben Hochkonjunktur.

Der Mensch, ein wandelnder Risikofaktor

Wenn die Gene der Grund beispielsweise für eine Brustkrebserkrankung sind, hat Frau eben Pech gehabt, aber immerhin gibt es einen Grund. Hier wäre also die Biologie für das Schicksal verantwortlich, und manchmal wirkt das trotz aller Bedrohung wie eine Entlastung. Man hat wenigstens nicht selbst Schuld. Die Gene erscheinen wie Fremde, die nicht zu uns gehören. Großmutter, Mutter, Schwester oder Tante, die auch schon Brustkrebs hatten, schleppt Frau epidemiologisch als riskantes familiäres Erbe mit sich herum. Zum Ausstieg aus einer solchen Familie ist es zu spät. Dass frau für die eigene Tochter durch ihr genetisches Erbe zur Bedrohung wird, ist da schon schlimmer.

Natürlich helfen bei der eigenen Erklärungssuche auch Krankheitsanalysen und Forschungsergebnisse der Psychologie, Psychoonkologie oder der allgemeinen Psychosomatik, solange diese nicht wiederum apodiktisch versuchen, der Krankheit und dem Kranken ähnlich der naturwissenschaftlichen Medizin eine kausale Ordnung und Logistik zu unterstellen, an deren Ende dann der Patient als Krebs- oder Infarktpersönlichkeit oder als typischer Depressionsanwärter erscheint. Das Bild vom »typischen Patienten« bringt selten Erleichterung, sondern legt sich den erkrankten Menschen wie eine Bleikette um den Hals, wenn sie über ihr Alltagsverhalten, ihr Alltagsleben und ihre Veränderungsmöglichkeiten nachdenken.

Fasst man die empirischen psychologischen Forschungsergebnisse zu den Risiken einer Frau, an Brustkrebs zu erkranken, zusammen, so erfährt man Folgendes: Die besten Chancen, *keinen* Brustkrebs zu bekommen, hat, wer sich regelmäßig bewegt, gesund ernährt, in seiner Religion, seinen Tätigkeiten, seinen Beziehungen und seiner Lebenswelt einen erfüllenden Sinn findet und sich darüber hinaus Menschen verbunden fühlt, die die betreffende Person schätzen und gern mit ihr kommunizieren. Gesund bleibt auch, wer in seinem inneren Parlament die unterschiedlichen Bedürfnis- und Antriebsfraktionen zu ihrem Recht kommen lässt; wer sich an seinem Wohlbefinden orientiert, sich selbst gut reguliert und dabei auch für sein anhaltendes Wohlbefinden sorgt; wer sich immer wieder für etwas begeistern und sich immer wieder auch auf den nächsten Tag freuen kann. Und wer, sollte die Krankheit einen schwereren Verlauf nehmen, diese dennoch als Gelegenheit für eine fällige Umorientierung in Bezug auf das eigene Verhalten und Denken zu nutzen vermag. Das kann am Ende vor allem in die Bereitschaft münden, die Behandlungen aufzugeben und das Sterben zu akzeptieren.

Wer so ist und sich so verhält, wie oben beschrieben, kann eigentlich gar nicht krank werden, und wenn doch, dann hat er alle persönlichen Ressourcen, um damit fertigzuwerden. In diesem Gesamtbild sind alle Eigenschaften und Verhaltensweisen zusammengeführt, die Gesundheit als Wohlbefinden und Basis für ein sinnerfülltes Leben kennzeichnen. Die Grundprinzipien des Lebendigen hätten im Zusammenspiel der Kräfte perfekt funktioniert.

Leider kommt vieles dazwischen, wenn sich ein Mensch durchs Leben arbeitet, sich den Widerständen stellt und gleichzeitig vieles hinbekommt, von dem hier die Rede ist. Wer besonders die psychologische Literatur und die vielen Ratgeber nicht nur zum Thema Brustkrebs, sondern auch zu anderen Krankheiten durchstreift, erkennt die Leichtfertigkeit und Arroganz, mit der eine Vorstellung vom »richtigen Leben« aufgebaut wird. Mit entsprechenden spirituellen Versatzstücken lässt sie sich auch als Präventionskonzept für ein gutes Leben verkaufen, das der Lebenswirklichkeit des Menschen auf allen

Ebenen ausweicht. Man spürt das Motiv und ist verstimmt. Indirekt wird vom erkrankten Menschen zur angeblich möglichen Vermeidung seiner Krankheit ein seelisches und soziales Verhalten verlangt, das in dieser Weise kein Gesunder anzubieten hätte. Das ungelöste Rätsel, warum die einen bei gleichen Verhaltensweisen und Bedingungen gesund bleiben und die anderen krank werden, müsste eigentlich nachdenklich machen. Krankheit erscheint in Teilen der medizinischen und psychologischen Aufklärungsliteratur, in den Gesundheitsmedien und in der öffentlichen Meinung als grundsätzlich vermeidbar und wird auf diese Weise eine Art selbst verschuldeter Schaden, aus dem man vor allem persönlich klug werden muss. Lebensverhältnisse und Lebensgeschichte scheinen abhandengekommen, das Individuum steht da wie ein König ohne Kleider und ohne Land.

Keine Frage: Menschen können etwas für Leib und Seele tun, damit es ihnen wohlergehe, und sie können Risiken vermeiden, die ihnen weniger guttun und sie gefährden. Die Verlängerung der durchschnittlichen Lebensdauer hat viele gesellschaftliche und soziale Gründe, wie im Weltvergleich leicht zu studieren ist. Was ein Mensch vorher hätte tun oder lassen müssen, um heute kein Herzinfarkt-, Krebs- oder Alzheimerpatient zu sein, kann ihm niemand mit Sicherheit sagen. Einschätzungen und Empfehlungen ändern sich manchmal im Schnelllauf. Riskantes und uneinsichtiges Verhalten, schwierige Arbeitsbedingungen, prekäre Familienverhältnisse, Krieg und Flucht tun dem Menschen und seiner Gesundheit nicht gut. Leben gefährdet Gesundheit, auch daran gibt es keinen Zweifel.

Als eindimensionales Erklärungsmuster für die Entstehung von Krankheiten, ihrer spezifischen Ausformungen, der gesellschaftlichen Bedingungen und ihren biografischen Zusammenhängen und Vernetzungen reichen weder durchgerechnete Modelle zu Risikofaktoren noch die ihnen folgende Flut von verhaltensorientierten Maßnahmen, die viele Patienten letztlich von einer reflektierten Auseinandersetzung mit den persönlichen Strukturen ihrer Krankheit ablenken. Wer sehnt sich nicht nach erfüllender Arbeit, tragenden Beziehungen, balancierten und befriedigten Bedürfnissen, nach sinnstiftenden Veränderungen oder der Möglichkeit, die Angst vor Sterben und Tod zu verlieren? Wie viel Bewegung, wie viele Diäten, wie viele Yogastunden bräuchte der Mensch, um eines der genannten Ziele zu erreichen?

Im Augenblick der Diagnose und der verzweifelten Suche nach Hintergründen und Schuldigen für die eigene Erkrankung werden auch »weiche« Daten wie häuslicher Stress, Beziehungskonflikte oder depressive Verstimmungen zu harten Befunden. Mit subjektiven Krankheitserklärungen, Patientenvergleichen, pharmazeutischer Werbung und informativen wie fahrlässigen Medienberichten nehmen sich viele Betroffene quer durch alle Erkrankungen gnadenlos selbst unter Beschuss und wenden dabei gern die popularisierten Typisierungsmodelle aus Wissenschaft und Therapie auf sich an.

Vor allem Frauen folgen dann häufig ungeprüft dem Glauben, dass eine pessimistische Grundhaltung oder eine unbefriedigende Partnerschaft ihre Krebserkrankung ausgelöst habe. Entweder haben sie zu viel geliebt, sich zu stark untergeordnet oder waren ohnehin sexuell blockiert! Und es kommt noch dicker. An Krebs erkrankte Frauen waren zu hilfsbereit, zu altruistisch oder sozial zu gehemmt, heißt es, und das stützt das allgemeine Selbstbild vieler Patientinnen. Eigentlich haben diese Frauen gar nichts hinbekommen! Auch männliche Herzinfarktpatienten konnten ihre Erwerbsarbeit nicht immer mit Sinn füllen, fühlten sich schlecht bezahlt und nicht wirklich in ihrer Leistung gewürdigt, aber sie zehren – anders als die erkrankten Frauen – von der ihnen unterstellten Leistungsbereitschaft, die ihnen nie abhandenkommt. Herzkranke Männer galten lange als rastlose Aktivisten, die mit Ellbogenkraft und

Ehrgeiz das Feld zu beherrschen suchten, und sie gelten bis heute immer wieder als »Typ A«, wie die Risikofaktorenmedizin zu Beginn der Herzinfarktforschung den überaktiven Menschen mit seinen spezifischen Risikomerkmalen beschrieb. Inzwischen hat die Psychokardiologie in vielen Studien die Bedeutung von Angst, Rückzug und Depression in männlichen Lebens- und Arbeitsbiografien herausgearbeitet und konnte belegen, wie wirkungsvoll »weiche Daten« wie fehlende Anerkennung sich als Gratifikationskrise in den Krankengeschichten herzkranker Männer niederschlagen.

Aber noch einmal: Diese in empirischer Forschung, in psychotherapeutischen Praxen oder in den subjektiven Krankheitstheorien ermittelten Gründe und Vermutungen sind per se nicht falsch oder unzutreffend. Als konkrete, auf den erkrankten Menschen bezogene Nachfragen für seine Krankheitsverarbeitung und konkrete Genesungshoffnung sind sie sinnvoll und nutzen. Als Verallgemeinerung, Unterstellung und Verhaltensdruck sind sie schädlich!

Die Frage, warum Frauen oder Männer an Brustkrebs, Herzinfarkt, Depression oder Demenz erkranken, führt auf dem Hintergrund allgemeiner Theorien zu leicht in die Sackgasse kausalistischer Zuschreibungen. Die Suche nach dem Anfang der Krankheit in der Gesundheit und – umgekehrt – dem Anfang der Gesundheit in der Krankheit beginnt weder mit der Entdeckung des Tumors, dem akuten Herzanfall, dem Demenztest, einer typologischen psychologischen Zuschreibung oder einer sozialen Einordnung, sondern als biografische Anamnese mit der Frage: Was muss, kann, soll, darf oder will der Kranke lernen, wenn er seine Diagnose mit all ihren Unwägbarkeiten in die Hand nimmt, um mit der Krankheit zu kooperieren, ohne zu wissen, was dabei herauskommt.

Die Seile der Erinnerung – hinter der Demenz meldet sich das Leben zu Wort

Wie umfassend die Bedrohung durch eine Krankheit für den erkrankten Menschen und seine bisherige Lebensordnung auch sein mag – kein Leben ist vor dem letzten Atemzug zu Ende, und meistens hofft man darauf, dass es weitergeht. Das beschädigte Leben macht auf seine Weise tapfer, manchmal fast unerbittlich weiter. Veränderungen, konkrete Not und Bedürftigkeit treten oft langsam hervor, müssen in ihrer Herausforderung vom Kranken und seiner Umwelt erkannt und in Hilfe umgesetzt werden.

Im Lebensalltag und bei der Begleitung von Demenzkranken im fortgeschrittenen Stadium ist die Erkenntnis der Schrittfolge der Veränderung und der benötigten Hilfe oft nicht leicht, weil die äußere Welt mit ihrer Ordnung und Bedeutung langsam zerbricht und die Innenwelt dieser Krankheit – anders als bei einer Krebs- oder Herzerkrankung – auch dem Erkrankten verschlossen bleibt. Er kann zunehmend die Verbindungen zwischen den Welten nicht mehr herstellen, die Brücken müssen von außen gebaut werden. Manchmal sind es kleine Dinge des Alltags wie die geliebte Kuscheldecke, eine alte Vase, der Geruch einer bestimmten Suppe, ein Fotoalbum, die Handtasche oder ein Koffer, die ein Seil zwischen den Welten spannen und biografische Erinnerungen wachrufen. Der Einbezug bekannter, für ihn wichtiger Abläufe und Routinen hilft dem Erkrankten und denen, die ihn pflegen, das innere Chaos der Krankheit zu bewältigen. Die Brille am richtigen Ort, das Glas Wasser auf dem Nachttisch oder das Haarnetz, das die Frisur schonen soll, verbinden Lebens- und Krankheitsgeschichte mit den Zeiten, in denen die Welt noch in Ordnung war.

Von einem solchen Ritual aus »gesunden Zeiten« und seiner Wiederaufnahme in Zeiten der Demenz berichtet das folgende Beispiel:

Herr K. (fortgeschritten dement) wurde nach dem Früh-
stück immer sehr unruhig. Oft stand er auf und lief su-
chend umher. Einer spontanen Eingebung folgend bot
eine Mitarbeiterin ihm eines Morgens ihre Tageszeitung
an, die sie von zu Hause mitgebracht hatte. Herr K. war
zunächst irritiert und schaute abwechselnd die Zeitung
und dann sie an. Die Mitarbeiterin bot ihm an, die Zei-
tung an seinen Platz am Tisch zu legen. Nachdem sie dies
getan hatte, ging Herr K. zum Tisch und setzte sich. Er
legte sich die Zeitung zurecht und konzentrierte sich nun
voll und ganz darauf, in der Zeitung genüsslich zu blät-
tern, sie neu zusammenzufalten und wieder aufzuschla-
gen. Zwischendurch blickte er immer wieder einmal
konzentriert auf die eine oder andere Stelle in der Zei-
tung. Dass er das Gedruckte nicht mehr bewusst wahr-
nahm, zeigte sich daran, dass er die Zeitung manchmal
verkehrt herum hielt. Er erweckt dennoch den Anschein,
als wenn er interessiert lesen würde.[86]

Solange ein Mensch noch atmet, das Herz schlägt, der Schmerz
pocht, die Seele fühlt, der Geist um Fassung ringt, die Sehnsucht nach Leben als Wille zum nächsten Schritt bleibt, nimmt
ihn seine leibhaftige Existenz mit ihren Bedürfnissen und Herausforderungen in die Pflicht, sich an seinem Leben zu beteiligen. Die Alltagsklugheiten, Überlebensstrategien und Wider-
standsmuster, die Menschen im Durchhalten von Krankheits-
notständen aller Art entwickelt haben, sind eine ebenso be-
wundernswerte Erfolgsgeschichte wie die der großen Medizin,
wenn man einmal die Patientensicht einnimmt. Das gilt auch
für die an Demenz erkrankten Menschen, deren Versuche, den
Symptomen ihrer Krankheit zu entkommen und sich selbst zu
helfen, zu schnell dem pathologischen Befund zugerechnet und
weniger als subjektiv sinnvolle Reaktion angesehen werden.

Dazu zwei Beobachtungen:

Immer, wenn Frau F. mit einer Situation überfordert war, nahm sie ihre Handtasche und sagte: »Wenn Sie mir nicht richtig zuhören, dann kann ich ja gehen!« – und ging weg.[87]

Frau F. behielt dadurch das Zepter in der Hand, und auch gesunde Menschen gehen manchmal abrupt aus einer Situation heraus, die ihnen nicht passt. Ein an Demenz erkrankter Mann löst eine gefühlte Überforderung so:

Eine Angehörige erzählt: »Mein Mann sollte schon mal den Tisch decken. Etwas, das er bisher morgens immer gemacht hatte. Er stand unentschlossen in der Küche und sagte: ›Ich bringe jetzt mal die Kisten in den Keller.‹«[88]

Ein Schlaganfall bekommt sozusagen schlagartig ein biografisches Gesicht, wenn ein Patient nach dem Erwachen auf der Intensivstation merkt, dass er die Sprache verloren hat und die rechte Hand nicht mehr wie selbstverständlich die Notklingel bedienen kann. Eine Demenzerkrankung geht anders und langsamer vor und zwingt Betroffene und Begleiter, ihre besondere Gangart und Innenwelt Schritt für Schritt zu kartografieren, wie das auch mit anderen Krankheiten erforderlich war.

Am Abgrund des Nichtseins und doch da: Würdigung, Toleranz und der Geist der Demut

Mit dreiundfünfzig Jahren, mitten im Leben stehend, bekommt Helga Rohra die Diagnose Demenz. Der Sturz in den Abgrund dieser Krankheit scheint für die studierte Dolmetscherin, die freiberuflich in den Bereichen Medizin und Naturwissenschaften arbeitet, unaufhaltsam. Die Festplatte des Gehirns beginnt mit einem Löschvorgang, das gelebte und zukünftige Leben wird immer weniger durch die Seile der Erinnerung gehalten. Während die Frage, welche Bedeutung die Diagnose letztlich haben wird, offen bleibt, wird die Herausforderung, die für Helga Rohras Umwelt in dieser Diagnose steckt, an allen Ecken und Enden deutlich. Noch ehe sie hilflos, verwirrt oder depressiv werden kann, wird Helga Rohra von ihren Ärzten, aber auch von ihrer privaten Umwelt bereits so wahrgenommen. Viele kranke Menschen erleben das Gleiche. Was als Zuwendung gut gemeint ist, wird durch ständige Kontrollfragen und Beobachtung der Betroffenen schnell zu subtiler Ausgrenzung und Abwendung.

Demenz ist nicht nur eine Diagnose, ruft uns die noch arbeitsfähige Dolmetscherin als Betroffene in Interviews, die sie gibt, zu, sondern der Weg eines Menschen, mit einer spezifischen Herausforderung in seinem Leben umgehen zu lernen. In diesem Sinn ist Demenz grundsätzlich eine Krankheit wie jede andere und hat wie diese auch ihre spezifischen Symptome, mit denen es umzugehen gilt. Dass uns manche Diagnosen mehr bedrohen als andere, ist ebenso verständlich wie die Tatsache, dass uns persönlich manche körperlichen oder seelischen Beeinträchtigungen unerträglicher erscheinen als andere. Welche Krankheit nun aber jeweils als »Geißel« eines Jahrhunderts gilt, hat wenig mit der Krankheit selbst, sondern mit gesellschaftlichen Zuschreibungen und öffentlichen Bildern zu tun, wie sich in der Geschichte der Medizin und der Krankheiten durch die Jahrhunderte nachlesen lässt.

Den Verlust von elementaren Fähigkeiten und Kompetenzen, die bisher Selbstständigkeit, Selbstbestimmung und Selbstorganisation garantierten, empfinden die meisten schwer erkrankten Menschen als große Bedrohung. Sich hilflos und ausgeliefert zu fühlen, geht an die Substanz. Die Krankheit Demenz wird mit diesem umfassenden Verlust identifiziert und als eine Art Generalstreik des Organs »Gehirn« gesehen. Betroffene, Angehörige und Professionelle leiden unterschiedlich unter einem Prozess, der sich wie eine totale Entwurzelung und Entmachtung der bislang geistig und im Sozialverhalten kompetenten Partner, Eltern und Freunde anfühlt und alle Beteiligten hilflos macht. Ganz offensichtlich verlangt diese Erkrankung gegenwärtig von allen, auch den Medien, eine hohe Sensibilität, um sich dem vielfältigen Formenkreis der Demenzerkrankung und seinen Betroffenen zuzuwenden. Statt in Panik zu geraten und auf das Medikament in ferner Zukunft zu starren, geht es jetzt darum, die Innenwelten der Demenz genauer wahrzunehmen, sie nicht nur der neurologisch-psychiatrischen Fachdiskussion zu überlassen, sondern sie angemessen in jenen Diskurs über Krankheit und Gesundheit einzubeziehen, der die erkrankten Menschen in den Mittelpunkt stellt, und gemeinsam zu überlegen, was zu tun ist. Eine Angehörige bringt auf den Punkt, worum es geht: »Mein Mann braucht mich, möchte aber auch selbstständig sein. Es ist oft ein Abwägen, und das jedes Mal aufs Neue.«[89]

Es erstaunt immer wieder, wie sehr uns der Umgang mit Krankheit an jene Erfahrungen und Einsichten erinnert, die uns seit der Geburt begleiten. Jedes Kind gewinnt sein Selbstbewusstsein und Glück dadurch, dass es ermutigt wird, das zu tun, was es bereits kann, und was es braucht, um irgendwie auf eigenen Beinen stehen und gehen zu können. Ähnliches gilt im Prinzip für den Umgang mit allen Nöten und Beeinträchtigungen, die durch Krankheit entstehen: Konzentration auf das, was die Kranken noch haben, können und auch wollen und weniger auf das, was ihnen fehlt, was sie nicht können und auch nicht wollen. Es geht nicht darum, Mangel und Kompetenzverlust zu ignorieren und den Erkrankten Hilfe aufzuzwingen, sondern den Auffälligkeiten dort helfend entgegenzutreten und sie zu relativieren, wo sich diese bei den Betroffenen primär aus Selbstüberforderung, Scham, Versagensangst und dem Gefühl der Wertlosigkeit der eigenen Existenz ergeben. Nur so können an Demenz erkrankte Menschen und Patienten mit anderen Erkrankungen, die mit gravierenden Veränderungen, Ordnungsverlust und dauerhaften Einschränkungen einhergehen – wie es oft bei Schlaganfall, Parkinson, MS, körperlicher und geistiger Behinderung oder Psychose der Fall ist – darin unterstützt werden, sich zu zeigen und auf die ihnen mögliche Weise in den Dialog mit ihrer Krankheit einzutreten.

Viele chronisch Kranke, wozu auch die an einer Demenz erkrankten Menschen zählen, deren Einschränkungen und Symptome ihnen treu bleiben, stehen nach ihrer Akutphase gesundheitspolitisch im Abseits. Es ist ja nichts mehr zu machen, wie es heißt. Im Blickfeld der großen Gesundheitskampagnen stehen deshalb konsequenterweise die Gesunden, bei denen alles machbar erscheint! Prävention, Rehabilitation und Gesundheitsförderung aber sollten als komplementäre Kräfte nicht an den Status der Krankheit, sondern an den Menschen gebunden werden, die das Recht auf Gesundheit und das Recht auf Krankheit gleichberechtigt miteinander verbinden und verteidigen. Nur so verändert sich auch der Blick auf den erkrankten Menschen.

Das Widerständige, Ungewöhnliche, Auffällige, Peinliche, Befremdliche und Unverstandene im Verhalten und Tun eines Kranken verführt insbesondere bei seelischen Erkrankungen leicht dazu, diese als spezifische Merkmale der Krankheit anzusehen. Weil das Ungewöhnliche der einen Seite die Gewohnheitsliebe und Toleranzgrenze der anderen provoziert, kommt es zu Distanzierung und Ausgrenzung. Betroffene wie Begleiter brauchen deshalb die Möglichkeit, frei auf eine Krankheit zuzugehen. So ist auch Demenz wie jede andere Krankheit keine ärztliche Abrechnungsziffer, sondern eher ein Übungsfeld für das Abenteuer, sich dem Schweigen wie der Sprache der Organe im Streik von Körper und Seele in der Krankheit zuzuwenden.

Medizinische und psychiatrische Diagnosen können weder die eindeutigen Ursachen noch den genauen Verlauf einer Krankheit vorhersagen, sie wissen nicht, was im künftigen Chaos von Gedanken und Gefühlen für den erkrankten Menschen am Schlimmsten oder am Leichtesten sein wird. Die Neurowissenschaften haben in den letzten Jahrzehnten den Zusammenhang von Fühlen und Denken mit vielen Erkenntnissen transparenter gemacht. Die Gefühle haben sich dabei als der große Regulator erwiesen, mit dem wir Menschen Entscheidungen treffen, Bewertungen vornehmen, das Gedächtnis füttern, unseren Organismus beeinflussen und ihn unbewusst auf die Probe stellen.

Wenn die Wertmaßstäbe im Laufe einer Erkrankung verloren gehen, das Zeitgefühl schwindet, Erfahrungsketten reißen, Leerstellen im Gedächtnis oder im Gefühlserleben zunehmen, dann verlieren nicht nur an Demenz erkrankte Menschen Orientierung und Halt. In der Verdunkelung der Seele oder in seelisch-körperlichen Ausnahmesituationen wie beim Durchgangssyndrom, einer nicht näher bezeichneten organischen oder symptomatisch psychischen Störung nach einer Herzoperation, erlauben Kranke einen Einblick in ihr biografisches Erleben und schaffen Ersatzwelten mit verwirrenden Ergebnissen und Erlebnissen, die uns den Aufruhr näher bringen, um den es für den Kranken geht. Wie in einem Kurzfilm läuft in solchen Zuständen das ganze Leben noch einmal ab, zeigt Ereignisse, die wichtig waren, oder macht Bezugspersonen lebendig, die schon lange tot sind. Die Sirene eines Krankenwagens beispielsweise holt die Tiefflieger aus dem Zweiten Weltkrieg vom Himmel herunter direkt ins Pflegebett eines im Krieg traumatisierten, sterbenden oder dementen Patienten. Nicht die Erinnerungen fehlen, sondern die Zuordnungen gehen auf unterschiedliche Weise verloren, und quälende Gedanken und Assoziationen fliegen wie giftige Pfeile umher, Verwirrspiele im Kopf und im Leib und immer wieder Suche nach Verortung, wenn eine Krankheit mit ihren spezifischen Symptomen in eine Lebensordnung einbricht.

Der Schweizer Psychiater Carl Gustav Jung bezeichnete einmal Depression als eine »Dame in Schwarz« und empfahl, sie eintreten zu lassen, nicht abzuweisen, als Gast zu Tisch zu bitten und zu hören, was sie zu sagen habe. So einfach könnte es sein, Krankheit als Teil des Lebens anzuerkennen und gegenüber dem erkrankten Menschen das Gastrecht auszuüben, das ihn nicht ausgrenzt, sondern einbezieht. Die Angst, nicht mehr richtig zu funktionieren, die Erwerbsarbeit, die Heimat, den geliebten Partner, das gesellschaftliche Ansehen und damit die Zugehörigkeit zu allem, was zählt, durch eine Krankheit und ihre Folgen zu verlieren, ist allen Krankheiten eingewoben. Eine Frau auf dem Weg in die Demenz hat diese Grundangst treffend ausgedrückt:

> *Jedes Molekül in mir scheint zu schreien, dass es mich wirklich gibt und dass diese Existenz von irgendjemandem gewürdigt werden muss! Wie kann ich den Rest dieser Reise ins Ungewisse ertragen ohne jemanden, der dieses Labyrinth an meiner Seite durchwandert, ohne die Berührung eines Mitreisenden, der mein Bedürfnis, etwas wert zu sein, wirklich versteht?*«[90]

Ähnliche Aussagen finden sich in den Autobiografien von Krebs-, Herz- und Schlaganfallpatienten wie in Berichten über das Erleben psychotischer Menschen, denen der Psychologe Thomas Bock und andere in Hamburg in den Psychoseseminaren ein Forum gegeben haben.

Der Unternehmer und Fotograf Gunter Sachs konnte und wollte diese Angst nicht aushalten, als ihn die Vermutung, er sei an Alzheimer erkrankt, bis ins Mark traf. Das bisherige »Zuhause« bebte und ließ ihn im Stich. Als die dunklen Wolken der möglichen Erkrankung näher kamen und der Donnerhall unüberhörbar wurde, schied er im Jahr 2011 freiwillig aus dem Leben. Körper und Seele hatten die Streikverhandlungen abgebrochen. Die Entscheidung war gefallen. In seinem Abschiedsbrief erklärte er sich und bat seine Familie, ihn zu veröffentlichen, was in zahlreichen Medien auch geschah:

»In den letzten Monaten habe ich durch die Lektüre einschlägiger Publikationen erkannt, an der ausweglosen Krankheit A. zu erkranken. Ich stelle dies heute noch in keiner Weise durch ein Fehlen oder einen Rückgang meines logischen Denkens fest – jedoch an einer wachsenden Vergesslichkeit wie auch an der rapiden Verschlechterung meines Gedächtnisses und dem meiner Bildung entsprechenden Sprachschatzes. Dies führt schon jetzt zu gelegentlichen Verzögerungen in Konversationen.
Jene Bedrohung galt mir schon immer als einziges Kriterium, meinem Leben ein Ende zu setzen. Ich habe mich großen Herausforderungen stets gestellt. Der Verlust der geistigen Kontrolle über mein Leben wäre ein würdeloser Zustand, dem ich mich entschlossen habe, entschieden entgegenzutreten.
Ich danke meiner lieben Ehefrau und meiner engsten Familie sowie meinen in tiefer Freundschaft verbundenen Weggefährten, mein Leben wundervoll bereichert zu haben.«

Wo sicherer Boden war, kann die Erde aufbrechen, wie der Einschlag einer Bombe fühlt sich der »Einbruch« an, und er wirkt auch so. »Nichts ist mehr wie vorher«, sagen Betroffene und pflegende Angehörige. Eine Ehefrau fasst mit einfachen Worten zusammen, welchen Strich die Krankheit Alzheimer durch ihren Lebensplan gemacht hat:

> *»Wir hatten uns das recht schön ausgemalt mit dem Alter«, sagte sie. Nun ist sie 69, er 79 – und für sie wird es immer schwieriger, Wohnung und Leben in Ordnung zu halten. »Seit fünf Jahren führen wir eine Ehe zu dritt. Rolf, ich und Alzheimer.«*[91]

Der österreichische Schriftsteller Arno Geiger stellt in seinem 2011 erschienenen empathischen Buch *Der alte König in seinem Exil* über den Weg seines Vaters in die Demenz die vertraute Frage: Wohin geht die Reise, wenn aus einer Diagnose das Leben mit dieser wird? Immer wieder erfahren wir, dass wir – wenngleich vernunftbegabte Wesen – weder im Zustand der Gesundheit noch in dem der Krankheit »logische« Beispiele des Lebens sind. Wir sind »lebendige« Beispiele, die auf unterschiedliche Art und Weise dafür sorgen müssen, dass es irgendwie mit uns weitergeht.

Geiger ruft in seinem Buch Ärzte, Pflegende, Psychologen und Angehörige wie sich selbst zur Ordnung. Er mahnt jenen »Geist der Demut« auch für den Umgang mit Diagnosen wie Demenz an, die neurologisch festschreiben wollen, was nicht fest, sondern im Fluss ist. Kein Demenzkranker ist wie der andere, in ihrem Wesen bleiben die Betroffenen unergründlich, jeder ein Einzelfall mit eigenen Kompetenzen, Empfindungen und eigenem Krankheitsverlauf.[92]

Leben braucht Raum und ist deshalb ein ständiger Prozess der Verortung. Wer irgendwo körperlich, geistig oder seelisch wirklich angekommen ist, fühlt sich wohl. Wer unterwegs ist oder sein muss, hat die Sehnsucht nach Ankunft im Gepäck. An diesem Grundgefühl ändert die Diagnose einer Krankheit nichts.

Als Angehörige, Freunde oder Professionelle im Umgang mit erkrankten Menschen, die je nach Krankheit und Lebensgeschichte unterschiedlich verunsichert sind und sich möglicherweise vor ihrer Zukunft fürchten, gehören wir zu denjenigen, die kleine und große Schlüssel, gute und schlechte Worte in der Hand, im Kopf oder im Herzen haben, mit denen wir das Leiden verringern, Tore öffnen und Hilfe geben können! Als Eltern halten wir Entwicklungsräume für unsere erkrankten Kinder offen oder verschlossen, später tun wir das Gleiche als Kinder für unsere pflegebedürftigen Eltern. Als Liebende und Partner geben wir unserer Beziehung auch in der Begleitung einer Krankheit Entfaltungsräume oder schließen uns gegenseitig ein. Inmitten seiner Lebenswirklichkeit bewegt sich der Mensch deshalb besonders in Phasen der Ein- und Umbrüche im Raum des Möglichen und der Potenziale oder am Rande des Scheiterns, der Desorientierung und Verwirrung.

Entwaffnend antwortet der an Demenz erkrankte Vater auf die Frage seines Sohnes Arno, ob es ihm gut gehe: »Wenn du wüsstest. Ständig muss ich Sachen zusammenwinkeln. Aber ich will bald damit aufhören … Das Leben ist ohne Probleme auch nicht leichter.«[93] Um zu dieser Einsicht zu gelangen, brauchen gesunde Menschen manchmal ein ganzes Leben.
Wir hören und sehen nicht wirklich, was leidende Menschen zum Ausdruck bringen und wie sie auf ihre Weise um Hilfe bitten. Was sagen uns Patientenversammlungen vor den Eingangstüren unserer Akutkrankenhäuser, deren Teilnehmer in den offiziellen Sprechstunden schweigen? Was erzählen die monoton gedrehten Runden alter Menschen auf den Fluren der Heime und in unseren Stadtteilen von dem, was Menschen vor allem dann brauchen, wenn sie alt, krank und vielleicht auch noch arm sind und nun Bedürfnisse entdecken, die sie in gesun-

den Zeiten verdeckt haben? Warum sitzen Menschen apathisch und in sich zusammengesunken in Wartezimmern, auf Parkbänken, als Bettler auf der Straße oder auch gut versorgt vor den Türen von Alten- und Pflegeheimen und warten offensichtlich auf irgendetwas, das wir nicht kennen? Von wem oder was ließen sich Patienten einfangen und zum Leben verpflichten, bevor sie krank wurden? Wie macht Leben Sinn, und wer sagt Bescheid, wenn es keinen mehr macht? Ab wann darf man langsamer sein, und womit sollte man sich beeilen, bevor eine Krankheit unsere Lebenszeit managt? Wer oder was wird in Stunden der Not und Ausweglosigkeit zum Halt oder Hoffnungsschimmer? Wie werden Entscheidungen möglich, wenn Leiden und Schmerz dem Verstand überzeugende Argumente rauben? Diese und andere Fragen tauchen auch in den Krankengeschichten von Herzpatienten auf.

Wenn das Herz streikt: Krankheitsarbeit als Wiederaneignung des Lebens

Für alles im Leben braucht es ein Herz, nicht nur für Kinder. Und es braucht Arbeit, denn das konkrete Leben fällt niemandem in den Schoß. Motiv aller Arbeit ist die Lust und der Wunsch zu leben. Arbeit ist deshalb das tägliche Brot des Lebens und ist auch und gerade dann gefragt, wenn das Herz aus seinem Arbeitsrhythmus kommt, mit Störungen seine normale Arbeit verweigert und in einem Herzinfarkt zusammenbricht. Irgendetwas stimmt nicht mehr, die bisherigen Lebensbedingungen und Lebensweisen haben das Herz verengt, und es hat mit einem Hilferuf sein Schweigen gebrochen.

Leben ist Arbeit und Arbeit braucht Zeit, Lebenszeit. Alles hat seine Zeit und braucht seine Stunde, heißt es in der Bibel. Eine Zeit für die Gesundheit, eine Zeit für ihre Gefährdung, eine Zeit für die Krankheit und eine Zeit für die Genesung. Wie auch immer diese Zeiten ausgehen – Arbeit ist immer dabei! Arbeit in all ihren Formen und die Biografie des Menschen gehören wie »Pech und Schwefel«, wie Chaos und Ordnung, wie Licht und Schatten zusammen. Gebunden an das lebendige Subjekt, den Träger der Arbeitskraft, bilden und tragen sie das »Unternehmen Leben«, sorgen für In- und Output, für Produktionsmittel, setzen sich Ziele, müssen auf die Sparsamkeit im Umgang mit den Kräften und Wirtschaftlichkeit achten und vieles mehr.

Arbeit ist mehr als Erwerbsarbeit im engeren Sinn. Sie ist für das ganze Leben zuständig, für das individuelle, das berufliche, das gesellschaftliche Leben, für Gesundheit und Krankheit, für das Überleben der anderen Lebewesen und die Bewohnbarkeit des Planeten Erde. Schon deshalb umfasst Arbeit der historischen Entwicklung folgend die unterschiedlichsten Arbeitsformen: Produktions- und Reproduktionsarbeit, produktive und unproduktive Arbeit, Industrie-, Haus- und Landarbeit, Dienstleistungsarbeit, Lohnarbeit und unbezahlte Arbeit, Seelen- und Beziehungsarbeit. Aus all diesen Bereichen kommen die Patienten, von denen in diesem Buch die Rede ist. In ihren Lebensgeschichten ist nachzulesen, welche Spuren die Arbeit dort in ihnen hinterlassen hat, und über welche Folgen und Wirkungen sie in der Herausforderung durch eine Erkrankung nachdenken müssen.

Ein wichtiges Arbeitsgebiet im Rahmen der Lebensarbeit des Menschen ist die Krankheits- und Genesungsarbeit. Sie fordert alle Lebenskräfte besonders dann heraus, wenn Krankheit zusätzliche Energie abzieht. So wie jede andere Arbeit ist Krankheitsarbeit auf unsere Lebenszeit und darauf angewiesen, dass sie von uns die Zeit bekommt, die sie braucht, um ihre Aufgabe zu erfüllen. Der erkrankte Mensch entscheidet, welche Bedeutung er der Krankheit und seiner Genesung beimisst und wie viel Zeit und Geduld er dafür zur Verfügung stellt.

Als Kinder arbeiten wir uns ins Leben hinein und wissen besser als später, welche Arbeit besonders wichtig ist, mehr Spaß macht und wann wir Pausen brauchen. Niemand kommt als arbeitsames, kluges, musizierendes oder liebenswerte Wesen zur Welt, sondern wird es durch Entwicklungsarbeit. Hart arbeitend lernt der gerade geborene Säugling, sich an der Brust zu ernähren, und hofft auf genügend Zeit und Ruhe, um satt zu werden. Liegen, sitzen, stehen, gehen, hören, sehen, riechen, schmecken, sprechen, singen, lieben, hassen, spielen, arbeiten und pausieren: Der Mensch erarbeitet sich die Lebenskompetenzen, die er braucht, um in der Welt, die ihn umgibt, bestehen zu können. Körperliche, geistige, seelische und soziale Anstrengung und Arbeitseinsatz sind erforderlich, um den aufrechten Gang zu üben. Der heranwachsende Mensch muss Stimmungslagen erkennen, Neugier, Konzentration, Interesse und Motivation entwickeln. In Beziehungen muss der Mensch Gefühle wie Liebe, Mitgefühl, Angst und Wut samt ihren Veränderungen leben lernen. Dazu braucht er Fähigkeiten wie kooperieren, miteinander sprechen, streiten, zusammen arbeiten, aber auch krank sein zu können, wie ich es für das kleine Überraschungsei im zweiten Kapitel als Grundstruktur des Lebens aufgezeigt habe. In der einen oder anderen Weise werden diese Motivationen, Kompetenzen und Fähigkeiten vor allem dann gebraucht, wenn Krisen und Krankheit in das Leben eines Menschen einbrechen, inneren Aufruhr erzeugen, nach zusätzlichen Kräften verlangen und der Erkrankte sich im Dschungel von Diagnosen neue Wege und andere Ausblicke erarbeiten muss, um die Perspektive auf Genesung zu eröffnen.

Arbeit ist das »Herz« des Lebens und braucht für die Lust auf diese Arbeit etwas, für das es zu streiten gilt, zum Beispiel wieder gesund zu werden. Gesundheit ist, wie weiter vorher beschrieben wurde, das Werk eigener Arbeit, doch Lebens- und Arbeitsbedingungen sowie subjektive Entscheidungen wie individuelle Gestaltungsmuster gefährden dieses Werk. Niemand kann einem Menschen die Arbeit an der eigenen Gesundheit oder Krankheit abnehmen. Zur Erinnerung: Schon als Embryos sind wir kleine Unternehmer und Unternehmerinnen des Lebens, müssen im mütterlichen Organismus mitarbeiten, Werkzeuge wie Hände, Füße, Herz und Gehirn entwickeln und Wesentliches gelernt haben, um unsere Lebensarbeit nach der Geburt bis zum heutigen Tag fortsetzen zu können. Sie könnten dieses Buch nicht lesen, wenn diese große Arbeitsleistung bei Ihnen nicht zum Erfolg geführt hätte. Auch in dieser frühen »Betriebseinheit« mit der Mutter sind wir von Störungen umstellt, die die Entwicklungsarbeit angetrieben haben.

Auch als Heranwachsende und Erwachsene müssen Menschen Krisenarbeit leisten. In Ausnahmesituationen wie schwerer Krankheit müssen sie Lebensräume umgestalten, ungewohnte Ideen verwirklichen, zeigen, was sie können, noch oder nicht mehr können, was sie sich wünschen und was sie ablehnen.

Der Zahn der Zeit, das geflügelte Wort von Shakespeare, symbolisiert den Lebenszahn des Menschen. Überhaupt ist der Zahn zu einer interessanten Metapher in der psychosomatischen Sprache für die Beschreibung von arbeitsbezogenen Verhaltensweisen geworden. Wir beißen uns die Zähne am Leben und in der Arbeit aus und beißen sie auch zusammen; wir zeigen die Zähne, wenn es nötig ist, und vergessen es, wenn das Gegenüber zu stark erscheint. Manche von uns bewaffnen sich für jeden Unsinn bis an die Zähne, andere haben Haare auf den Zähnen, wenn sie ihre Arbeitsprogramme und Entlohnungssysteme unter die Menschen bringen. Wir verteidigen uns mit Zähnen und Klauen, wenn wir einen Fehler machen, pochen auf Ansprüche, die wir gar nicht haben, und wir fühlen einer Sache oder jemandem mehr oder weniger genau auf den Zahn, wenn sich Misstrauen einstellt. Meistens können wir in der Arbeit immer wieder mal einen Zahn zulegen, wenn der Teamgeist und der Chef stimmen. »Auge um Auge und Zahn um

Zahn« kann zu einer Lebens- und Arbeitshaltung werden, und die Gesundheitskosten für die krankmachenden Auswirkungen dieser Haltung im Mobbing haben die Milliardengrenze überschritten. Zu viele in diesem Land kriechen in ihren Lebens- und Arbeitszusammenhängen auf dem Zahnfleisch. Der Wert der Jahre, der Arbeit und der Zahn der Zeit arbeiten Hand in Hand!

Welche subjektive Erfahrung ein Erkrankter mit dem Verlust von Gesundheit und Wohlbefinden im Zuge der Krankheit in Beruf, Familie und Umwelt macht und als Erlittenes zum Gegenstand seiner Krankheitsarbeit machen wird, ist nicht vorhersehbar und geht im Einzelfall immer wieder neu weit über das hinaus, was bereits allgemein über die jeweilige Krankheit gedacht, geschrieben und in Fallgeschichten zusammengetragen wurde. Das Ereignis der Erkrankung lässt den betroffenen Menschen nicht in Ruhe, es verlangt mit zeitlichen Verzögerungen nach Reaktion, will Anstoß und Anstiftung sein, verlangt Akzeptanz und Unterwerfung, kommt aber auch mit Verdrängung, Leugnung und Widerstand zurecht.

Beides, Eile und Geduld, müssen in der Erfahrung und im Umgang mit der Krankheit erlernt werden. Im Fall eines drohenden Herzinfarkts oder Schlaganfalls ist höchste Eile geboten, es muss schnell und ohne Bedenkzeit reagiert werden. Bis eine verborgene Infektion, eine Immun- oder Krebserkrankung diagnostisch eingekreist und zur Behandlung freigegeben werden, vergeht dagegen unter Umständen viel Zeit, und der Erkrankte muss die Situation aushalten, erdulden und warten.

Braucht ein Patient Bedenkzeit, um zu verstehen, was ihm geschieht, dann muss ihm diese Zeit irgendwie gewährt werden, unabhängig davon, wie eilig es die professionellen Helfer um ihn herum auch mit der Intervention haben. Nicht selten misslingt das Zeitmanagement, und der Kranke bleibt mit seinem Beratungsbedürfnis schon deshalb auf der Strecke, weil ihm nicht klar ist, worum es geht. Die Geschichte von Axel Adler macht deutlich, wie das akute Ereignis einer Krankheit zu einem überfallartigen Erlebnis wird.

Im Jahr 2003 geht Axel Adler (46) wegen seiner erhöhten Zuckerwerte zu einer Ärztin für Diabetologie, um sich ein Medikament verschreiben zu lassen. Nach Wochen mit hohen Arbeitsanforderungen hatte er sich seit Tagen unwohl und kraftlos gefühlt. Die Ärztin lässt ihn nach einem EKG mit dem Rettungswagen in die Notaufnahme einer Klinik bringen, wo er sofort operiert wird. Seine Darstellung hebt heraus, wie überraschend das für ihn, der eigentlich nur ein Rezept in einer anderen Angelegenheit abholen wollte, war, dass er in den Rettungswagen, in die Notaufnahme, in den Operationssaal gebracht wurde.

Als er aus der Narkose erwacht, begrüßt ihn der leitende Arzt in seiner Erinnerung mit den Worten: »Hallo Herr Adler. Wir haben Sie zurück. Sie leben wieder.« Erst nach Tagen auf der Intensivstation wird Axel Adler die Schwere seiner Erkrankung bewusst, weil man ihn nach und nach genauer unterrichtet. Herr Adler wird auf eine weitere große Herzoperation vorbereitet, weil jede nächste Herzrhythmusstörung nach wie vor sein Leben beenden könnte. Ihm wird klar: »Ist nichts mehr so, wie es mal war, (leiser) war auch nichts mehr so, wie es mal war.«[94]

Wie ein solches Ereignis subjektiv erlebt wird und was der erkrankte Mensch jeweils mehr oder weniger schnell lernen muss oder kann, bleibt offen und erzeugt Unruhe. Ganz allgemein ist zu fragen, wie ein Mensch lernt, denkt, fühlt und entscheidet, wenn sein Leben in solch große Turbulenzen gerät, wenn im Ausnahmezustand einer Krise plötzlich ohne schonende Rück-

236

sicht auf den Patienten Fragen von professioneller wie von privater Seite gestellt werden, auf die der Betroffene in keiner Weise vorbereitet ist?

Die beiden Erziehungswissenschaftler, Soziologen und Psychologen Dieter Nittel und Astrid Seltrecht haben im Jahr 2013 eine umfangreiche interdisziplinäre Studie zu der Frage »Krankheit: Lernen im Ausnahmezustand?« am Beispiel von Brustkrebs und Herzinfarkt herausgegeben und an vielen Beispielen aufgezeigt, wie sich das innere Wissen um die eigene Verletzlichkeit und Endlichkeit im Fall einer konkreten Diagnose formiert und in der Regel wie bei Herrn Adler mit voller Wucht und überraschend in die Gegenwart eines Menschen eindringt: »Weder er [Herr Adler] noch seine Familie, die gemeinsam ein Fleschereiunternehmen führen, waren auf seine Erkrankung vorbereitet. Noch während er auf der Intensivstation ist, muss er für den Fortgang des Unternehmens sorgen.«[95]

Solange eine Krankheit sich nicht manifestiert hat und ausgebrochen ist, bereitet man sich logischerweise auch nicht auf sie vor. Kommt sie aber mit Anzeichen von Symptomen zum Ausbruch, dann klärt ein EKG möglicherweise überraschend darüber auf, dass ein Organ wie das Herz bereits so krank geworden ist, dass es das Leben des untersuchten Menschen bedroht. Eine solche überraschende Gewissheit erzwingt Akzeptanz und diktiert eine Auseinandersetzung ohne Wenn und Aber. Akutmedizin drückt aufs Tempo. Wo aber jenseits des akuten Geschehens bei genauer Betrachtung Anfang und Ende in der Auseinandersetzung zwischen Gesundheit und Krankheit liegen, ist ungewiss und auch, wie die Schrittfolgen aussehen, die der akuten Intervention folgen müssen und in denen der Patient zu Wort kommen muss.

Wenn die Organe ihr Schweigen brechen und die Seele aus Angst, Wut, Überforderung oder großem Lebensschmerz streikt, werden die betroffenen Menschen nicht in einen allgemeinen, sondern in einen jeweils ganz spezifischen biografischen und ureigensten Alarmzustand versetzt. Manche Menschen lernen sich im Ausnahmezustand von einer völlig neuen Seite kennen, andere versinken in altbekannte persönliche Verhaltensmuster wie Leugnung oder Bagatellisierung. Nicht wenigen vergeht im Schock einer Diagnose Hören und Sehen, und manche machen sich unmittelbar auf die Suche nach Schuldigen, um sich die Krankheitsarbeit mit sich selbst zu erleichtern.

Dass Krankheit eine Chance sein kann, haben viele schon gehört, und dass dem Anfang einer Lebenskrise der Zauber einer neuen Stufe und eines guten Endes innewohnen könnte, hoffen die meisten Menschen, die schwer erkranken, auch. Einige sprechen noch auf der Intensivstation vom »Licht am Ende des Tunnels«, aber entgegen allen Vermutungen ist der Tunnel manchmal lang, und viele Fragen stellen sich erst auf dem Weg durch den Tunnel in der Rehabilitation, zurück am Arbeitsplatz, im alten Familienclinch oder in der vorgezogenen Rente. Die Fragen nehmen den Menschen ins Kreuzverhör und suchen mit ihm zusammen während der laufenden Verhandlungen, zu denen Körper, Geist und Seele mit ihrem Streik aufgerufen haben, nach »Kreuzwortlösungen«.

Kein Mensch wird bei gleicher Diagnose diesen ambivalenten Aufprall verschiedener Wirklichkeiten zwischen Gesundheit und Krankheit in derselben Weise, zur gleichen Zeit und am selben Ort erleben wie ein anderer. Keiner wird die gleichen seelischen, geistigen und sozialen Erschütterungen durchleiden, keiner die gleichen Helfer um sich haben. Jeder Betroffene wird also seine spezifischen Fragen stellen müssen, die auf sehr persönliche Antworten und individuell angemessene Behandlungsvorschläge warten. Der »durchschnittliche Patient« mit der »durchschnittlichen Lebenserwartung« und der besten evidenzbasierten Behandlungsmethode existiert nur in der Statistik, er ist ein Phantom. Der Erkrankte durchlebt keine statistische Existenz, sondern füttert die Krisensituation individuell mit seinen bisherigen Erfahrungen, mit seiner Angst, Verzweiflung, Hoffnung, seiner Lernbereitschaft oder Verweigerungshaltung. Er macht sich an die Bewältigungsarbeit, sucht Ablenkung und greift auf alte, bisher hilfreiche Lebensmuster zurück, um sich auf besondere Zumutungen oder die neuen Herausforderungen einzulassen. Gelebtes und »ungelebtes« Leben, Wissen und Ahnungslosigkeit, Vertrauen und Misstrauen, Aufklärung und Verdrängung reichen sich die Hand, um ein neues Bündnis einzugehen.

Wer im Augenblick der medizinischen Diagnose »wie vom Blitz getroffen« ist, der war, ohne es zu wissen, in der Regel schon längst auf dem Weg in die Krankheit. Bis zur Entdeckung der Krankheit mittels einer Diagnose aber blieb die Krankheit scheinbar im Wartestand, sie war verschwiegen, und die Organe machten mit und hielten dicht. Was der Arzt mit der Diagnose einer Krebserkrankung oder eines drohenden Herzinfarkts als Befund entdeckt, »wussten« die Organe jedoch schon länger. Die Computertomografie bereitete schließlich allen Spekulationen ein Ende, schrieb Bergmann. Das EKG zeigte Herrn Adler, wie es um sein Herz stand. Die Organe haben auf ihre Weise die Krankheit »erarbeitet«, haben vielleicht einen Primärtumor gebildet, Metastasen auf die Reise geschickt, den Blutdruck erhöht, möglicherweise über Befindlichkeitsstörungen unverstandene Signale gesendet, für jede Krankheit die spezifischen Symptome »erfunden«.

Sie waren in Stellung gegangen, hatten nach einem Ausdruck für die Dynamik der inneren Gestaltbewegung gesucht, sich langsam auf einen Umbruch vorbereitet, bis sie irgendwann ihr Schweigen brachen, das Wort ergriffen und den Streik ausriefen.

Wenn Arbeit krank macht

»Ich kann das schon allein«, ist der stolze Satz eines Kindes, das die Welt erobert und das beglückende Gefühl von Freiheit, Selbstständigkeit und Selbstbewusstsein spürt. Nur arbeitend und gestaltend beweist der Mensch seine Talente, Fähigkeiten und Hoffnungen, die Arbeit sorgt in vielerlei Hinsicht für seinen Lebensunterhalt. Wenn Arbeit aus irgendeinem Grund nicht möglich ist, dann gefährdet das die Gesundheit auf allen Ebenen der menschlichen Existenz. Viele Krankengeschichten erzählen von den Folgen sozialer Zwänge, fehlender Anerkennung, Freiheits- und Sinnverlust, wie im Folgenden vor allem am Beispiel der Herzkrankheiten zu berichten ist.

Die Bedeutung der Arbeit, vor allem auch der Erwerbsarbeit, für Gesundheit und Krankheit ist unbestritten. Interdisziplinäre Forschungsergebnisse stoßen den notwendigen Diskurs über Gesundheit und Krankheit und ihre komplementären Verbindungslinien zwar immer wieder an, aber trotz vieler wissenschaftlicher Erkenntnisse und Korrekturen an den herrschenden Weltbildern in Medizin und Therapie ist ein Umdenken für die Praxis kaum in Sicht.

Wir wissen inzwischen viel über den Zusammenhang von Herzkrankheiten und anderen Erkrankungen mit Angst und Depression und über den Einfluss von persönlicher Anerkennung auf Arbeitsmotivation, Durchhaltevermögen und Gesundheit. Und wir kennen die Bedeutung von Gerechtigkeit, menschenwürdiger Arbeit und Respekt als psychosoziale Belastungsfaktoren, die Menschen in der Erwerbsarbeit wie die in der Arbeitslosigkeit in ähnlicher Weise treffen. Die praktische Umsetzung dieses Wissens und die Integration der verschiedenen Blickwinkel würde helfen, verstehen zu lernen, was uns erkrankte Menschen mit ihrer Krankheit vom gesellschaftlichen Leiden und dem Leiden an der Gesellschaft, von der Bedeutung der Familie als Gesundheits- und Risikofaktor für die

Krankheit und von sich selbst im Gesundsein und Kranksein zu erzählen haben.

Als Hintergrund von gesundheitlicher Gefährdung und Erkrankung wie als Ausdruck gesundheitsrelevanten Wohlbefindens ist Arbeit nicht wegzudenken. Arbeit zu haben, gehört aus unterschiedlichen Gründen zum Grundbedürfnis des Menschen, das Recht auf Arbeit ist im Grundgesetzt verankert. Arbeit in all ihren Variationen macht den Wert der Lebensjahre aus. Zu Recht wurde bereits vor vielen Jahren der sogenannte »Ruhereflex« vieler Ärzte kritisiert, die gerade bei Kranken mit organischem Herzleiden, aber auch bei berufstätigen Frauen, die an Brustkrebs erkrankt sind, zu schnell und undifferenziert auf Berentung statt auf Rückkehr in Arbeit und Beruf drängen.

Im Fall einer Erkrankung als Folge von Arbeit geht es arbeitsmedizinisch meistens um den Nachweis von Schädigungen, die durch Hitze, Lärm, Staub, Gifte oder Bakterien verursacht wurden. Die Geschichten herzkranker Menschen dagegen erzählen, anders als ihre Diagnosen, nicht von physikalisch-chemischen Arbeitsfaktoren und ihren Messdaten, sondern von einem Erkrankungsrisiko, in das die gesellschaftliche Position des Individuums, Rangordnung, Betriebsstellung, sozialer Auf- und Abstieg, Berufsmotivation, Gratifikationskrisen und Lebenskonflikte eingehen. Diese machen die Krankheit zum biografischen Aufruhr und sehen das kranke Herz nicht als eine Pumpe, die verstopft ist und nicht mehr das leistet, was man ihr abverlangt. Nicht ob zeitlich zu viel oder körperlich zu schwer gearbeitet wird steht im Vordergrund der gesundheitlichen Gefährdung. Wichtiger sind die gegenseitigen Abhängigkeitsverhältnisse, in die Menschen geraten, die verschiedenen Grade von Freiheit und Freiheitsverlusten, die das »Herz verengen« und die Herzkrise auslösen und mit verursachen.

Welche spezifischen Formen der Unfreiheit verursacht die moderne Arbeit? Herzinfarktpatienten, die ihr ganzes Leben aus unterschiedlichen Gründen ausschließlich der Arbeit gewidmet haben, fanden sich bei genauerer Nachfrage in psychotherapeutischen Gesprächen oder empirischen Studien zunehmend Formen der Fremdbestimmtheit und mangelnder Anerkennung ausgesetzt, die man als Erkrankungsrisiko bezeichnen muss und die den Risikofaktoren »Bewegungsmangel«, »Übergewicht« oder »Fettstoffwechselstörung« den hohen Rang in der Krankengeschichte streitig machen.

Der Arzt Heinrich Huebschmann hat sich in einer Studie aus dem Jahr 1974 über Lebenskonflikte und ihre Bewältigung am Beispiel von Herzinfarktpatienten der Frage zugewandt, ob und wie Arbeit zu einem Krankheitsrisiko werden kann und die Krankheit selbst zu einen Körperstreik wird, mit dem der Patient sich unbewusst gegen die Zumutungen wehrt. Arbeit, Arbeitsverhältnisse und Arbeitnehmer haben sich verändert, neue Konflikte sind entstanden, aber die Fragestellungen der Studie und ihre Ergebnisse sind meiner Meinung nach für die biografische Medizin und unsere Fragestellungen sehr aktuell.

In den Arztgesprächen, die Huebschmann während der Rehabilitationszeit von Herzinfarktpatienten führte und in denen über die konkrete Arbeit und die Arbeitsplätze der Patienten gesprochen wurde, berichten die Kranken deutlich und oft sehr bewegt über ihr Gefühl der Fremdbestimmtheit. Klar, präzise, diszipliniert und bestimmt erzählt zum Beispiel ein einundfünfzigjähriger Betriebsleiter von seiner Arbeit in einer Fabrik, die Schlösser herstellt. Das Unternehmen beherrscht ihn, obwohl er wegen seines Herzinfarkts arbeitsunfähig und seit acht Monaten nicht mehr im Dienst ist. Er hatte in seinem Beruf zu koordinieren, »geradezustellen«, möglichst billig zu produzieren und einen bestimmten Monatsumsatz zu erreichen. Härte, Tatkraft, Fähigkeit zur Selbstbeherrschung und zur Beherrschung anderer war von ihm verlangt. Je länger er mit dem Arzt redet, desto hastiger und unfreier wirkt er:

> *»In der Produktion heißt es: Arbeitsfähig oder nicht. Wenn nicht, Tritt in den Hintern! Abgeschoben!! Raus! Und die Produktion läuft weiter. Gewiss, es gibt Betriebe, die ihre Leute halten. Aber in der laufenden Produktion gibt es das nicht.«*[96]

Die Außenerwartung des Arbeitgebers und die eigene Erwartung an sich selbst gehen manchmal eine enge Verbindung ein und stacheln sich gegenseitig an. Davon berichtet ein anderer Arbeitnehmer:

> *»Der Kunde ist König«, sagt der vierundfünfzigjährige Betriebsmeister in einer Vulkanisierungsanstalt. Durch rastlosen Fleiß hat er das Unternehmen hochgebracht. Bei den Autofahrern der Umgebung ist er wegen seiner Gewissenhaftigkeit sehr beliebt, auch wenn er oft wegen der Ansprüche mancher Kunden vor Wut die Faust ballt – aber in der Tasche. Er hat drei Erfindungen gemacht und wollte sie zum Patent anmelden, aber der Chef beanspruchte die Erfindungen für sich, sozusagen als Betriebseigentum. Der Meister fügt sich und sucht der Angelegenheit keine Bedeutung beizumessen. Als der Betrieb eines Tages von einer großen Reifenfirma übernommen wird, setzt man den verdienten Meister davon nicht in Kenntnis, sondern stellt ihn vor vollendete Tatsachen. Er fühlt sich wie ein Stück Betriebsinventar »verkauft«. Für eine Kündigung oder den Entschluss, sich selbstständig zu machen, fehlen ihm Kraft und Kapital. Von seiner übergroßen Identifikation mit der Arbeit profitiert auch die neue Firma. Bis zum Zusammen-*

bruch in der Krankheit sieht er seinen Ehrgeiz darin, die erwarteten Leistungen überdurchschnittlich zu erbringen und um das höchstmögliche Lob zu kämpfen.[97]

Das Selbstbewusstsein führt neben dem Arbeitsbewusstsein bei vielen Arbeitnehmern eine Art Schattendasein. Es ist wie eine Bewusstseinsspaltung: Das individuelle Gewissen ist identisch mit dem Betriebsgewissen. Die Gesetze der Produktion, der Gewinnsteigerung, der Konkurrenzbereitschaft, der Beschleunigung machen den Ring ums Herz enger, lassen den Druck steigen. Die anderen Themen des Lebens – Liebe, Familie, Kinder, Lebenssinn – rücken bis zur Krise an den Rand, die Kräfte der Seele werden nicht genährt, bis sie in den Hungerstreik tritt.

Eine typische Lebensgeschichte aus der Nachkriegszeit zeigt, um welchen Herzschmerz es hinter dem Herzinfarkt geht. Ein fünfzigjähriger Oberförster aus Ostpommern, der nach dem Verlust seiner ganzen Habe mühsam im Westen wieder Fuß gefasst hatte und seit siebzehn Jahren mit großem Pflichtbewusstsein einen herzoglichen Privatforst verwaltete (seine Maxime: »Immer etwas mehr tun als andere und als das, was verlangt wird«) teilte im Interview mit, was seine Frau dazu sagte:

»Erst kommt dein Wald. Dann kommt noch mal dein Wald. Dann kommt wieder dein Wald. Dann kommt dein Hund. Dann kommt eine lange Pappelallee. Und dann komme vielleicht ich.« Dieser Oberförster hatte einmal folgenden Traum: »Ich bin ein Langholzwagen, der mit beiden Seiten im Dreck steht.«[98]

Im Arztgespräch auf ihre Arbeitssituation angesprochen, machen die Herzinfarktpatienten immer wieder deutlich, wie »verzwickt« oder »gespalten-ambivalent« sie sich im Vorfeld der Erkrankung erlebt haben. Kritik und Klage drücken die Ambivalenz der Empfindungen aus.

> »Man hört viele Vorträge über den Faktor Mensch. Aber die Industrie ist doch eine Mühle«, sagt ein zweiundsechzigjähriger Maschinenkonstrukteur. Man fühlt sich »durchgedreht«. »Die Mühle hat vorher Alarm gegeben«, sagt ein zweiundfünfzigjähriger Werksmeister in einer Fabrik für Elektrogeräte, der schon einige Wochen vor seinem Herzinfarkt Herzschmerzen gehabt hatte.[99]

Ein fünfzigjähriger Exportleiter, der für die Verladung von Fertigprodukten zuständig ist, beschreibt das Kesseltreiben folgendermaßen:

> »Wenn die Lastwagen nur kurze Zeit unbeladen bleiben, melden dies die Spediteure dem Chef ihrer Speditionsfirma. Dieser beschwert sich bei der Fabrikleitung. Es kommt zu erregten Telefongesprächen. Der Direktor schreit seinen Exportleiter an und verlangt von ihm, dass die Lastwagen noch am gleichen Abend oder in der Nacht beladen werden. Es besteht sonst die Gefahr, dass die Lastwagenfahrer und Kunden abspringen und zur Konkurrenz gehen. Es wird von ihm erwartet, dass er bis in die tiefe Nacht hinein Überstunden macht. Man rechnet mit seinem Gehorsam, denn man braucht bei seinem Alter nicht mehr zu befürchten, dass er kündigt.«[100]

Die Organe, hier das Herz, brechen das Schweigen, wenn die Betroffenen nicht aussprechen, was auf den Tisch gehört. Wer von Hetze spricht, muss auch die Frage beantworten: Wer hetzt hier wen, und in welcher Form? Gerade die Meister sind oft in einer Art Pufferzone tätig, sie bekommen Druck von oben und Druck von unten. »Die kleinen Meister sind die Schuhabstreifer«, erklärt ein Patient dem Arzt.[101]

Arbeitssoziologen sprechen mit Blick auf die doppelten Herausforderungen vom Phänomen des »geteilten Herzens«. Wenn Termindruck herrscht, sollen die Mitarbeiter »zaubern«, »hexen« und Wunder ermöglichen. Menschen werden zum Material, sollen funktionieren, Körper und Seele haben zu schweigen. Diese ihrerseits wehren sich mit spontanen Aggressionen oder im stillen Zorn, einer Form der Aggression, mit der viele Organe noch mehr zu kämpfen haben, weil die »Verdauung« sozialer Konflikte sozusagen nach innen verlegt wird. Was Geist und Seele nicht schaffen, bleibt im Körper hängen! Einer muss es ja tun, denn Lebensenergien verschwinden nicht einfach, sondern werden sesshaft!

Dem Krankheitsausbruch gehen Formen des Freiheitsverlustes voraus. Unfreiheit und die Erfahrung systematischer Einengung finden sich in vielen Krankengeschichten wieder. Sie sind nicht die »kausale Ursache« einer Krankheit, aber sie stehen in einem ursächlichen Zusammenhang mit ihr, färben die Lebenssituation grau ein, verbreiten eine Stimmung zwischen Wut und Apathie. Unfrei zu werden, ist ein dynamischer Vorgang im Lauf von Lebensentwicklungen. Nicht der Inhalt der Arbeit, sondern ihre Formation im Rahmen einer gnadenlosen Wettbewerbsgesellschaft nährt das Krankheitsgeschehen.

Lebensgeschichtlich gesehen bedeutet Unfreiheit einen Verlust von Freiheit. Der Mensch hat – zumindest in seinem eigenen Gefühl – etwas verloren, das er einst hatte, als er sich mehr oder weniger freiwillig einen Beruf aussuchte. Die realen sozialen Zwänge (auch in einer Familie) erzeugen das Gefühl der

Unentrinnbarkeit. Genau dagegen richtet sich das Unbehagen, der unbewusste Protest, der dann zunehmend die realen sozialen Zwangsstrukturen aus den Augen verliert und sie nach innen nimmt. Dort tauchen sie zunächst unter und in der entstehenden Krankheit wieder auf! Herzinfarktpatienten, aber nicht nur sie, wehren sich mit ihrer Krankheit gegen die Erkenntnis der Unfreiheit, in der sie sich befanden oder befinden.

Sterben muss jeder: Die Macht der sozialen Ängste über Sinn und Bestimmung des Lebens

Die Diagnose einer Krankheit und der Prozess der Erkrankung werfen jeden Menschen zunächst einmal auf sich selbst zurück. Die vitale Bedrohung ist je nach Krankheit und den erkrankten Personen verschieden. Es gibt harmlose Krankheiten und andere, deren bloßer Name Entsetzen und Todesangst auslösen. Es gibt kranke Menschen, die überhaupt nichts für harmlos halten und ohnehin im täglichen Aufruhr sind, und es gibt andere, die die Sprache der Organe, ihre Schmerzen und alle diagnostischen Vorwarnungen überhören, verharmlosen und selbst die Todesangst mit dem Satz »Sterben muss jeder« zur Seite legen.

Viele Patienten leben in ständiger Angst vor einem neuen Infarkt, den wiederkehrenden Tumoren, dem nächsten Schub einer Multiplen Sklerose, der nächsten Depressionsetappe, dem nächsten Migräneanfall. Wieder andere suchen ihre Ärzte nur in unregelmäßigen Abständen auf, wollen nicht auf die Krankheit angesprochen und schon gar nicht ständig auf die Veränderung ihres Verhaltens oder der Verhältnisse angesprochen werden, in denen sie leben.

Rückt man etwas näher an den Augenblick heran, in dem die Organe sich mehr oder weniger überraschend, aber vor allem mit starken Schmerzen zu Wort meldeten, dann zeigen die Erinnerungsbilder den biografischen Aufruhr wie in grellem Licht von Scheinwerfern, die in die hintersten Ecken der Bedrohung leuchten. Dramatisch schildern Patienten, wie sie die Todesbegegnung körperlich erlebten, die zu einer Lebenserfahrung wurde:

> *Ein achtundfünfzigjähriger Werkmeister zum Beispiel hatte wegen seiner »unheimlichen Luftnot« Angst vor dem Erstickungstod. Im Krankenhaus habe er drei Wochen lang im Sterbezimmer gelegen ... Ein anderer hatte so unerträgliche Brustschmerzen, dass er glaubte, diese nicht zu überleben.*
> *Ein Patient, der von der Atlantikküste stammte, hatte das Gefühl vom »Abkippen«, von einem Schiffsuntergang ... Ein fünfzigjähriger Postsekretär hatte während eines Anfalls, der von Erbrechen und Stuhlgang begleitet war, die Empfindung, dass er seine Frau nicht wiedersehen werde ... Ein achtundvierzigjähriger Exportleiter hatte damit gerechnet, dass er den Jüngeren Platz machen werde ... Ein achtundvierzigjähriger Gutsinspektor bezeichnete den bohrenden Brustschmerz in der Erinnerung als geballte rechte Faust auf seinem Brustbein und drückte ihn mit den Worten aus: »Komm rüber ins Jenseits.«*[102]

Erkrankte zeigen immer wieder, dass sie vor der Diagnose einer schweren Krankheit oder während der Erfahrung des Krankheitsausbruchs die Zeichen nicht verstehen oder einschätzen konnten. Den drohenden Herzinfarkt oder Schlaganfall, die ersten Anzeichen eines Bandscheibenvorfalls oder einer neurologischen Erkrankung deuten viele Menschen als Zeichen einer scheinbar harmlosen Krankheit oder Befindlichkeitsstörung:

Grippe, Erschöpfung, Stress, Magenbeschwerden, Familien-
streit, beruflicher Ärger.

Krankheiten, besonders schwere Krankheiten, sind jedoch
immer auch Botschafter der Endlichkeit. Ob wir wollen oder
nicht – sie erinnern uns an etwas, das wir immer schon wussten: Das Leben hat uns nichts versprochen, vor allem nicht,
dass wir gesund bleiben und am Ende auch nicht sterben werden. Seelische, körperliche und soziale Verletzlichkeit und
Endlichkeit sind die Grenzstationen, an denen es nicht einfach
so weitergeht wie bisher, auch wenn wir versuchen, das plötz-
liche Wissen um die Gefährdung des Lebens schnell wieder
loszuwerden. Der Mensch fühlt sich direkt angesprochen und
nimmt eine Haltung dazu ein. Auch wenn der akute Herzinfarkt länger zurückliegt, bleibt die Erinnerung an die Todesangst wach. Wer einmal einen Herzinfarkt gehabt hat, vergisst
das Erlebnis selten, auch wenn er das Ereignis überwunden zu
haben scheint.

Die folgenden Beispiele zeigen, wie sich Todesangst, Gleichgültigkeit gegen sich selbst, soziale Angst und andere Gefühle
einmischen, wenn der erkrankte Mensch ins Gespräch mit seinem streikenden Herz eintritt.

*»Ich dachte, es wäre Schluss; ich wusste, dass ich am
Grabe vorbeimarschiert war; ich denke seitdem daran,
dass mein letztes Stündlein schlagen könnte; man kann
die Heimreise antreten. Man ist ganz klein und hässlich.
Geld, Vermögen nützt alles nichts; jetzt bist du dran,
jetzt hast du dir die neue Werkstatt eingerichtet, und nun
musst du den anderen Platz machen. Ich sagte zu meiner
Frau: Wenn ich sterbe, bist du eine propere Witwe. Meine Frau antwortete: Du machst nur leere Versprechungen! Ich bin katholisch. Ich ließ mich gleich versehen.
Ich war auf alles gefasst. Was hat man schon alles mitge-
macht. Die beiden Kriege. Was kann schon noch passie-*

ren, wenn die Frau versorgt ist. Höchstens, dass die Russen kommen.«[103]

Wenn die Organe ihr Schweigen brechen, möchte man sie natürlich sofort ins Land des Schweigens zurückverweisen. Es kann doch nicht sein, dass die Vereinbarungen gebrochen werden! Befolgung der Gesundheitsempfehlungen gegen Gesundheit, so war es gedacht. Die Diagnose muss deshalb ein Irrtum sein: »Ich doch nicht!«, ist meist die erste Reaktion. »Schließlich war ich vorher noch nie krank«, heißt es häufig, »habe nicht geraucht, wenig getrunken, habe immer solide gelebt und Sport getrieben.« Man habe zwar Beschwerden gehabt, aber die seien irgendwann immer wieder weggegangen. Es habe doch immer geheißen, man habe ein starkes Herz! Und im Übrigen sei doch Zweifel an der Diagnose berechtigt. Ein Herzinfarkt gelte doch als tödlich, aber man lebe schließlich noch.

Wer auf seine Gesundheit achtet, kann gar keinen Herzinfarkt erleiden, ist die weitverbreitete Überzeugung. Wer den medizinisch ermittelten Risikofaktoren klar ins Auge schaut und sein Leben darauf ausrichtet, müsste doch eigentlich sicher sein können, dass nichts passiert. Ein dreiundfünfzigjähriger verbeamteter Bauingenieur, dem der Arzt mitteilt, dass er an seinem ein Jahr vorher erlittenen Herzinfarkt hätte sterben können, bricht in schallendes Gelächter aus: »Ich bin aber nicht gestorben!« An der Diagnose zweifelt er noch immer, und berichtet dann, warum:

»Seit zehn Jahren isst die ganze Familie nur am Wochenende Butter, sonst leben wir von Diätmargarine. Die ganze Familie hat immer Sport getrieben, ich bis zuletzt Leichtathletik. Alkohol gab es bei uns nicht. Orangensaft, Johannisbeersaft, Meraner Traubenzucker gingen bei uns nie aus. Abends, wenn im Fernseher die Uhrzeit

250

angegeben wird und das Zifferblatt mit dem vorrücken-
den Zeiger erscheint, ertönt im Hause der Ruf: »Puls!«
Dann versammelt sich die ganze Familie vor dem Schirm,
und jeder misst bei sich den Puls. Nur eine Sünde hatte
ich: Ich habe Zigaretten geraucht. Wenn einmal der Ge-
dankengang unterbrochen war, rauchte ich eine Zigaret-
te, und dann war der Zusammenhang wieder gegeben.«[104]

Dass der Gedanke an den Tod bei der Mitteilung einer Diagnose nicht gleich aufkommt, ist für die nächsten zu treffenden
Entscheidungen durchaus hilfreich. Aber die Gleichgültigkeit,
Bagatellisierung und Leugnung der Sorge um die eigene Existenz, die in diesen Aussagen deutlich wird, macht vor allem
deshalb nachdenklich, weil es offenbar vielen – und nicht nur
kranken – Menschen schwerfällt, sich vom Leben und seinen
Bewegungen, von der Liebe zu sich selbst oder den Menschen,
mit denen man zusammenlebt, berühren zu lassen. Schwerste
Schmerzanfälle hatten alle Patienten, die die folgenden Sätze
sagten:

»In den Blechkasten, da gehe ich nicht hinein. Mir war
alles gleichgültig. Es war wie ein Zerfließen. So ist's,
wenn man alt wird. Sterben? Das kann vorkommen.
Hätte mir nichts ausgemacht. Entweder man ist tot, oder
man lebt noch. Man denkt an nichts Schlimmes, weil
man noch lebt. Wird's gut, dann wird's gut. Wird's nicht
gut, dann hat man eben Pech gehabt.«[105]

Angst ist keine direkte Reaktion auf die Angst machende Sprache der Organe. Ein zweiundsechzigjähriger Bezirksdirektor
einer Versicherungsanstalt etwa reagierte ärgerlich auf die
Angst seiner Frau, die bei seinem Herzanfall auf sofortige

Krankenhauseinweisung gedrängt hatte: »Wenn ich tot bleibe, kann ich auch zu Hause tot bleiben.« Nach der Einweisung ins Krankenhaus erklärte er den Pflegekräften ausdrücklich: »Ich bin verheiratet. Da muss ich doch kuschen!«

Von der Gleichgültigkeit gegen sich selbst, einer Art Bagatellisierung, die als Unerschütterlichkeit und Stärke, als Sich-Zusammenreißen imponieren soll, erzählt auch der folgende Bericht von einem Körperstreik:

Ein Mann, Ende dreißig, bekommt während der Arbeit einen schweren Herzanfall und wird von der Arbeitsstätte weg sofort in die Klinik gebracht. Der Arzt fragt den Kranken, dessen Anfall noch nicht vorüber ist, ob er Angst habe. Der Kranke antwortet sachlich, als ob es sich gar nicht um ihn selbst handele: »Sterben muss jeder.« Die Stationsschwester fragt ihn, ob sie seine Frau benachrichtigen solle. Der Kranke beruhigt sie (!). Das sei nicht nötig, das würde schon sein Betrieb besorgen (!). Zwei Stunden später ist er tot. Er hat seine Frau nicht mehr gesehen.[106]

Wenn die Organe ihr Schweigen brechen und die Seele streikt, dann ist manchmal Eile geboten, um zu verstehen, was gemeint ist. Manchmal braucht es Jahre, manchmal die Wiederholung einer Krise, und ein anderes Mal macht es plötzlich und unverhofft *Klick*, damit man Krankheit als das versteht, was sie trotz aller Bedrohung auch ist: die Aufforderung, zu leben und sich um eine Gesundheit zu bemühen, die die körperliche, seelische, geistige, soziale und spirituelle Dimension, das Medizinrad des Lebens, umfasst.

Im vorliegenden Buch habe ich den Versuch unternommen, den Fragen und Antworten in dieser Aufforderung nachzugehen, die sich gleich am Anfang und bis zum Ende des Lebens stellen. Was ist zu tun, worüber nachzudenken, was weiterzugeben, wenn der erkrankte Mensch den Tunnel seiner Krankheit und seines biografischen Aufruhrs durchschritten hat, wenn wieder Ruhe eingekehrt ist und er gleichzeitig möglicherweise zur nächsten Krise weiterwandert?

Am liebsten würde ich immer wieder die Geschichte vom kleinen Überraschungei erzählen, das wir im Kern bis zum letzten Atemzug sind. Deshalb können wir selbst am besten darüber berichten, wie wir geworden sind, was wir sind und doch nicht blieben, weil das Leben mit seinen Wandlungswünschen einfach bis zum letzten Atemzug weitermacht.

Zu guter Letzt …

Im »Wunder des irdischen Daseins«, das mit dem Kappen der Nabelschnur beginnt, erscheint alles möglich. Das Mögliche ist Stoff und Antrieb allen Lebens, und gegen Ende wissen wir, was sich aus vielerlei Gründen als unmöglich erwies.

Leben zeigt nie die kalte Schulter, aber es hat nichts versprochen. Es lebt in jedem Augenblick davon, den Menschen mit sich selbst, den anderen Menschen, der Natur und der Welt in Berührung zu bringen, damit er herausfindet, was geht und was nicht geht, wer ihn liebt oder ablehnt, was ihn wohl und was ihn unwohl sein lässt. Leben will leben, nicht mehr und nicht weniger. Es ist von Kopf bis Fuß auf Liebe eingestellt, jene Urkraft, deren Zündstoff Lebendigkeit ist und der wir unser Leben verdanken. Die Liebe zum Leben lehrt uns zu leben, und das hört auch in Krisen nicht auf. Im lebenslangen Lernen bleiben die Themen: sich einlassen und sich wagen, Weite und Grenzen spüren, das Mögliche umarmen und das Unmögliche akzeptieren, Gesundheit als sinnliches Glück fühlen und Krankheit als komplementäre Kraft erleben können, die die Liebe zum verletzten Leben herausfordert und den Geist der Demut lehrt. Leben ist Berührtsein, Bewegung, Beziehung, Widerspruch, Wandlung und Veränderung, nie eine Kopie, immer ein Original – und gesunde wie kranke Menschen sind seine lebendigen Beispiele.

Darüber wollte ich schreiben, und auch darüber, dass es für mich gerade in der Begegnung mit Menschen in Krisen, besonders mit kranken Menschen, immer wieder überwältigend ist, wie vielfältig, phantasievoll und mutig Menschen in verschiedenen Lebenslagen, mit unterschiedlichen Voraussetzungen, jeden Alters, in bedrohlichen und prekären Situationen, eine Lebens- und Überlebenskunst entwickeln, um aus dem Geschenk der nackten Geburt etwas Sinnvolles zu machen, das sie leben lässt, ihren Namen trägt und auf Anerkennung wartet.

Krank sein zu müssen, zu können und auch zu dürfen, verlangt viel vom Menschen. Der Kranke erlebt in seiner Krankheit die Nähe von Werden und Vergehen, er übt sich in der Vergänglichkeit des Lebens und weiß besser als mancher gesunde Mensch, was Lebensdurst ist. Wenn der gesunde Mensch nur »ohne Befund« und der kranke Mensch nur ein »pathologisches Substrat« wäre, könnte nichts mehr die Welt und uns selbst retten! Wenn die Weisheit der Krankheit als Anstifterin zu einer Gesundheit, die sich dem Leben und seinen Gestaltungsprinzipien verbunden weiß, kein Echo erzeugt, wenn die Expertise wie die Erfahrungen des erkrankten Menschen im wissenschaftlichen wie öffentlichen Diskurs über Gesundheit und Krankheit wenig Beachtung finden und in Theorie und Praxis keine empathische Neugier wecken, wird weder in den Wissenschaften, den professionellen Arbeitszusammenhängen oder aufseiten der Betroffenen, Angehörigen und der Öffentlichkeit das Um- und Neudenken Fortschritte machen. Ich hoffe auf den Zahn der Zeit, den steten Tropfen, der den Stein höhlt, und auf runde Köpfe, die auch um die Ecke denken können. Als Erstes will ich ein Stoppschild wegräumen, das eine der Sackgassen benennt, in denen wir in die Irre gehen: »Hauptsache gesund und ohne Befund.« Mein buntes Wandbild handelt von der Ehrfurcht vor dem Leben und seiner Lebendigkeit.

Die schwierigste Erkenntnis auf meinem eigenen Weg und durch viele Krankheiten hindurch war die Einsicht, dass die wesentlichen Ereignisse, die mich geprägt haben, nicht von meinem Verstand, meinem Willen oder meinen vorgefassten Plänen abhängig waren, sondern mir wie meine ungefragte Geburt vom Leben vor die Füße gelegt wurden. Das hat viel Verzweiflung und Abwehr erzeugt. Warum der Krieg, die Flucht, der Hunger, die Armut am Anfang meines Lebens? Warum der Herzinfarkt, die Krebserkrankungen, der Verlust der Schilddrüse und mehr? Warum so viel Trennung und Abschied von geliebten Menschen?

Kein »Warum« hat sich »wissenschaftlich« eindeutig beantworten lassen, aber mein konkretes Leben hat mir geholfen, andere Fragen zu stellen: Was muss, soll, kann, will und darf ich lernen? Was können mein Leben und ich damit anfangen, dass uns dieses geschieht? Was will ich hier und jetzt mit meiner Lebenszeit anfangen, und warum und wie will ich älter werden, nachdem ich die offenbar möglichen fünfundsiebzig Lebensjahre hinter mir habe?

Es wird immer wieder Zeit zu leben, aber nicht, weil das hinter uns liegende Leben das Falsche war, sondern weil es immer noch etwas zu entdecken gibt. Stéphane Hessel, der wunderbare, in die Liebe verliebte alte Mann, hat das in einem Gespräch über den Tod sinngemäß so ausgedrückt: Man muss sich bis zum Ende den Frohsinn erhalten und auch leisten, sozusagen mit dem Tod in einen Tanz kommen wie mit dem Leben, die Schritte in die verschiedenen Richtungen ausprobieren, aus dem Leben heraus in den Übergang tanzen. Er wolle nicht einfach in den Tod hineingeraten, sondern der »Lebensdurst« sollte für diese wichtige Aufgabe noch reichen.

Lebenskunst ist ein Handwerk, dessen Werkzeuge wir seit der Geburt in der Tasche haben, und das sich um den Lebensdurst kümmert. Lebenskünstler zu werden, ist der »angeborene Berufswunsch« aller Menschen. Das größte Ziel: ein gutes Leben zu führen mit all den Sonderwünschen, die jeder Mensch im Herzen hat. Allgemein versteht man unter einem Lebenskünstler einen Menschen, der über die Kunst und die Fähigkeit verfügt, das jeweils Bestmögliche aus seinem Leben zu machen, diesem die schönen und erfreulichen Seiten abzugewinnen und dabei auf jene kleinen Dinge zu achten, die das stille, tägliche Glück ausmachen. Neben die Arbeitsfähigkeit und die tägliche Sorge um die Notwendigkeiten tritt in einer Lebenskunst, die dem umfassenden Wohlbefinden dient, Genussfähigkeit, Leichtigkeit, Bescheidenheit und Demut, die das Leben vor Überforderung und Sinnverlust schützen.

Leben ist Liebe und darin eine experimentelle Versuchsanordnung. Menschliche Gesundheit ist weder Zollstock noch Messlatte, sondern eine konkrete Utopie, in der Lebenskünstler um eine gute Lebensqualität und erträgliche Lebensverhältnisse ringen. Krankheit ist keine Privatinsolvenz des erkrankten Menschen, sondern eher eine kritische Instanz der Verbraucherberatung, eine Arbeitsagentur, die sich um Liegengebliebenes kümmert, und ein Pflegeplatz, an dem Zuwendung, Achtsamkeit und Ermutigung eine wichtige Rolle spielen.

Es gibt keine Gebrauchsanweisung für das Leben und die Balance zwischen Gesundheit und Krankheit, Lust und Angst, Aktivität und Passivität, Chaos und Ordnung, Distanz und Nähe. Aber immer wieder haben kluge und weniger kluge Menschen über Ratschläge, praktische Hilfen und liebende Zuwendung für die »geborenen Lebenskünstler« nachgedacht. Es gibt viele Empfehlungen für den »Pflege- und Liebesdienst« am Leben und das Nachdenken über ein anderes Verständnis von Gesundheit und Krankheit. Mit einer mir besonders sympathischen möchte ich schließen, in der Hoffnung, dass uns allen das Experiment und die Übung »Leben« weiter gelingt und der Lebensdurst bis zum Ende reicht.

Gehe ruhig und gelassen
durch Lärm und Hast
und sei des Friedens eingedenk,
den die Stille bergen kann.
Stehe, soweit ohne Selbstaufgabe
möglich, in freundlicher Beziehung
zu allen Menschen.
Äußere deine Wahrheit ruhig und klar
und höre anderen zu,
auch den Geistlosen und Unwissenden;
auch sie haben ihre Geschichte.
Meide laute und aggressive Menschen,
sie sind eine Qual für den Geist.
Wenn du dich mit anderen vergleichst,
könntest du bitter werden und dir
nichtig vorkommen;
denn immer wird es jemanden geben,
größer oder geringer als du.
Freue dich deiner eigenen Leistungen
wie auch deiner Pläne.

Bleibe weiter an deiner eigenen
Laufbahn interessiert,
wie bescheiden auch immer.
Sie ist ein echter Besitz im wechselnden
Glück der Zeiten.
In deinen geschäftlichen Angelegenheiten
lass Vorsicht walten;
denn die Welt ist voller Betrug.
Aber dies soll dich nicht blind machen
gegen gleichermaßen vorhandene
Rechtschaffenheit.
Viele Menschen ringen um hohe Ideale;
und überall ist das Leben
voller Heldentum.
Sei du selbst, vor allem heuchle
keine Zuneigung.
Noch sei zynisch, was die Liebe betrifft;
denn auch im Angesicht aller Dürre
und Enttäuschung
ist sie doch immerwährend wie das Gras.

Ertrage freundlich-gelassen den
Ratschluss der Jahre,
gib die Dinge der Jugend mit Grazie auf.
Stärke die Kraft des Geistes,
damit sie dich in plötzlich
hereinbrechendem Unglück schütze.
Aber beunruhige dich nicht mit
Einbildungen.
Viele Befürchtungen sind Folge von
Erschöpfung und Einsamkeit.
Bei einem heilsamen Maß an
Selbstdisziplin sei gut zu dir selbst.
Du bist ein Kind des Universums,
nicht weniger als die Bäume
und die Sterne;
du hast ein Recht, hier zu sein.
Und ob es dir nun bewusst ist oder nicht:
Zweifellos entfaltet sich das Universum
wie vorgesehen.

Darum lebe in Frieden mit Gott,
was für eine Vorstellung du auch
von ihm hast und was immer
dein Mühen und Sehnen ist.
In der lärmenden Wirrnis des Lebens,
erhalte dir den Frieden mit deiner Seele.
Trotz all ihrem Schein, der Plackerei
und den zerbrochenen Träumen ist diese
Welt doch wunderschön.
Sei vorsichtig. Strebe danach,
glücklich zu sein.

(Desiderata, *auch bekannt als* Lebensregel von
Baltimore, *Max Ehrmann, 1927*)

Literatur

Baer, Udo und Schotte-Lange, Gabi: *Das Herz wird nicht dement. Rat für Pflegende und Angehörige*, Beltz: Weinheim 2013.

Beck, Dieter: *Krankheit als Selbstheilung. Wie körperliche Krankheiten ein Versuch zu seelischer Heilung sein können*, Insel: Frankfurt/Main 1981.

Beck, Ulrich: *Risikogesellschaft. Auf dem Weg in eine andere Moderne*, Suhrkamp: Berlin, 1986.

Benard, Cheryl und Schlaffer, Edit: *Im Dschungel der Gefühle. Expeditionen in die Niederungen der Leidenschaft*, Rowohlt: Reinbek bei Hamburg 1987.

Bergmann, Wolfgang: *Sterben lernen*, Kösel: München 2011.

Blechschmidt, Erich: *Wie beginnt das menschliche Leben. Vom Ei zum Embryo*, Christiana: Stein am Rhein 2002.

Bloch, Ernst: *Das Prinzip Hoffnung* (Erster Band), Aufbau: Berlin 1954.

Bock, Thomas: *Eigensinn und Psychose. »Noncompliance« als Chance*, Die Brücke: Neumünster 6 2014.

Bock, Thomas et al.: *Stimmenreich. Mitteilungen über den Wahnsinn*, BALANCE buch + medien: Bonn 2007.

Carus, C. G.: *Einige Worte über das Verhältnis der Kunst krank zu sein zur Kunst gesund zu sein*, August Weichardt: Leipzig 1843.

Coelho, Paulo: *Das Worte-Projekt. Eine Zitatesammlung. Zi-*

tate von Paulo Coelho, www.worte-projekt.de/ coelho.html (letzter Aufruf: Oktober 2014).

Coelho, Paulo: *Der Dämon und das Fräulein Prym*, Diogenes: Zürich 2007.

Dörner, Klaus et al.: *Irren ist menschlich. Lehrbuch der Psychiatrie und Psychotherapie*, Psychiatrie-Verlag: Bonn 2000 ff.

Fromm, Erich: *Haben oder Sein. Die seelischen Grundlagen einer neuen Gesellschaft*, DVA: Stuttgart 1996.

Fuchs, Thomas: *Leib und Lebenswelt. Neue philosophisch-psychiatrische Essays*, Die Graue Edition: Zug/Schweiz, 2008.

Fuchs, Thomas: *Leib, Raum, Person. Entwurf einer phänomenologischen Anthropologie*, Klett-Cotta: Stuttgart 2000.

Gadamer, Hans Georg: *Über die Verborgenheit der Gesundheit. Aufsätze und Vorträge*, Suhrkamp: Frankfurt 2010.

Geiger, Arno: *Der alte König in seinem Exil*, Hanser: München 2011.

Gruen, Arno: *Der Wahnsinn der Normalität. Realismus als Krankheit: eine Theorie der menschlichen Destruktivität*, dtv: München 1992.

Huebschmann, Heinrich: *Krankheit – ein Körperstreik. Lebenskonflikte und ihre Bewältigung*, Herder: Freiburg 1974.

Hüther, Gerald und Krens, Inge: *Das Geheimnis der ersten neun Monate. Unsere frühesten Prägungen*, Walter: Düsseldorf 2005.

Illich, Ivan: *Klarstellungen. Pamphlete und Polemiken*, Beck: München 1996.

Janov, Arthur: *Vorgeburtliches Bewusstsein. Das geheime Drehbuch, das unser Leben bestimmt*, Scorpio: München 2012.

Jonas, Hans: *Organismus und Freiheit. Ansätze zu einer philosophischen Biologie*, Vandenhoeck & Ruprecht: Göttingen 1973.

Jores, Arthur: *Der Kranke mit psychovegetativen Störungen. Ursache, klinisches Bild, Behandlung*, Verlag für Medizinische Psychologie im Verlag Vandenhoeck & Ruprecht: Göttingen 1973.

Keil, Annelie: »Zwischen Pathos und Pathologie – Krankheit als biografischer Aufruhr und Heimatverlust«, *Psychologische Medizin* 3 (2013), S. 32–45.

Dies.: *Auf brüchigem Boden Land gewinnen. Biografische Antworten auf Krankheit und Krisen*, Kösel: München 2011.

Dies.: *Dem Leben begegnen. Vom biologischen Überraschungsei zur eigenen Biografie*, Ariston: München 2006.

Dies.: *Die Krankheit Brustkrebs. Frauen auf der Suche nach der verborgenen Gesundheit – eine Wegbegleitung*, Edition Temmen: Bremen 2005.

Kütemeyer, Mechthilde: »Symptomdynamik hypochondrischer Beschwerden nach seelischem Trauma«, B. Nissen (Hg.) *Hypochondrie. Eine psychoanalytische Bestandsaufnahme*, Psychosozial-Verlag: Gießen 2003, S. 251–266.

Dies.: »Psychogener Schmerz als Dissoziation«, *Psychotherapie & Sozialwissenschaft* 5, H 3 »Erzählter Schmerz« (2003), S. 320-337.

Dies.: »Körperschmerz – Angst – Seelenschmerz als ärztliches Problem«, *Z med Ethik* 40 (1999), S. 1–13.

Malerba, Luigi: *Die nachdenklichen Hühner,* Wagenbach: Berlin 2008.

Nietzsche, Friedrich: *Langsame Curen. Ansichten zur Kunst der Gesundheit*, M. Carbone/J. Jung (Hg.), Herder: Freiburg 2000.

Nittel, D./Seltrecht, A. (Hg.): *Krankheit: Lernen im Ausnahmezustand?*, Springer: Berlin 2013.

Rademacher, A. (Hg.): *Oma war beim Optimisten. Kinder über Gold, Gott und Vitamine,* Kindermund im Baumhausverlag: Köln 2006.

Schäfer, Bärbel und Schuck, Monika: *Die besten Jahre. Frauen erzählen vom Älterwerden*, Kiepenheuer: Berlin 2007.

Schorlemmer, Friedrich: *Albert Schweitzer. Genie der Menschlichkeit*, Aufbau: Berlin 2009.

Schweitzer, Albert: *Kultur und Ethik*, Beck: München 1996.

Siegel, Bernie: *Prognose Hoffnung. Liebe, Medizin und Wunder*, Ullstein: Berlin ⁷2011.

Sroka, Knut: *Herzkrank. Ein menschliches Konzept der Herzkrankheit. Alternativen zur Schulmedizin*, Rasch und Röhring: Hamburg 1987.

Uexküll, Thure von: *Psychosomatische Medizin*, Urban & Schwarzenberg: München 1986.

Weber, Andreas: *Lebendigkeit. Eine erotische Ökologie*, Kösel: München 2014.

Weizsäcker, Viktor von: *Der Gestaltkreis*, Suhrkamp TB: Frankfurt 1973.

Ders.: *Gesammelte Schriften*, P. Achilles (Hg.), Suhrkamp: Frankfurt 1986.

Anmerkungen

Einleitung

1   v. Weizsäcker, Gestaltkreis, 1973, S. 3
2   Weber 2014, S. 38
3   Weber 2014, S. 25
4   vgl. Schorlemmer
5   Fuchs 2000, S. 15
6   Rilke, Brief an Franz Xaver Kappus, Juli 1903

Kapitel I

7   Baer, Lange 2013, S. 13
8   Weber, 2014 S. 61/62
9   vgl. Weber 2014, S. 62–66
10   Weber 2014, S. 64
11   Weber 2014, S. 62
12   Sroka 1987, S. 77
13   Kütemeyer 1994, S. 9
14   vgl. Carus 1843, S. 15
15   Carus 1843, S. 17
16   v. Weizsäcker 1956, S. 62
17   Kütemeyer 1999, S. 94

18 Kütemeyer 1999, S. 94; v. Weizsäcker 1988, S. 376, 566
19 Weber 2014, S. 65
20 Nietzsche 2000, S. 37
21 Rademacher, 2006

Kapitel II

22 Malerba 2008, S. 58
23 Malerba 2008, S. 7
24 Weber 2014, S. 180
25 Hüther, Krens 2005, S. 41
26 Blechschmidt 2002
27 Blechschmidt 2002
28 Hüther 2005, S. 50
29 Blechschmidt 2002
30 Hüther, Krens 2005, S. 53
31 Hüther, Krens 2005, S. 61
32 Hüther, Krens 2005, S. 69
33 Hüther, Krens 2005, S. 71
34 Geo ZEIT Wissen, 08/09, 2014
35 Janov 2011, S. 161/162
36 Janov 2011, S. 170
37 Benard/Schlaffer 1987, S. 91
38 Jores 1973, S. 101
39 Benard/Schlaffer 1987, S. 91
40 Schäfer/Schuck 2007, S. 143
41 Beck 1986, S. 99

Kapitel III

42 Fuchs, 2000, S. 15
43 Nietzsche, Langsame Curen (LC), S. 125

44   Weber 2014
45   vgl. Weber 2014, S. 10/11
46   Fuchs 2008, S. 17/18
47   Fuchs 2008, S. 17
48   Fuchs 2008, S. 19
49   v. Weizsäcker 1973
50   Lewis 1975, S. 90
51   Fuchs 2008, S. 65ff.
52   v. Weizsäcker GS V, S. 32
53   Fuchs 2008, S. 73/74
54   Fuchs 2008, S. 7
55   Siegel 2011
56   v. Weizsäcker, Pathosophie 1967, S. 45
57   Nietzsche 2000, S. 16/17
58   v. Weizsäcker, GS V
59   Keil 2011, S. 154
60   Gadamer 2010
61   v. Weizsäcker, GS III, S. 147
62   v. Weizsäcker, GS VI, S. 382
63   v. Weizsäcker, GS VI, S. 378
64   v. Weizsäcker, GS V
65   v. Weizsäcker, GS IX, S. 615
66   v. Weizsäcker 1940, S. 175
67   vgl. v. Weizsäcker 1967

Kapitel IV

68   Nittel/Seltrecht 2013
69   Ulla Roth, in: Nachrichten, 19, 2014
70   Bergmann 2011, S. 15/17
71   Bergmann 2011, S. 21
72   Bergmann 2011, S. 24
73   Nietzsche, LC, S. 22

74 Nietzsche, LC, S. 23

75 Huebschmann 1974, S. 9

76 Beate Becker, in: Rudolf Schmitt, 2013, S. 178/179

77 Beck, Dieter 1981, S. 25

78 Lisa Wiesbrock, in: Nachrichten, 19/2014

79 Beate Becker, in: Schmitt 2013, S. 179

80 Kütemeyer 1999, S. 94

81 Huebschmann 1974, S. 149

82 Huebschmann 1974, S. 152/153

83 Hinz 1984, S. 54

84 Senf/Kaiser, in: Nittel/Seltrecht 2013, S. 390

85 Senf/ Kaiser 2013, S. 390

86 Baer 2013, S. 102

87 Baer 2013, S. 56

88 Baer 2013, S. 56

89 Baer 2013, S. 62

90 McGowin 1994, S. 141

91 Spiegel Wissen, 1, 2010, Die Reise ins Vergessen, S. 81

92 Geiger 2011

93 Geiger 2011, S. 11ff.

94 Fuchs-Heinritz, in: Nittel/Seltrecht 2013, S. 294

95 Fuchs-Heinritz, in: Nittel/Seltrecht 2013, S. 294

96 Huebschmann 1974, S. 100

97 Huebschmann 1974, S. 101/103

98 Huebschmann 1974, S. 112

99 Huebschmann 1974, S. 104

100 Huebschmann 1974, S. 104/105

101 Huebschmann 1974, S. 104/105

102 Huebschmann 1974, S. 118

103 Huebschmann 1974, S. 119/ 120

104 Huebschmann 1974, S. 121

105 Huebschmann 1974, S. 122

106 Huebschmann 1974, S. 123

Vom Öffnen seelischer Räume

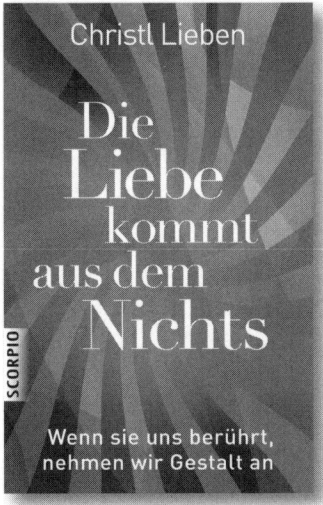

160 Seiten, Klappenbroschur.
ISBN 978-3-943416-97-4